シリーズ 脳科学 ❶

甘利俊一 ◆監修 ｜ 深井朋樹 ◆編

脳の計算論

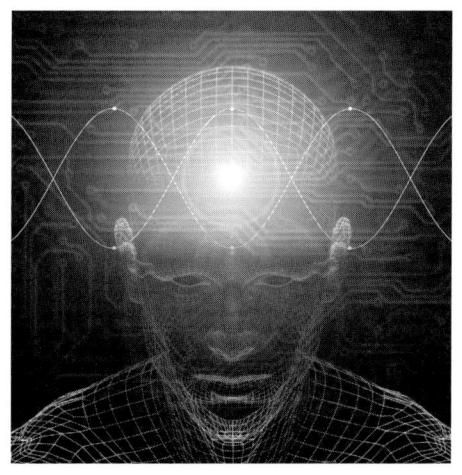

東京大学出版会

Brain Science 1
Shun-ichi AMARI, Supervising Editor
Principles of Computations by the Brain
Tomoki FUKAI, Editor
University of Tokyo Press, 2009
ISBN978-4-13-064301-6

シリーズ脳科学発刊に寄せて

　脳は人の最も精妙で複雑な器官である．人が人たる由縁は，脳のはたらきにある．脳はこころを宿し，そのこころが私たちの行動を律しているように見える．人を理解するには，こころを，そしてその物質的な基盤である脳を理解する必要がある．

　脳は昔から医学の研究対象として，重視されてきた．しかし今では，脳の科学は生命科学だけでなく，情報科学，人間科学その他多くの学問に支えられた総合科学となっている．この 10 年，その傾向は特に著しい．

　脳は物質で出来ている．したがって，その仕組みを知るには，まず脳の中の物質のはたらきを理解しようとするのは当然であろう．分子のレベルまで遡って脳の仕組みを物質の観点から解明する，分子生物学が大いに発展した．

　しかし，脳の機能は情報処理である．それは脳を個々の要素に分解してみれば分かるわけではなくて，全体が結合したネットワーク，すなわちシステムとしてそのはたらきを見なければならない．この観点からは，システム科学，情報科学が脳研究の主役になる．

　こころのはたらきのレベルで考えれば，認知，言語，コミュニケーション，教育，哲学などの，多くの学問分野を総合して考えなければならない．精神疾患も，物質的な基礎と同時に，心のはたらきの不具合というように，こころの問題と密接に関係してくる．

　10 年ほど前に，脳にかかわる広い範囲の研究者の総意に基づき，これからの脳研究に必要な総合的な研究を行う機関として，理化学研究所の脳科学総合研究センターが誕生した．あれから 10 年，脳の研究を支える多くの学問分野が手を携えて，協力しながら研究を進めていく体制が日本に整いつつある．

　脳科学総合研究センター発足 10 周年に当たるこの年に，脳科学の最近のすばらしい発展を見ていただこうと企画したのが本シリーズである．理化学研究所脳センターの研究者のみならず，日本の広い分野の研究者に協力いただいて，脳科学の広がりと将来の発展方向がよく分かるように試みたつもりである．専門家ばかりでなく，社会人，学生にもその実情が分かるように配慮されている．

第 1 巻は「脳の計算論」と題し，理論からの導入とした．ここでは，脳の中で情報がどのように表現されているかに焦点を当て，ニューロンの発火スパイク系列の確率論的な解析，神経回路のダイナミックス，さらに学習の問題が扱われている．最近のこの分野の動向を知る良い手がかりであろう．

第 2 巻は「認識と行動の脳科学」である．これはシステム脳科学の本道を行く研究を集めたもので，認識，運動，記憶，そしてそれらを行動と結びつける脳のメカニズムに焦点を当てている．システム脳科学の最新の成果が示されている．

第 3 巻は「言語と思考を生む脳」とした．ここでは幼児の言語の獲得と発達に始まり，動物のコミュニケーションと音声の利用を論じ，これを人の言語の一つの起源として取り上げる．これはさらに，概念の形成や思考の仕組み，そして生物の社会形成にかかわる問題に発展する．

第 4 巻は，「脳の発生と発達」である．脳の発生と発達の過程は，脳の設計図を遺伝情報に基づいて実現していく過程である．これによって，脳の物質的な基礎とそれに基づく構造が示される．さらに，近年注目を浴びている，神経細胞の再生が扱われる．

第 5 巻では「分子・細胞・シナプスからみる脳」を扱う．ゲノムが脳をどのように支配するのか，細胞の仕組み，その中での情報の伝達の仕組みを調べ，さらに記憶と学習を支える分子機構を明らかにする．

第 6 巻は「精神の脳科学」を取り上げる．精神はこころと直接に結びついているから，脳の仕組みの不具合は，直接に精神にかかわる病として現れる．その症状には多種多様なものがあり，現象として何が現れるのか，物質的な基礎であるゲノムは，ここにどう絡まるのか，人格とどう関係するのかなど，精神医学の最前線が論じられている．

各巻の順番に意味があるわけではない．このなかから，好みの順番で読んでいただき，脳科学の壮大な広がりを見ていただくとともに，これらが次第に融合していく様を理解していただければ幸いである．

2007 年 10 月

甘利俊一

まえがき

　脳は情報を処理するための生物学的な器官であるから，その機能を理解し，人類の活動に役立てていくためには，脳の生物学的な詳細を記述的に理解するだけでは不十分である．情報処理システムとして脳が働くしくみの解明を通して，情報処理の原理を明らかにしていかねばならない．そのためには脳を理論的に再構成する必要がある．近年，脳の情報処理を生物学的基盤に立脚して理解する計算論的神経科学が生み出され，急速に発展してきた．本書は，この分野の基礎から最先端の成果まで含む，本格的な教科書を目指して執筆されたものである．

　実際に理化学研究所脳科学総合研究センターの歩みとともに，この10年間で情報処理システムとしての脳の理解は大幅に進んだように思う．実験と理論的研究の連携も進み，記憶の獲得や保持，固定化において海馬が果たしている役割も理解されてきたし，小脳が運動を制御したり，大脳基底核が選択行動を行うときの計算論的メカニズムなども，かなり明らかにされてきた．この発展は，20年以上前に工学的目的のために提案された，強化学習理論の貢献に依るところ大である．また脳の特徴である学習能力の生物学的基盤であると考えられるシナプス可塑性についても，可塑性規則の神経活動への依存性や，その分子メカニズムについて，多くのことが明らかにされてきた．

　このようにいろいろな分野で大きな進展があり，脳が何をどこで計算しているかということについては大雑把に解ってきたが，脳がどのように計算しているか，つまり高次脳機能を生み出す神経回路レベルのメカニズムは，まだあまり解っていない．脳の複雑な神経回路の計算機能を明らかにすることが，今後の脳研究の中心的課題の1つになるだろう．

　そのような研究の流れの中で，脳の計算理論を生物学的な側面から解説する教科書を世に送り出すことには，意味があるものと思う．いわゆる工学的な意味での神経回路網理論や学習理論については，優れた教科書がすでにいろいろ出版されている．しかし大学の先生や大学院生の方々からは，生物学的な基盤に立脚して神経回路の計算理論を勉強しようとしても，なかなか良い教科書が

見つからないという話を，聞かされてきた．本書が少しでもそのような役に立てば編者としては幸いである．

＊第 4 章についてはインターネットサイトに補足資料を置いた．
（http://www.brain.riken.jp/jp/news/book01.html）

2009 年 4 月

深井朋樹

目次

脳科学シリーズ発刊に寄せて .... *iii*
まえがき .... *v*
執筆者紹介 .... *xii*

第 1 章　総論 *1*

第 2 章　ニューロンとシナプスの数学的モデル *5*
 2.1　ニューロンの電気的性質と数学モデル *5*
 2.2　Integrate-and-fire（積分発火型）モデル *6*
 2.3　コネクショニストモデル *7*
 2.4　inter-spike interval モデル *9*
 2.5　タイプ I ニューロンとタイプ II ニューロン *10*
 2.6　ホジキン-ハクスレイモデル *16*
 2.7　より複雑な HH 型ニューロンモデル *18*
  2.7.1　大脳皮質のバースト発火ニューロン *18*
  2.7.2　双安定ニューロンのモデル *23*
  2.7.3　fast-spiking ニューロン *25*
  2.7.4　Low-threshold spiking ニューロン *27*
 2.8　Izhikevich モデル *28*
 2.9　シナプス伝達の数学的モデル *30*
  2.9.1　α 関数による記述 *31*
  2.9.2　興奮性と抑制性のシナプス伝達 *31*
  2.9.3　ダイナミックシナプス *32*
  2.9.4　スパイク時間依存のシナプス可塑性 *36*
 2.10　リカレントネットワークと作業記憶 *38*
 付録 *40*
参考文献 *42*

第 3 章　リズム活動と位相応答 45

- 3.1　序論 45
  - 3.1.1　いろいろな周期のリズムと機能的役割 45
  - 3.1.2　なぜ振動現象に着目するのか？ 46
- 3.2　リズム現象を取り扱う理論の基礎 48
  - 3.2.1　ニューロンの発火とその力学的表現 49
  - 3.2.2　漸近安定と等位相面 51
  - 3.2.3　位相縮約（位相記述） 53
  - 3.2.4　位相応答関数 55
  - 3.2.5　2ニューロン系の同期特性 59
- 3.3　さまざまなニューロンモデルと同期特性 65
  - 3.3.1　leaky integrate-and-fire モデル 65
  - 3.3.2　ホジキン–ハクスレイモデル 66
  - 3.3.3　入力電流に対する周波数特性と分岐現象 67
- 3.4　同期特性から見たイオンチャネルや結合の機能的意義 75
  - 3.4.1　spike frequency adaptation 75
  - 3.4.2　ギャップ結合とシナプス結合の共存 76
  - 3.4.3　バーストニューロンと同期・非同期の切り替わり ... 80
- 3.5　多数の周期発火したニューロンのネットワーク 82
  - 3.5.1　多体系のネットワークの位相記述 83
  - 3.5.2　発火タイミングに情報を埋め込む連想記憶モデル ... 86
- 3.6　今後の展望 87
  - 3.6.1　位相応答関数の実験による計測手法 87
  - 3.6.2　シナプス結合可塑性とネットワークダイナミクス ... 89
  - 3.6.3　その他のトピック 91
- 参考文献 92

第 4 章　神経ダイナミクスと確率過程 99

- 4.1　序論 99
  - 4.1.1　確率過程とは何か？ 99
  - 4.1.2　1粒子多数試行 vs 多粒子1試行 99

	4.1.3	ミクロ vs マクロ	*100*
	4.1.4	確率統計論的方法によるマクロ法則の脳科学での有用性	*100*
4.2	確率論・確率過程論の数学的な基礎		*101*
	4.2.1	確率過程の数学的な定義	*101*
	4.2.2	ガウシアンノイズ，ホワイトノイズ	*102*
	4.2.3	ホワイトだがガウシアンでないノイズ	*104*
	4.2.4	ポアソン過程と白色ガウス過程	*104*
	4.2.5	ポアソン過程の構成	*105*
4.3	確率的シナプス入力を受ける単一細胞――ランジュバン方程式		*106*
	4.3.1	シナプス入力の記述	*107*
	4.3.2	シナプス電流のガウシアンホワイトノイズによる表現	*108*
	4.3.3	ガウシアンだがホワイトでないノイズ	*109*
4.4	神経細胞の集団的記述法		*110*
	4.4.1	フォッカー‐プランク方程式	*110*
	4.4.2	ファーストパッセージタイム分布	*114*
4.5	フィードフォワード・ネットワーク		*116*
	4.5.1	同期発火の安定伝播の条件	*117*
4.6	非同期発火パターンの自発的同期化		*123*
	4.6.1	シミュレーション	*123*
	4.6.2	理論的考察	*124*
4.7	同期発火伝播の機能的役割		*129*
4.8	同期発火の伝播についてのいくつかの研究		*131*
	4.8.1	構造のあるフィードフォワード・ネットワーク上の伝播	*131*
	4.8.2	シンファイアモードと非同期モード	*132*
	4.8.3	リカレントネットワークを構成する振動子ネットワークの同期発火	*133*
	4.8.4	ホジキン‐ハクスレイタイプモデルに基づく同期発火伝播	*133*
	4.8.5	バースト発火からなるシンファイア・チェイン	*134*
4.9	高度同期発火伝播またはシンファイア・チェインを支持する実験事実		*135*

		4.9.1 Abeles らの実験	136
		4.9.2 2 点相互相関	136
		4.9.3 巨大 EPSP	136
		4.9.4 鳥の脳に見られるシンファイア・チェイン様の活動	137
	4.10	spike-timing-dependent plasticity	137
		4.10.1 フォッカー–プランク方程式による解析法	138
		4.10.2 相関関数 $T(w,t)$ の計算法	140
		4.10.3 解析表現の正当性の確認	141
		4.10.4 CA1 型ウィンドウ関数	143
		4.10.5 電気魚型ウィンドウ関数	144
	4.11	STDP による同期発火伝播の自己組織化	146
	4.12	まとめ	154
	参考文献		155

第 5 章　意思決定とその学習理論　159

- 5.1 序論 159
- 5.2 神経細胞集団符号の情報処理 162
  - 5.2.1 序 162
  - 5.2.2 符号化の基礎 163
  - 5.2.3 復号の基礎 165
  - 5.2.4 集団符号化の基本的諸課題 166
  - 5.2.5 フィッシャー情報量 168
  - 5.2.6 非忠実モデルの最尤推定と一般化フィッシャー情報量 170
  - 5.2.7 相関構造とフィッシャー情報量，そして神経場モデル 172
  - 5.2.8 集団活動ダイナミクスによる符号化——ラインアトラクター 175
  - 5.2.9 ベイズ推論 177
  - 5.2.10 情報幾何と高次相関 181
  - 5.2.11 将来の展望 185
- 5.3 価値に基づく意思決定と行動選択——大脳基底核と強化学習 186
  - 5.3.1 序 186

	5.3.2	大脳基底核の基本的な特性	*187*
	5.3.3	ドーパミン神経細胞と報酬予測誤差仮説	*191*
	5.3.4	報酬予測とその学習	*193*
	5.3.5	行動選択とその学習	*198*
	5.3.6	強化学習の数理	*203*
	5.3.7	大脳基底核と強化学習	*211*
	5.3.8	大脳基底核関連回路の特性と価値に基づく意思決定	*213*
	5.3.9	将来の展望	*216*
参考文献			*217*

第 6 章　スパイクの確率論 *223*

6.1　スパイクの確率的記述とその複雑さ *223*
　　6.1.1　スパイクの同時確率 *223*
　　6.1.2　対数線形モデル *228*
　　6.1.3　確率の近似と神経ダイナミクス *231*
6.2　時間変化する発火率のベイズ推定 *233*
　　6.2.1　ヒストグラム法を用いた発火率の推定 *233*
　　6.2.2　画像修復の正則化理論のヒストグラム法への応用 *234*
　　6.2.3　ベイズ推定の枠組みの適用 *236*
　　6.2.4　離散フーリエ変換を用いた理論解析 *240*
　　6.2.5　変動発火率のワンショット推定 *243*
6.3　まとめと関連事項 *249*
参考文献 *251*

第 7 章　スパイクニューロンの回路モデルと認知機能 *253*

7.1　シンファイア・チェインと神経雪崩 *253*
7.2　入力の時間積分のための神経回路 *258*
7.3　今後の展望 *265*
参考文献 *267*

索引 *269*

執筆者紹介

編者

深井朋樹　　沖縄科学技術大学教授　　　　　　　第1章，第2章，
　　　　　　　　　　　　　　　　　　　　　　　第7章

執筆者（五十音順）

青柳富誌生　京都大学大学院情報学研究科　　　　第3章
岡田真人　　東京大学大学院新領域創成科学研究科　第6章
加藤英之　　筑波大学 URA 研究戦略推進室　　　　第4章
中原裕之　　理化学研究所脳科学総合研究センター　第5章

第1章

総論

　脳の神経回路モデルを構築するためには，その構成要素であるニューロンやシナプスについて，生物学的にある程度もっともらしい数学的なモデルが必要である．現在，数学的に抽象化されたニューロンのモデルから，電気的な応答特性だけでなく形態情報までも正確に模したモデルまで，さまざまなタイプのニューロン・モデルが提出されている．現段階で，脳機能の本質をとらえるために，どのぐらい脳の神経回路の生物学的詳細を取り入れればよいのかは明らかではない．そのような抽象化に至るまでには，理論的想像をたくましくしながらも，脳の神経回路を模倣することが，当面，必要そうである．計算論的神経科学とは，脳が情報を処理するメカニズムを，情報理論，確率モデル，物理学理論，シミュレーション科学などさまざまな理論的手法を駆使して解明し，神経科学全体に脳のシステム的な理解のための基盤を与えようとする学問である．得られた知識は医療や工学応用を通して社会の発展に役立てられるだけでなく，ヒトそのものや社会や経済の動きなど，脳が関わるあらゆる現象を理解し考えるための基本的な情報を与えるだろう．長い間，脳の理論的モデルを実験的に検証することは困難であった．しかし最近の実験技術の革新は，モデルの生物学的妥当性を検証することを可能にし，また新しい理論展開を必要とする実験事実を明らかにしつつある．計算論的神経科学は，モデルや理論へのそのような期待に応え，複雑な脳を情報処理システムとして系統的に理解する基盤を与えるための道具である．

　第2章ではさまざまなニューロンやシナプスの数学的モデルを解説し，第3章以降で議論される内容に対する基礎的知識を与える．第3章ではγ周波数の活動など，脳の振動的な同期活動のメカニズムを調べるために，位相応答曲線の理論を導入する．この方法は相互に結合された振動子どうしの位相変数の同

期を調べるため蔵本により導入されたが，同じ方法はスパイクを介して相互作用している複雑なニューロン・モデルどうしの同期を調べるためにも有効である．第4章では均一の性質をもったニューロンやシナプスの集団ダイナミクスを扱う統計力学的枠組みを導入し，それを神経活動の同期伝播やシナプス可塑性の問題に適用する．第5章では高次脳機能のアルゴリズムに着目したトップダウン的計算理論の例として，ヒトや動物の意思決定のメカニズムに関する計算論を解説する．行動と神経活動を結び付けるために，神経集団の活動を記述する情報理論的な方法が必要になる．平均発火率に基づく見方を中心に，神経集団による情報表現を理解するための数学的足場を築いた後，強化学習やベイズ推定に基づく意思決定のモデルについて明らかにしていく．第6章では情報表現の観点から神経スパイク活動の情報統計をさらに詳しく議論する．第7章では再び神経回路モデルに目を転じるが，ここでは最近のホットな話題の中から2つのモデルを解説する．1つは，実験で測定された大脳皮質神経回路の自発的発火の統計的性質から導かれた，大脳皮質局所神経回路の配線構造のモデルである．もう1つはあいまいな刺激を判断，識別するために入力情報を時間積分するための神経回路モデルである．どちらもまだ仮説の段階であるが，回路メカニズムの研究の匂いを感じてもらえれば幸いである．

　我々の脳の理解は急速に進展しているとはいえ，まだ十分にその情報処理のしくみを理解したとはいえない．実をいえば，ニューロンや神経回路がどのように情報を表現しているのかという基本的問題に対する解答すら，まだ明確には出されていない．たとえば記憶や認知課題を遂行中の大脳皮質や海馬などの神経集団は，θ波 (3–8 Hz) や γ 波 (30–70 Hz) などの，特徴的な周波数を持つリズム活動をしばしば呈し，それぞれ何らかの認知的機能に関係していると考えられている．ところが活動中の動物の大脳皮質で観察される個々のニューロンのスパイク発火は非常に不規則で，それとわかるような周期性は見られない．一方で，ニューロンはスパイクの発火率（1秒間に何個スパイクを発生したかということ）を用いて情報を表現すると伝統的に考えられているが，スパイク列の不規則性は発火率情報を引き出すことも困難にする．このような脳科学の状況を反映して，本書の執筆陣もそれぞれ異なる考え方を持って，脳の計算論的な研究に携わっている．教科書として相応しいように，章ごとの内容の摺り合わせは綿密に行った．それでも執筆者の哲学を反映して章ごとにニュアンス

やバイアスに違いがあるかもしれないが，それらの妥当性については，それぞれの読者に判断してもらえれば良いと考えている．

　以上述べたように，この本は脳の計算理論を展開するための数学的方法と，最新の研究成果について解説している．

第2章
ニューロンとシナプスの数学的モデル

　脳の情報処理の問題を扱うためには，まず脳の神経回路の構成要素であるニューロンや，ニューロン間の信号伝達を担っているシナプスの数学的モデルを構築する必要がある．モデルを構築する目的などに応じて，コンピュータを連想させる抽象的ニューロンモデルから生物学的なニューロンモデルまで，さまざまなレベルのモデルが定式化されているが，ここでは代表的と思われるものをいくつか取り上げ，解説したい．2.1–2.8節ではさまざまなニューロンのモデルを解説する．2.9節ではシナプスのモデルを，また2.10節ではニューロンやシナプスのモデルを組み合わせて構築される，具体的な神経回路モデルを紹介する．

2.1　ニューロンの電気的性質と数学モデル

　外部から入力が加わっていないニューロンは，神経膜の外側を電位の基準点 ($0\,\mathrm{mV}$) にとったとき，$-60\sim-80\,\mathrm{mV}$ 程度の静止膜電位をもつが，ニューロンに入力電流を加えると，膜内部の電位は入力した電流の強さに応じて上昇する．これは後述するように，神経膜にナトリウムイオンやカリウムイオンを透過させるイオンチャネルというものが存在して，電気的な信号を伝えるからであるが，もしも入力刺激の大きさが十分に強く，膜電位がある閾値を超えると（通常 $-50\,\mathrm{mV}$ 程度），1ミリ秒程度の時間幅をもつパルス状の急激な電位変化を示すことが知られている．このようなパルス状の電気活動を活動電位（スパイク）と呼ぶ．細胞体で発生したスパイクは軸索と呼ばれるニューロンの出力ケーブルを伝わり，その先に形成されたシナプス結合を介して，最終的には電気信号として他のニューロンに伝えられる．このように脳では，ニューロンが

生成したスパイクがシナプスによって連結されたニューロンの回路内を伝わることで，情報が表現され，処理されていると考えられる．したがってニューロンがスパイクを生成するしくみや，シナプスが信号を伝達するやり方を理解することは，脳の情報処理を解明するうえで基本的に重要である．実際，次節で詳しく述べるように，HodgkinとHuxleyはヤリイカの巨大軸索の興奮メカニズムを実験的に調べてホジキン–ハクスレイ (Hodgkin-Huxley: HH) モデルと呼ばれる1組の方程式にまとめ上げ，その功績によりノーベル医学生理学賞を受賞した．HodgkinとHuxleyが考慮したのは，ナトリウムイオンとカリウムイオンを選択的に通過させる2種類のイオンチャネルのみであったが，他のさまざまなイオンチャネルを同じような方法でモデル化することによって，さまざまなニューロンをHH型の数学的モデルで表現する道が開かれた．

しかし脳にはさまざまな形態や電気的性質をもったニューロンが存在しており，それぞれに特徴的な活動パターンを示す．これら1つ1つを生物学的に忠実にHH型モデルで表現することは大変な作業である．たとえば仮に形態の情報は無視して，ある細胞の細胞体で記録した膜電位の応答データだけをもとに，HH型ニューロンモデルを構築しようとすると，各イオンチャネルを選択的にブロックした条件下でのvoltage clamp（電圧固定）実験のデータが必要になる．しかしこのような実験が可能なニューロンは非常に限られている．また脳の情報処理原理を理解するために，どこまで生物学的に忠実なニューロンモデルが必要なのかは，脳の情報処理の解明が済んでみないとわからない．さらに，複雑なニューロンモデルのネットワークの振る舞いをシミュレーションするためには，膨大な計算リソースと時間が必要になる．そこで以下に述べるようなさまざまなモデルの簡略化が行われてきた．

2.2　Integrate-and-fire（積分発火型）モデル

とりあえず，スパイクの生成の詳細な生物学的メカニズムは考慮せずに，入力の時間積分によって細胞の膜電位が徐々に上昇し，ある閾値を超えるとスパイクが生成されるという現象に着目してつくられたニューロンモデルが，integrate-and-fire (IF) モデルである．IFモデルの活動は，入力電流を$I(t)$，膜電位を$V(t)$として，以下の方程式により与えられる．

$$\tau \frac{dV(t)}{dt} = -(V(t) - E_r) + I(t)$$
$$\text{if} \quad V(t) \geqq V_\theta, \text{ then} \quad V(t) = V_0 \tag{2.1}$$

ここで τ は膜の時定数である．入力 $I(t)$ は時定数 τ によって減衰しながら積分され，膜電位 $V(t)$ が閾値 V_θ を超えるとスパイクが生成され，ただちに膜電位の値は V_0 にリセットされる．このモデルでは膜電位は V_θ 以上の値を取らないので，実際にパルス上の電位変化が生成されるわけではなく，その時刻にスパイクが生成されたと考えるわけである．スパイク入力がニューロンに与える効果はスパイクの精密な波形にほとんど依存しないので，このような記述の仕方でも神経回路の振る舞いを調べることが可能である．V_0 の値は静止膜電位 E_r と同じ値にとってもよいし，カリウムの平衡電位あたりに設定することもある．あるいは実際の神経細胞の発火後の膜電位の振る舞いに似せて，V_θ より 2–3 mV 小さい値に設定することもある．ここで述べたような単純化を行っても，入力電流に応じてニューロンの発火周波数が上昇するなどという，定性的性質はうまく再現できる．また，後にタイプ I, タイプ II ニューロンの節で述べるように，いわゆる HH モデルよりは，IF ニューロンの方が大脳皮質の神経細胞に近い振る舞いをすることもある．ただし，同期発火などに関する性質では，IF ニューロンは，HH ニューロンモデルはもちろんのこと，HH 型の現実的なニューロンモデルとも質的に異なる振る舞いを見せることがあるので注意が必要である．

2.3　コネクショニストモデル

もしもニューロンが生成する個々のスパイクの発生時刻が脳の情報処理にとって重要であるならば，神経活動をスパイクの時系列レベルで精密に再現できるモデルが必要である．しかし情報がもっとマクロな量，たとえば平均発火周波数（1秒間のスパイク発火の回数）でのみ表現されているのであれば，個々のスパイク応答を考えるかわりに，ある細胞または細胞集団の短時間の平均発火頻度を変数としてモデルを組み立てることが有効である．この場合，出力の発火頻度 $y(t)$ は，入力 $x_j(t)$ の重み付き線形和を，出力関数 g に通したもの

$$y(t) = g\left(\sum_{j=1}^{n} w_j x_j(t)\right) \qquad (2.2)$$

で与えられる．出力関数によく利用されるのはシグモイド関数

$$g(x) = \frac{1}{1 + e^{-x+\theta}} \qquad (2.3)$$

であるが，大脳皮質の神経細胞の応答特性を模した閾値線形関数

$$g(x) = \begin{cases} x & x \geqq \theta \\ 0 & x < \theta \end{cases} \qquad (2.4)$$

が用いられることも多い．また歴史的には，閾値線形関数をさらに簡略化した閾値関数

$$g(x) = \begin{cases} 1 & x \geqq \theta \\ 0 & x < \theta \end{cases} \qquad (2.5)$$

が McCulloch と Pitts により提案され，パーセプトロンなどの階層型神経回路モデルなどで広く用いられてきた．たとえば閾値関数もつ神経素子ユニットを使って階層ネットワークを組むことにより，任意の非線形関数を表現することができ，さらにそのパラメータを誤差逆伝播 (error back propagation) と呼ばれる学習アルゴリズムにより容易に設定できることなども知られている．脳におけるさまざまな神経回路ダイナミクスを論じるには簡単すぎるが，脳がさまざまな論理演算を行っている可能性を探るうえで，重要な役割を果たしてきた．

単純な入出力変換だけでなく，細胞間の循環的なダイナミクスを考える場合，リカレントネットワークと呼ばれるモデルが用いられ，たとえば連続時間，連続変数の常微分方程式として定式化されている．

$$\tau \frac{du_i(t)}{dt} = -u_i(t) + \sum_{j=1}^{n} w_{ij} y_j(t) + I_i(t) \qquad (2.6)$$

$$y_i(t) = g(u_i(t))$$

リカレントネットワークの代表的な応用例は連想記憶モデルや側抑制による競合神経回路などである．連想記憶モデルについては，物理学者の神経科学への

参入を促すことになった統計物理学のレプリカ法による解析や (西森, 2002)，自己無撞着なシグナル – ノイズ解析法が提案され (椎野・深井, 1993)，記憶容量 (ネットワークの全ニューロン数に対して，どの程度の数の活動パターンを安定に記憶できるかという指標) が評価されている．また式 (2.5) あるいは (2.6) でシグモイド関数ではなく，非単調な応答関数を用いた場合，記憶容量が著しく増大することもわかっている．さらに記憶想起の過渡的な振る舞いを扱えるネットワークダイナミクスも定式化されている (Okada, 1996)．競合神経回路は各神経素子がさまざまな大きさの入力を受けている場合に，入力の大きさに応じて強く応答するものだけが生き残る過程をモデル化したもので，第一次視覚野の線分の傾きを検出する大脳皮質マップの自己組織化などを説明するメカニズムとして活用されてきた．競合神経回路についても多くの解析が為されているが，たとえば側抑制と自己抑制の強さの比で勝者の数が決定されることなどが，解析的な結果として知られている (Fukai & Tanaka, 1997)．McCulloch-Pitts ニューロンや連続を用いた神経回路モデルについてはすでに優れた解説書も存在するので，ここでは触れない．

2.4 inter-spike interval モデル

いままでのモデルは，膜電位の時間応答を記述するダイナミカルなモデルでスパイク生成を定式化したが，スパイク生成のメカニズムは考慮せずに，スパイクの時間間隔 (inter-spike interval: ISI) の統計性だけを扱う現象論的なモデルもよく用いられる．その典型的なモデルが，ポワソン (Poisson) 応答モデルである．ポワソン過程は，各時刻のスパイク生成確率が，それ以前の活動と無関係に独立に決まる，記憶のない確率過程である．この場合，ISI の分布はスパイクの発火頻度の平均値を λ としたときに，指数関数

$$P(T) = \lambda e^{-\lambda T} \tag{2.7}$$

で表される．ここで ISI を T と表記した．このことから，時間幅 t の間に k 個のスパイクが出力される確率は，ポワソン分布

$$\Pr\{N(t) = k\} = \frac{\lambda^k e^{-\lambda t}}{k!} \tag{2.8}$$

で与えられる．

ニューロンの発火間隔のばらつきの指標として，ISI の平均と標準偏差の比

$$C_v = \frac{\sqrt{\mathrm{Var}\,[T]}}{\langle T \rangle} \tag{2.9}$$

がしばしば用いられ，coefficient of variation (CV) と呼ばれる．発火が完全に周期的ならば $C_v = 0$ となり，ポワソン過程では $C_v = 1$ となる．つまりポワソンモデルは，ISI の平均と標準偏差が同じという，不規則性の強いモデルである．大脳皮質の細胞では，C_v の値が 1 に近いことが多く，このような ISI の大きなばらつきの原因は何か，またこのばらつきが脳の情報処理にとって何か機能的な意味をもっているのかという問題が盛んに研究されている．ポワソンモデルと，ガウス分布モデルの中間的なものとして，ISI のヒストグラムが γ 分布で与えられるモデルを考えることができ，その次数を高くするにつれて，より周期性の強い応答が得られる．実際，大脳皮質などのニューロン活動の ISI ヒストグラムは，ポワソン分布よりも比較的次数の低い γ 分布でよく表されることが多く，また最近，γ 分布で表される場合に不規則なスパイク時系列からの発火率の推定が容易になることが示された．このことは，第 6 章で詳しく議論される．

2.5　タイプ I ニューロンとタイプ II ニューロン

ニューロンは，細胞体や樹状突起などの形態学的な特徴，発火パターンなど電気生理学的な特徴，興奮性，抑制性など神経伝達物質の効果の違い，さらにはイオンチャネルや受容体の遺伝子発現などの生物学的指標に基づいて，多種多様なタイプに分類されている．たとえば規則発火型の錐体細胞であるとか，パルブアルブミン陽性の抑制性細胞といった具合である．このような詳細な生物学的特徴を知ることは，ニューロンの形成する神経回路のはたらきを明らかにするうえで重要には違いないのだが，ニューロンや神経回路の計算機能を考えていくうえでは，生物学的な詳細に関わらない，統一的な理論的指標に基づいた分類を考えることも有効である場合が多い．ここでは HH 型のニューロンモデルの解説に入る前に，そのような数学的指標のなかで最も基本的な分類法として，細胞膜の興奮の性質に基づいた 2 タイプのニューロンの分類を説明した

い．この分類方法はニューロンが静止状態から発火状態に遷移する際に，発火状態を力学的に振動状態とみなし，どのようなやり方で振動状態が出現するかを，非線形動力学の言語で表現したものである．この分類はニューロンが興奮性であるか抑制性であるかといったこととは無関係である．

今，以下のような V と n の 2 変数で記述される方程式を考える．

$$C_m \frac{dV}{dt} = -g_L(V - E_L) - g_{Ca}m_\infty(V)(V - E_{Ca}) - g_K n(V - E_K) + I$$
$$\tau_N(V)\frac{dn}{dt} = n_\infty(V) - n \tag{2.10}$$

ここで電位依存型のチャネルは，

$$m_\infty(V) = \frac{1}{2}\left(1 + \tanh\left(\frac{V - V_1}{V_2}\right)\right),$$
$$n_\infty(V) = \frac{1}{2}\left(1 + \tanh\left(\frac{V - V_3}{V_4}\right)\right) \tag{2.11}$$

に従って，膜の脱分極に応じて開閉するものとする．この方程式は，活動電位の発生とともに開閉する電位依存型のカルシウムチャネルを膜電位同様の速い変数とみなし，遅延型の K^+ チャネルを遅い変数と見なすことで，ホジキン–ハクスレイ方程式を簡略化したものと考えることができ，Morris-Lecar (ML) のニューロンモデルと呼ばれる．ML ニューロンモデルは現実のニューロンの電気的活動を記述するモデルとしては単純すぎるが，ニューロンが発火に至る数学的メカニズムを理解するうえでは，格好の例を与えてくれる．

まず，タイプ I ニューロンについて見ていこう．ML 方程式の軌跡 $(V(t), n(t))$ の振る舞いを調べるために，$dV/dt = 0$ および $dn/dt = 0$ の 2 式で定められる曲線（それぞれ，v-nullcline, n-nullcline と呼ばれる）を (V, n) 平面にプロットすると，外部入力 I が 0 のときには，図 2.1(a) のようになる．2 つの nullcline [1] が交差する点が 3 ヵ所あることがわかるが，どの点においても $V(t)$ と $n(t)$ の時間微分がどちらも 0 になることから，この点上では，軌跡は静止しなければならないことがわかる．しかし，これら各点の近傍での軌跡の振る舞いは違っている．各点の周りで ML 方程式を線形化して安定性を解析すると，黒丸で示した点は安定点（つまり，この点からわずかに外れた軌跡は再びこの点に引き寄

---
[1] 膜電位 V が変化しないような点の集合．

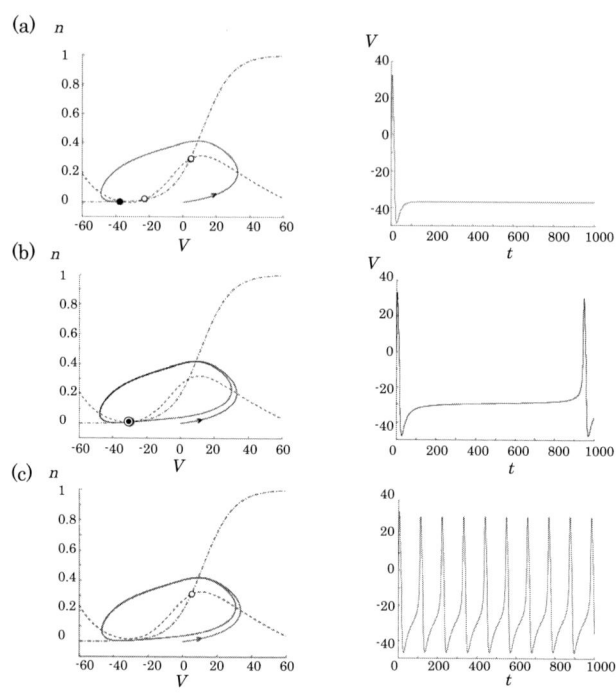

図 2.1 タイプ I ニューロンのサドル・ノード分岐による発火
(a) 発火閾値下での振る舞い．(b) 発火閾値近傍での発火の様子．(c) 十分大きな入力を受けている場合の振る舞い．

せられる），白丸で示した点は不安定点（この点からわずかに外れた軌跡は，再びこの点には戻らない），そして二重丸で示した点は鞍部点（サドル）と呼ばれる．鞍部点については後に詳しく述べるが，この点の周りには，安定な方向と不安定な方向が存在している．ちょうど，乗馬用の鞍の背を思い出してもらえば良い．図で示したような状況が成立している場合，ML ニューロンの状態は黒丸で示される安定点（静止状態）に落ち着くであろう．この状態は，ML ニューロンが発火していない静止状態を表していると考えられる．実際，ニューロンの状態が黒丸にあるとき，ニューロンに一瞬わずかな刺激が加わると，ニューロンの状態は実際で示されるような軌道を描いて，黒点に戻ることが，数値計算によって示せる．

さて，それでは静止状態にある ML ニューロンに外部入力 $I(>0)$ が加わっ

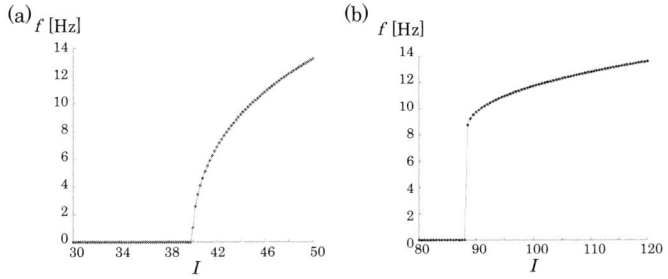

図 2.2 タイプ I (a) およびタイプ II (b) ニューロンの入力電流と発火率の関係 (f-I curve)

たらどうなるか調べてみよう．図 2.1(b) はそのような場合の nullcline の様子と神経応答を示している．外部入力の効果は v-nullcline を上向きに移動させるが，それによって図 2.1(a) に示された黒丸と二重丸とがだんだん近づき，ついには一致して 1 点になってしまうような臨界入力 I_c が存在するはずである．この点の周りでは，安定な軌道と不安定な軌道の両方が存在するものと考えられるが，このような点は中立安定点と呼ばれる．入力 $I = I_c$ を受けている ML ニューロンはこの中立安定点にとどまり，通常は発火しない．しかしこの状態に何らかの入力が摂動として加わると，軌跡は中立安定点を離れ，不安定点の周囲を回って，また中立安定点へと戻ってくることがわかる．つまり，ニューロンは 1 回だけ発火することがわかる．厳密にいうと，中立安定点の周辺では $dV/dt \to 0$ となるので，この状態変化には無限に長い時間がかかることが容易に理解できる．つまり臨界点での発火の周波数は 0 である．

さらに大きな外部入力が加わると，v-nullcline はさらに上方へ移動し，中立安定点は消失し，不安定点のみが残ることになる（図 2.1(c)）．このような状態では，軌跡を引きよせる安定点は存在しないので，ニューロンの状態は不安定点の周りを回り続けることになる．つまりニューロンは連続的に発火する．一般に入力が大きいほど，軌道は $V(t)$ の変化が緩やかになる，v-nullcline から離れた位置を通過し，発火周波数が大きくなる．発火周波数と外部入力の関係を図 2.2(a) に模式的に示した．

上に述べた発火のメカニズムにおいては，初めに存在していた安定点が鞍部点と融合して消失することによって，周期解（発火状態）が出現した．このようなメカニズムはサドル・ノード分岐と呼ばれ，非線形力学的にニューロンの

14　第2章　ニューロンとシナプスの数学的モデル

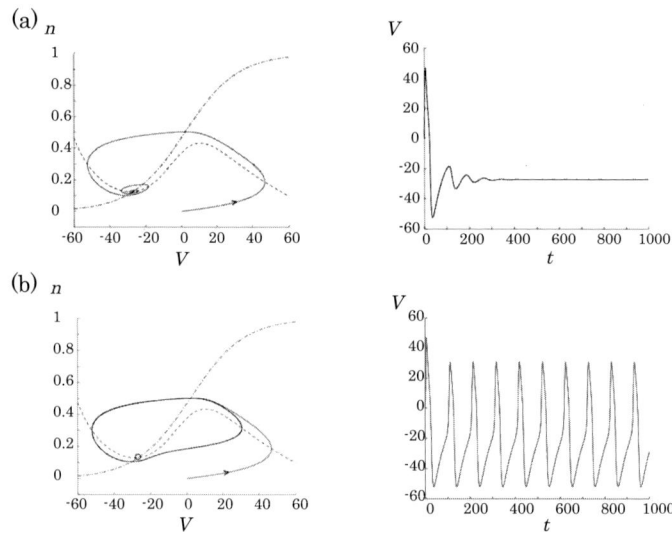

図 2.3 タイプ II ニューロンのホップ分岐による発火
(a) 発火閾値下の振る舞い．(b) 発火閾値を超えた点での振る舞い．

発火を眺めた場合の代表例の1つを与える．このようなメカニズムで発火するニューロンは，タイプIニューロンと呼ばれている．タイプIニューロンの特徴は，任意に低い周波数をもつような発火状態をとりうることにある．これは，中立安定点の周辺で軌道を回る速度が非常に遅くなるという事実を反映しており，実験的にニューロンの性質を決定する際にも有効な判断の指標を与えてくれる．

次にもう1つの代表例であるタイプIIニューロンの発火メカニズムを，これまで用いたものとは異なるパラメータ値をもつMLニューロンを例にとって説明しよう．タイプIIニューロンはサドル・ノード分岐ではなく，ホップ分岐と呼ばれる分岐パターンを経て発火に至る．静止状態では，一般的に1つの安定点か，あるいは安定点と不安定点の対をもつ（図2.3(a)）．静止状態にある程度大きな摂動が加わると，（図示したように）ニューロンの状態は安定点から一端離れ，遠方を通過して再び安定点へと戻る．これはニューロンが1回発火したことを意味する．静止状態にあるMLニューロンに外部入力Iを加えていくと，タイプIの場合と同じように，v-nullcline は上方へ移動する．もしある臨

界値以上の強さをもつ入力が加わると，安定点は消失し，ニューロンの状態は周期軌道をくり返し辿ることになる（図 2.3(b)）．このような状況は，安定点以外に不安定点が存在している場合でも同様である．なぜなら安定点が消失した後は，軌道を引きこまない不安定点しか残らないからである．このようにタイプ II ニューロンでは，安定点（静止状態）が消失することによって発火状態が始まるのである．

タイプ II ニューロンの特徴は，タイプ I とは異なり，任意に低い周波数で発火できないことである．つまり発火が始まるときに，発火周波数が 0 から不連続に変化することになる．この臨界周波数は，安定点が消失するときに発生する周期軌道を，ニューロンが 1 周するのにかかる時間の逆数である．タイプ II ニューロンの外部入力と発火周波数の関係をプロットすると，図 2.2(b) のようになる．

現実の脳や神経系ではタイプ I，タイプ II の違いはどのようになっているのだろうか．まず先述したホジキン–ハクスレイニューロンはタイプ II であることが知られている．ホジキン–ハクスレイモデルは，ヤリイカの巨大軸索をモデル化したものであるから，この神経膜はタイプ II であることがわかる．一方，錐体細胞など多くの大脳皮質のニューロンはタイプ I であることが知られている．そのため大脳皮質のニューロンをモデル化するためにホジキン–ハクスレイモデルをそのまま利用することは，数学的にはあまり推奨できない．それよりは，むしろ数学的には簡略化されているものの，積分発火型ニューロンモデルを用いた方が良いだろう．またここで述べたような膜の興奮性の性質に基づく数学的分類は，第 4 章で導入される位相応答関数の性質に基づき，ニューロン間の相互作用という視点に立ってなされる分類と密接に関係している．そのことは第 3 章で詳しく説明したい．

ここで述べた 2 つの分岐タイプは最も代表的で単純な場合であるが，現実のニューロンは単純な発火だけでなく，後で述べるバースト発火のような複雑な発火パターンを示し，それに伴いもっと複雑な分岐パターンを示すようになる．このような詳細な分岐の数学的性質が脳の情報処理にとって本質的な意味をもつかは不明であるが，少なくとも神経回路のダイナミクスに対しては大きな影響を持ちうる．

2.6 ホジキン-ハクスレイモデル

ホジキン-ハクスレイ (HH) モデルは，神経細胞の細胞膜をコンデンサー，イオンチャネルを動的な抵抗素子と考えた電気回路モデルに等価である（図2.4(a)）．神経細胞膜には，ナトリウム，カリウムなど特定のイオンを選択的に通すイオンチャネルが埋め込まれており，イオンの種類ごとに細胞内外の濃度の違いに応じて，平衡電位 E_{Na}, E_{K} をもつ．細胞外の電位を 0 とすると，ナトリウムは 55 mV，カリウムは -90 mV 程度の平衡電位をもつ．細胞内に電極から流れ込む電流 $I(t)$ と膜電位 $V(t)$ の関係は，キルヒホッフの法則から

$$C\frac{dV(t)}{dt} = -I_{\mathrm{Na}}(t) - I_{\mathrm{K}}(t) - I_{\mathrm{L}}(t) + I(t) \qquad (2.12)$$

という微分方程式で与えられる．ここで C は膜容量，I は外部から注入される電流刺激，I_{Na}, I_{K} はナトリウムチャネルとカリウムチャネルを通って膜から流れ出す電流で，I_{L} は漏れ電流と呼ばれ，特定できないチャネルを通過して膜から漏れ出す電流である．リーク電流の平衡電位は -50 mV 程度である．Hodgkin と Huxley は，これらの電流が

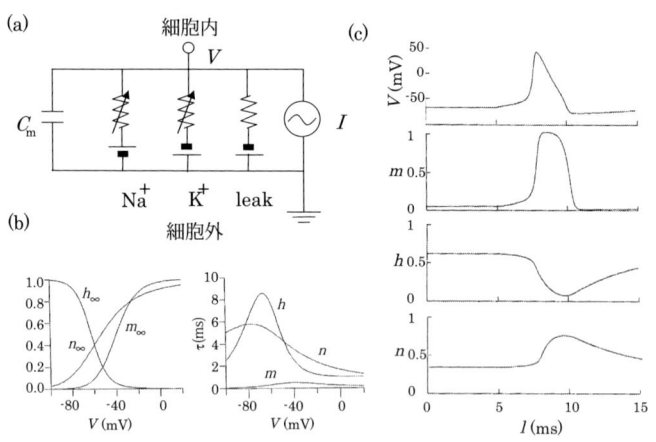

図 2.4 ホジキン-ハクスレイ (HH) モデル
(a) 等価な電気回路．(b) チャネルの時定数と平衡値の電位依存性．(c) 一定電流入力に対する膜電位とゲート変数の時間発展．

$$I_{\text{Na}}(t) = g_{\text{Na}} m(t)^3 h(t) \left(V(t) - E_{\text{Na}} \right)$$
$$I_{\text{K}}(t) = g_{\text{K}} n(t)^4 \left(V(t) - E_{\text{K}} \right) \tag{2.13}$$
$$I_{\text{L}}(t) = g_{\text{L}} \left(V(t) - E_{\text{L}} \right)$$

で与えられることを実験的に示した．ここで，$m(t)$ と $h(t)$ はナトリウムチャネルがそれぞれ 3 つ，および 1 つずつもつゲートが開いている確率を表し，$n(t)$ はカリウムチャネルがもつ 4 つのゲートが開いている確率を表す．したがって $m^3(t)h(t)$，$n^4(t)$ はそれぞれ，ナトリウム，カリウムチャネルのもつゲートがすべて開きイオンが流れる状態になっている確率を表す．これらゲートの開閉の確率を表す変数は，それぞれ下記の式で x を m, h, n と読み換えた微分方程式に従う．

$$\frac{dx(t)}{dt} = \alpha_x(V)\left(1 - x(t)\right) - \beta_x(V)x(t) \tag{2.14a}$$

ここで，$\alpha_x(V)$ はゲートの開くスピード，$\beta_x(V)$ はゲートが閉じるスピードを表し，通常それぞれ，膜電位 V の指数関数で与えられる（付録 (1)）．ゲート変数 $m(t)$ と $n(t)$ に関しては，電位が上昇すると $\alpha_x(V)$ は増大し $\beta_x(V)$ は逆に減少する．逆にゲート変数 $h(t)$ に関しては電位が上昇すると $\alpha_x(V)$ は減少し $\beta_x(V)$ は増大する．つまり $m(t)$ と $n(t)$ は電位上昇とともにチャネルを活性化し，$h(t)$ は不活性化させる役目を果たしている．式 (2.14a) を少し書き直すと

$$\tau_x(V)\frac{dx}{dt} = -x + x_\infty(V),$$
$$\tau_x(V) = \frac{1}{\alpha_x(V) + \beta_x(V)}, \quad x_\infty(V) = \frac{\alpha_x(V)}{\alpha_x(V) + \beta_x(V)}, \tag{2.14b}$$

を得るが，これはチャネル変数の時定数と平衡値がともに電位依存であることを示している．各チャネルの電位依存の時定数と平衡値を図 2.4(b) に示す．また HH モデルに，脱分極電流を入力した場合の発火の様子とゲート変数の振る舞いを図 2.4(c) に示す．HH ニューロンはタイプ II の膜の興奮性を示すことが知られている．

HH モデルの構造とパラメータは，膜電位 V をステップ的に変化させたときの電流 I の応答を調べる voltage clamp 実験により決められた．式 (2.11) は，膜電位 V を固定すると (voltage clamp)1 次の線形微分方程式なので，解 $x(t)$ の時間応答は指数関数的になるはずである．しかし voltage clamp 実験で得ら

れた電流 I の応答は単純な指数応答では説明できなかったことから，Hodgkin と Huxley は，各イオンチャネルは 4 つのゲート要素からなることを予想した．このことは，今日では DNA 解析や電子顕微鏡画像などにより証明されているが，これを 1950 年代当時に，限られた計測技術と数理モデルに基づく解析から予言したことは，驚くべきことである．

2.7　より複雑な HH 型ニューロンモデル

Hodgkin と Huxley による研究の後，ナトリウム，カリウムの 2 つのイオンチャネルだけでなく，複数の種類のカルシウムチャネルや，細胞内のカルシウム濃度に依存して活性化するカリウムチャネルなどが次々に発見された．そのようなチャネルを含むより複雑なモデルを構築して，バースト発火などのメカニズムが説明されている．このようなモデルでは，式 (2.10) のようにコンダクタンスの時間変化によってイオン電流が記述されるため，conductance-based モデルと呼ばれている．また，細胞体や樹状突起の複雑な形を考慮するために，細胞全体を複数の電気化学的コンパートメントの集合体として考えたコンパートメントモデルもよく用いられる．理論的研究から樹状突起の存在によってバーストのような複雑な発火パターンを生成することができることが知られており，また実験的にはイオンチャネルの密度が樹状突起の位置に依存して分布していることなどがわかっている．このように，形態学的な要素がニューロンの行う情報処理において，積極的な役割を担う可能性がある．ここでは上で述べたような少し複雑なモデルをいくつか解説する．

2.7.1　大脳皮質のバースト発火ニューロン

大脳皮質の錐体細胞は，脱分極パルス通電に対する応答の発火パターンに基づいていくつかのタイプに分類されている．まず脱分極パルスの間，単一発火を繰り返す regular spiking (RS) ニューロンとバースト発火を示す intrinsically bursting (IB) ニューロンや fast-rhythmic bursting (FRB) ニューロンに分類され，RS ニューロンはさらに，スパイク間隔が一定のものと間隔が増加していくもの，つまり frequency adaptation を示さないものと示すものの 2 種類に分けられる．これらの違いはニューロンのタイプごとにナトリウム，カリウ

ム，カルシウムなどのイオンチャネルの発現の仕方が異なるためであると考えられる．

IBニューロンにおけるバースト発火には2つの特徴が認められる．第1に，バースト発火は大きな脱分極性スパイク後電位 (depolarizing after-potential: DAP) に乗じて生じ，DAPによる電位の脱分極とともに活動電位の振幅が小さくなる現象が見られる．第2に，バーストは顕著な（おそらくカルシウム依存性の）過分極性スパイク後電位 (after hyperpolarization: AHP) により終止される．DAPとは，スパイク直後に発生するノッチ状の脱分極電位のことである．IBニューロンのバースト発火については，バースト時に顕著な細胞内カルシウムの上昇が生じることから，持続性ナトリウム電流およびカルシウム電流が同時に活性化され，その両方がIBニューロン特有の大きなDAPの形成に関与していると考えられる．しかしカルシウム電流を阻害してもバースト自体は生じることも知られている．

一方，FRBニューロンでは，バースト発火の際の活動電位の変化もあまりなく，DAPもきわめて小さなものである．またバースト内でのスパイク間の間隔にもIBニューロンで見られるような変化が見られない．つまりFRBニューロンのバースト発火とDAPのメカニズムはIBニューロンとは異なるものであると考えられる．

(a) コンパートメント間の電気的相互作用によるバースト

このタイプのモデルとしては，樹状突起コンパートメントに持続性のNa電流の存在を仮定した，以下のような2コンパートメントモデルが知られている（図2.5(a)）．このモデルでは細胞体と樹状突起が電気的にやり取りすることによって（ピンポン・メカニズム），スパイク生成後にDAP様の電位変化が誘発され，バースト発火を生み出す (Wang, 1999)．

$$C_s A_s \frac{dV_s}{dt} = A_s(-I_{\mathrm{Na}} - I_{\mathrm{K}} - I_{\mathrm{M}} - I_{\mathrm{L},s}) - \frac{V_s - V_d}{R_c} \quad (2.15\mathrm{a})$$

$$C_d A_d \frac{dV_d}{dt} = A_d(-I_{\mathrm{NaP}} - I_{\mathrm{KS}} - I_{\mathrm{Ca}} - I_{\mathrm{KCa}} - I_{\mathrm{L},d}) - \frac{V_d - V_s}{R_c} \quad (2.15\mathrm{b})$$

ここで，A_s と A_d は細胞体と樹状突起の表面積，C_s と C_d は細胞体と樹状突起の膜容量密度，V_s と V_d は細胞体と樹状突起の膜電位，I_{NaP} は持続性ナトリウム電流，I_{M} はムスカリン作動性のカリウム電流（M-電流），I_{KS} は非不活化

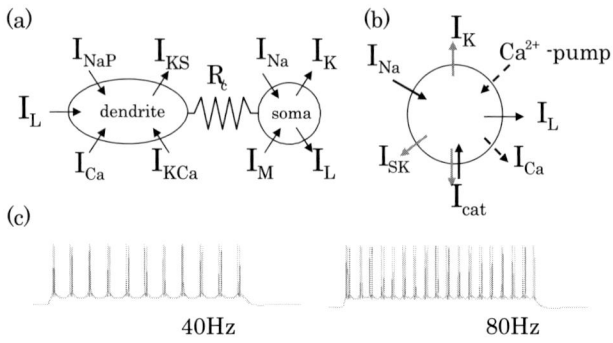

図 2.5 バースト発火するニューロンのモデル
(a) 樹状突起によりバースト発火するモデル．(b) カルシウム電流の働きでバースト発火するモデル．(c) モデル (b) の発火の様子．

カリウム電流，I_{Ca} は電位依存性カルシウム電流，I_{KCa} はカルシウム依存性カリウム電流，R_c は結合抵抗である．結合の強度をうまく選ぶと I_{KS} による再分極によっても I_{NaP} は脱活性化されず，I_{NaP} による脱分極が V_s に DAP として反映される．持続性 Na 電流は，HH モデルで定式化されたナトリウム電流に比べて活性化も脱活性化も素速いことが知られている．実際，脱活性化の過程はモデル化されず以下のように定式化されることが多い．

$$I_{NaP} = g_{NaP} m_{NaP}(V)(V - E_{Na}), \quad m_{NaP}(V) = \frac{1}{1 + \exp\left(-\frac{V+45}{5}\right)} \quad (2.16)$$

(b) カルシウム依存性カチオン電流によるバースト発火

今まで見てきたイオンチャネルはすべて電位に依って開閉が支配されるものであったが，脳には細胞内のカルシウム濃度によって開閉が支配されるチャネルがたくさんある．また，なかには電位とカルシウム濃度の両方によって開閉させられるものもある．そのなかでカルシウム依存のカチオンチャネルは大脳皮質の錐体細胞にも多く見られ，その活性化は γ 周波数帯 (30–70 Hz) の神経活動を増強することが知られている．γ 周波数帯の活動は「注意」など，認知過程において重要なはたらきをすることも示唆されており，カルシウム依存のカチオンチャネルはそのような高次機能に必要な神経回路レベルのメカニズムに深く関与しているのかもしれない．

このチャネルの助けを借りれば，樹状突起が存在しなくても，細胞体だけでバースト発火をモデル化できる．そのためには，細胞内カルシウム濃度のダイ

ナミクスと，カルシウム濃度に依存したカチオンチャネルの開閉のダイナミクスをうまく定式化することがキーポイントになる．膜電位は次のようなホジキン–ハクスレイ型の方程式に従うと仮定する（図 2.5(b)）．

$$C\frac{dV}{dt} = -I_\text{L} - I_\text{Na} - I_\text{K} - I_\text{Ca} - I_\text{cat} - I_\text{KCa} + I \tag{2.17}$$

ここで，I_Na と I_K は通常のスパイク生成に関係する電流であり，I_Ca は電位依存性カルシウム電流を表し，これにより細胞内カルシウム濃度が増加する．カルシウム濃度に依存する電流としては，反転電位が $-90\,\text{mV}$ 程度のカルシウム依存性カリウム電流 I_AHP と，反転電位が $-40\,\text{mV}$ 付近のカルシウム依存性カチオン電流 I_cat を導入した．前者はスパイク発生に伴うカルシウム濃度の上昇を受け，過分極性のスパイク後電流をつくり，バースト発生が繰り返される周波数を γ 周波数帯に設定する役割をする．このモデルでは，錐体細胞に普通にみられるイオン電流のうち，バースト発火の生成に関して本質的であると思えるものだけを取り入れており，たとえば A 電流などの電位依存性カリウム電流は広く錐体細胞に存在していると考えられるが，考慮していない (Aoyagi et al., 2002)．

カルシウム依存性の電流に関しては，以下のような定式化がよく使われる．

$$I_y = g_y m_y(t)(V(t) - E_y), \quad y = \text{AHP, cation} \tag{2.18}$$

$$\begin{aligned}
\tau_m([\text{Ca}^{2+}])\frac{dm_y}{dt} &= m_\infty([\text{Ca}^{2+}]) - m_y, \\
m_\infty([\text{Ca}^{2+}]) &= \frac{[\text{Ca}^{2+}]}{[\text{Ca}^{2+}] + K_{d,y}}, \quad \tau_m([\text{Ca}^{2+}]) = \frac{\Psi_y}{[\text{Ca}^{2+}] + K_{d,y}}.
\end{aligned} \tag{2.19}$$

ここで K_d は，カルシウム依存性のチャネルのはたらきを決定する重要なパラメータで，チャネルが開いている確率が 50% になるときのカルシウム濃度を表している．K_d の値が小さいほどチャネルのカルシウムイオンに対する感受性が高いことになる．チャネルの開いている確率は，たとえばカチオンチャネルの場合，次のようなカルシウムイオンとその結合サイト R に関する Michaellis-Menten 反応から導出される．

$$[\text{Ca}^{2+}] + \text{R} \underset{b}{\overset{a}{\rightleftharpoons}} [\text{Ca}^{2+}] \cdot \text{R}$$

なんとなれば，カルシウムが結合して活性化された部位の数を R^* と置くと，

$$\frac{dR^*}{dt} = a[\text{Ca}^{2+}]R - bR^* \tag{2.20}$$

であるが，$R = R_0 - R^*$（ここで R_0 は全サイト数）に注意して式 (2.20) から活性化したサイトの割合 $m \equiv R^*/R_0$ を求めると，式 (2.19) が得られる．このとき $\Psi = 1/a$, $K_d = b/a$ である．上で述べた式では平衡状態でチャネルが開いている確率は，分子分母ともカルシウム濃度の 1 次式で与えられるが，$m_\infty([\text{Ca}^{2+}]) = [\text{Ca}^{2+}]^n/([\text{Ca}^{2+}]^n + K_d^n)$ のようにカルシウム濃度の n 次式で与えられる場合もある．この場合は，それぞれの結合サイトには n 個のカルシウムイオンが結合し，最初のカルシウムイオンが 1 個結合した後は，残りの $n-1$ 個のカルシウムイオンは素早く結合すると考えると，同様の考察から開確率を求めることができる．このような定式化は，カルシウムバッファーやカルシウムポンプとカルシウムイオンとの結合の過程についても応用できる．細胞内カルシウム濃度のダイナミクスに関しては，次のような方程式に従うと仮定した．

$$\begin{aligned} I_{\text{Ca}} &= m_{\text{Ca}}(V)^2 I_{\text{GHK}}, \\ I_{\text{GHK}} &= \frac{P_{\max}V([\text{Ca}^{2+}] - [\text{Ca}^{2+}]_o \xi)}{1-\xi}, \\ \xi &= \exp\left(-\frac{2FV}{RT}\right). \end{aligned} \tag{2.21}$$

ここで $m_{\text{Ca}}(V)$ は各電位において，カルシウムチャネルが開く確率を表しており，先に述べたナトリウムやカリウムの活性化チャネルと同様の方程式によって時間発展する．これらのチャネルとここで述べるカルシウムチャネルが違うのは，Goldman-Hodgkin-Katz 方程式と呼ばれる I_{GHK} の部分である．カルシウム以外のチャネルに関してはチャネルの開閉に伴う細胞内外の濃度差の変化がそれほど大きくないので，電流についてオームの法則が近似的に成り立つが，カルシウムは 1000 倍ぐらい細胞内濃度が変化することがあるため，オームの法則はあまり良い近似ではない．Goldman-Hodgkin-Katz 方程式はそのような状況を扱うための定式化である．バースト発火においてはカルシウムの濃度変化が鍵を握るため，カルシウム電流の正確なモデルが必要であったが，ほとんどの場合は，後述するようなオームの法則に基づく簡便な定式化で間に合うことが多い．

カチオン（陽イオン）電流はナトリウムとカリウムに関して非選択的であり，両方のイオン分子を通過させることが知られている．細胞外の K イオン濃度や Na イオン濃度を変化させながらカチオン電流の反転電位の値を測定することで，カリウムイオンに対するナトリウムイオンの透過比率 (P_{Na}/P_K) が約 0.2 であることもわかっている．また，反転電位の値はおおよそ $-40\,\mathrm{mV}$ であるが，この反転電位は活動電位の閾値付近にあるため，スパイク発生後の DAP や，さらに次のスパイクの誘発を可能にする重要な因子である．このニューロンモデルのシミュレーション結果を発火周波数（バースト間隔の逆数）が $40\,\mathrm{Hz}$ と $80\,\mathrm{Hz}$ の場合について図 2.5(c) に示した．左図では注入電流 I の値を徐々に大きくしていくと，バースト発火の周期が次第に短くなり，最後には一様なスパイク密度で高頻度に発火するようになることが示されている．1 つのバーストに含まれるスパイク数は，注入電流の大きさを変えてもあまり変化しないことに注意してほしい．一方右図では，注入電流を固定し，カチオンチャネルのカルシウム感受性 K_d を変化させている．この場合には，バースト発火の周期自体はあまり変化せず，バースト当たりのスパイク数が K_d 値の減少に伴って増大することがわかる．これらの結果は，FRB ニューロンに対する実験の結果をよく再現している．

2.7.2　双安定ニューロンのモデル

ニューロンは入力を受けていないときには静止状態にあり，十分強い入力を受けているときには発火状態に移行する．そして入力が取り去られれば，再び静止状態に戻るのが普通である．しかし最近の実験で，大脳皮質の嗅内野において，アセチルコリンの存在下で入力を受けると，入力が存在しなくなった後でも持続的に発火し続けるようなニューロンが見つかった．この持続発火は興奮性のシナプス入力を完全に遮断した状態でも消失しないので，嗅内野皮質ニューロンの細胞内メカニズムで起きていることが示唆される．しかもこの持続活動の安定な発火率は，脱分極性の刺激電流によりステップ的に上昇し，過分極性の刺激電流によって逆に下降させることもできる．つまりこのようなニューロンでは，連続的あるいは多重離散的な安定状態が実現されているのである．この多重安定な発火状態のモデルは既にいくつか提案されているが，しくみが複雑なので，ここでは多重安定なシステムのなかで最も簡単な例として，双安定

状態をもつニューロンモデルを取り上げる．双安定ニューロンは活動の低いオフ状態（静止状態）と，一定の発火率で活動するオン状態の，2つの安定状態をもつ．

具体的なモデルは先に説明したカルシウム依存性のカチオン電流と細胞内のカルシウム上昇を記述する方程式を用いて，

$$\begin{aligned} C\frac{dV}{dt} &= -I_\mathrm{L} - I_\mathrm{cat} + I_\mathrm{bg} + I, \\ \frac{d[\mathrm{Ca}^{2+}]}{dt} &= -\frac{[\mathrm{Ca}^{2+}]}{\tau_\mathrm{Ca}} + \Delta_\mathrm{Ca}\delta(t - t_\mathrm{spike}), \end{aligned} \quad (2.22)$$

と定式化される（付録 (2)）．第7章で示す神経回路モデルの都合上，ここではニューロンに加わる一定電流を2つの成分に分け，バイアス電流 I_bg の値は外部入力 I が0のときにもモデルが双安定性をもつように調節される．この2つの電流の和を外部入力としても本質的には何も変わらない．カチオン電流は多重安定な嗅内野皮質ニューロンでも持続発火を生み出すために必要であることがわかっており，また前頭葉皮質のニューロンなどで存在が確認されている．上のニューロンに短時間だけ刺激が加わりスパイクが発生すると，そのときの電位上昇に伴い電位依存性のカルシウムが開いてカルシウムが細胞内に流入する．するとカルシウム依存性のカチオン電流が開いて膜電位がカチオン電流の反転電位に向かって上昇するが，発火閾値はこの反転電位よりも低いので，カルシウム濃度が高い状態が十分長く持続すれば，さらにスパイクが発生するしくみである．FRB ニューロンのモデルと違うのは，γ 周波数のリズムを生成する必要がないので，AHP 電流が含まれていない点である．

双安定な発火状態が出現するメカニズムをもう少し詳しくみるために，発火率とカルシウムの平均濃度の関係を図2.6(a) に示した．実線が与えられた平均カルシウム濃度において，ニューロンのダイナミクス（式(2.22)の上の式）から求まる発火率で，点線は与えられた発火率のもとでカルシウム濃度のダイナミクス（式(2.22)の下の式）から求まる平均カルシウム濃度である．実現する状態は，両方のダイナミクスの解になっていなければならない．2曲線が3点で交差することがわかるが，このうち低いカルシウム濃度をもつ交点がオフ状態（このモデルの設定ではカルシウム濃度が0），高いカルシウム濃度をもつ点がオン状態に相当する．中間の濃度をもつ交点は不安定であるため，実際には

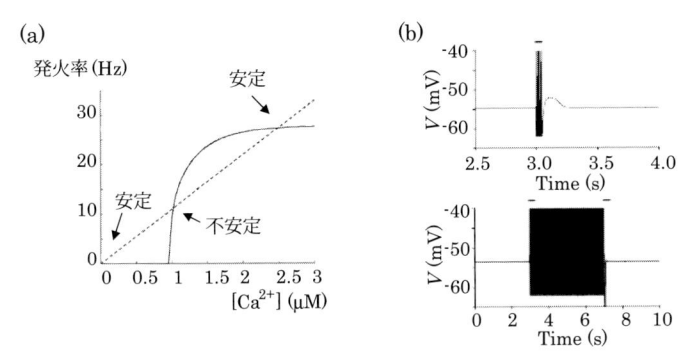

図 2.6 双安定ニューロンのモデル
(a) 双安定性のしくみ．(b) 弱い入力への応答（下）と強い入力への応答（上）．

実現しない．図 2.6(b) は双安定ニューロンの刺激に対する応答性である．弱い（短い）入力ではオン状態への遷移は起こらないが，十分に強い（長い）入力に対してはオン状態に遷移することがわかる．オン状態は抑制性の入力でオフ状態に戻すことができる．この双安定ニューロンを用いて入力の時間積分を行う神経回路モデルは第 7 章で議論する．なお，ここで紹介したカルシウム依存の双安定ニューロンモデル以外にも，NMDA 受容体の非線形性を用いた双安定なニューロンモデルなども提案されている．

脳には上で述べたような興奮性のニューロンばかりではなく，GABA 作動性のシナプスによって信号を伝達する抑制性のニューロンが存在することが知られている．特に大脳新皮質や海馬，大脳基底核の線条体では，200 Hz を超える高頻度でスパイクを発射できる fast-spiking (FS) ニューロンや，低い発火閾値をもつ low-threshold spiking (LTS) ニューロンなどのネットワークが存在している．以下ではこれらのニューロンを眺めていく．

2.7.3 fast-spiking ニューロン

このタイプのニューロンは解剖学的には比較的コンパクトにまとまった樹状突起をもっており，周辺にある興奮性ニューロンを抑制しているものと考えられている．その発火パターンを記述するために，以下のような HH モデルによく似た方程式が用いられることが多い（図 2.7(a)）．

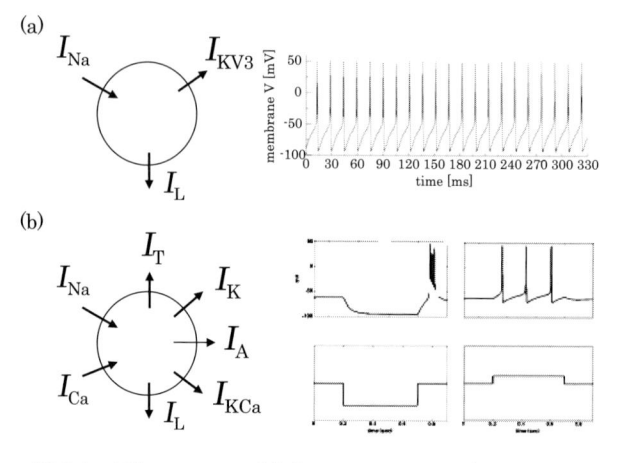

図 2.7 FS ニューロン (a) と LTS ニューロン (b) のモデル

$$C\frac{dV(t)}{dt} = -I_{\mathrm{Na}} - I_{\mathrm{KV3}} - I_{\mathrm{L}} + I(t) \tag{2.23a}$$

$$I_{\mathrm{KV3}} = g_{\mathrm{KV3}} n(t)^2 \left(V(t) - E_{\mathrm{K}} \right) \tag{2.23b}$$

ただし違うのは，FS ニューロン遅延型カリウムチャネルは KV3 タイプと呼ばれるファミリーに属しており，HH モデルの KV1 ファミリーとは異なる点である．KV3 型カリウムチャネルは KV1 型に比べて，より低い膜電位で，より素早く開くことがわかっている．これらの事実は遺伝子解析などにより，数年前に明らかにされた．ここで示した FS ニューロンはタイプ I であると考えられていたが，最近，大脳皮質の FS ニューロンは静止状態から発火が始まるさいに，タイプ II 的な発火率の不連続変化を示すことがわかった．ここで示したニューロンモデルはタイプ I であるが，リーク電流のコンダクタンスなどを調節することで，タイプ II ニューロンにすることもできる．FS ニューロンは GABA 作動性の化学的なシナプスだけでなく，電気的シナプスでも相互に結合していることが知られており，そのネットワークは強い同期傾向を示すことも，モデルや実験で確認されている．大脳新皮質や海馬の γ 周波数の同期振動を生み出しているのは，FS ニューロンのネットワークではないかと考えられている．

2.7.4 Low-threshold spiking ニューロン

現状では，LTS ニューロンのモデルやネットワークは FS ニューロンほどには調べられていないが，ここでは川口らの実験結果をもとに，複雑なコンパートメントモデルを細胞体のみをもつ単一コンパートメントモデルに書き直した，著者らによるモデルを紹介しておく．

$$C_\mathrm{m} \frac{dV}{dt} = -I_\mathrm{L} - I_\mathrm{Na} - I_\mathrm{K} - I_\mathrm{Ca} - I_\mathrm{KCa} - I_\mathrm{CaT} - I_\mathrm{A} + I, \quad (2.24\mathrm{a})$$

ここで今までのニューロンモデルと違うのは，LTS ニューロンが low-threshold カルシウム電流（T 型カルシウムチャネル）I_CaT を含んでいることである．このタイプのカルシウム電流の特徴は，いったん膜電位が過分極側に変化しないと開かないことである．また A 電流と呼ばれる電位依存性カリウム電流 I_A を含んでいるが，このモデルでは過分極後のスパイク発火のパターンを決める．A 電流は錐体細胞などにも普通に見られる．これらの電流は以下のように定式化される．

$$\begin{aligned} I_\mathrm{CaT} &= g_\mathrm{CaT} m_\mathrm{CaT}^2 h_\mathrm{CaT}(V - V_\mathrm{Ca}), \\ I_\mathrm{A} &= g_\mathrm{A} m_\mathrm{A}^4 h_\mathrm{A}(V - E_\mathrm{K}). \end{aligned} \quad (2.24\mathrm{b})$$

このモデルニューロンの応答パターンを図 2.7(b) に示す．low-threshold カルシウム電流のその性質のために，過分極性の電流入力が加わると，その入力が取り去られた後に静止膜電位のレベルに戻る過程で，スパイクを発生することがある．このような発火はリバウンド・スパイクと呼ばれ，視床の中継ニューロンなどにも見ることができる．

この章で述べたようなニューロンモデルは，HH モデルよりはいくぶん複雑であるが，現実のニューロンを形態情報まで含めて模倣した，現代のコンパートメントモデルに比較すればあまりに単純である．さまざまな神経細胞のコンパートメントモデルは，NEURON シミュレータの Web サイト (http://neuron.duke.edu/) に公開されているので，興味のある読者は覗いてみると良いだろう．脳の情報処理を理解するため，どこまでニューロンモデルを複雑にすればいいのかは，現状ではわからない．しかし，今後，計算機の CPU パワーの増大と，脳機能の神経回路メカニズムを解明する必要性の増大に伴い，現実的なニューロンモデルや脳の局所神経回路の大規模シミュレーションによる研究が盛んになるも

のと予想される．そこでは，さまざまなタイプの複雑なニューロンモデルの重要性も増すことが予想される．一度，そのような複雑化を経た後に，モデルを抽象化して計算原理の本質を取り出す必要があろう．

2.8 Izhikevich モデル

ホジキン–ハクスレイモデルなどコンダクタンス依存型モデルは生物学的基盤がはっきりしているため，実験で得られたデータをもとに，ニューロンの活動パターンを精密にモデル化する場合に，妥当な方法である．ただし，各々のイオンチャネルが活性化や不活性化の変数のどういうベキ関数になるかというようなことは，実験で得られた膜の応答特性を最も正確に再現するように経験的に決められるのが普通であり，その辺の記述のあいまいさは残る．またでき上がったニューロンのモデルは多数力学変数やパラメータを含む非常に複雑な代物になり，数学的な取り扱いも制限されるし，数値シミュレーションを行うにも高速の計算機が必要になるといったデメリットがある．これは大規模な神経回路のシミュレーションを行う場合には，大きな技術的困難を与える．

そこで，もっと手軽に扱えて，かつ現実のニューロンのさまざまな発火パターンをある程度正確に表すことができるような，ニューロンモデルが構築できれば都合がよい．そのような試みの例として，Izhikevich が近年考案したニューロンモデルを紹介する（以下 Iz ニューロンモデルと呼ぶ）．それは以下のような2変数の常微分方程式で書かれている (Izhikevich, 2003)．

$$\frac{dv}{dt} = 0.04v^2 + 5v + 140 - bu + I \equiv F_v(u,v) \quad (2.25\text{a})$$

$$\frac{du}{dt} = a(v - u) \equiv F_u(u,v) \quad (2.25\text{b})$$

ここで変数 $v(t)$ と $u(t)$ は，Iz ニューロンモデルが発火するたびに，次のような規則でリセットされる．

$v(t)$ の値が 30 に達したならば，$v(t)$ の値を c にリセットし，$u(t)$ に d を足す．

常微分方程式だけで表現できる発火パターンの種類は限られてしまうが，上述のような不連続変化を取り入れることで，Iz モデルは多様な発火パターンを生成するのである．そのような発火パターンの例として，図 2.8(a) に RS ニュー

2.8 Izhikevich モデル

(a)

[グラフ: 20 mV, 100 ms スケールバー、左右2つの発火波形]

(b) $dv/dt = 0$

[グラフ: (v, u) 空間の nullcline と軌跡、左右2パネル]

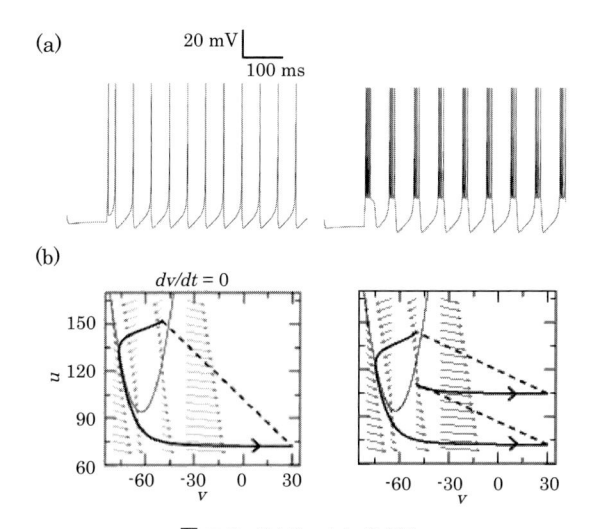

図 2.8 Izhikevich モデル
(a) RS ニューロン（左）と FRB ニューロン（右）の発火の様子．(b) FRB ニューロンのバースト発火のしくみ．

ロン（左）および FRB ニューロン（右）の発火パターンを示す．利用したパラメータの値はそれぞれ $(a, b, c, d)=(0.02, 0.2, -65, 40)$ および $(0.02, 0.2, -50, 10)$ である．なお上で述べた 4 つのパラメータの定義の仕方は，もともとの Iz モデルのそれとは少し異なり，ここでの d は Iz モデルの d/b にあたる．

Iz ニューロンが発火するメカニズムをもう少し詳しく理解するために，(v, u) 空間の nullcline を調べてみよう．図 2.8(b) の左のパネルは Iz モデルが単一のスパイクを生成している状態に対応している．2 次曲線は v-nullcline ($dv/dt = 0$) を表している．また矢印は各点でのベクトル場 $(dv/dt, du/dt)$ の向きと大きさを表している．この Iz ニューロンに外部入力が加わるとニューロンの状態は静止状態を離れ，速い変数 $v(t)$ に対する v-nullcline に沿って，u-nullcline に向かって移動を開始する．ここで u-nullcline ははるか下方に存在するため，図に表示していない．v-nullcline を離れた後も軌跡はベクトル場に沿って移動するが，ついには $v(t) = 30$（点線）に到達し，変数の値が図中に点線で示されたやり方でリセットされる．リセット後，ニューロンの状態変数は同じ軌道を再び辿りはじめ，発火を繰り返すわけである．

それでは Iz ニューロンがバースト発火をしている状態はどのように理解でき

るであろうか．図 2.8(b) の右のパネルには，1 回のバーストによって 2 本のスパイクが生成される場合に対応している．先に述べた単一スパイクの発火の場合と違うのは，パラメータ c, d の値が異なるため，1 回目のスパイク生成の直後に $(v(t), u(t))$ がリセットされる座標が，v-nullcline の近傍右側に位置している点である．この点ではベクトル場は外側に向かっているため，リセット後 $v(t)$ の値は大きくなりはじめ，再びリセット点 $v = 30$ に向かうことになる．そのため，1 周期のあいだに，2 回発火することになるのである．

Iz ニューロンは 2 変数しか持たない簡単なモデルであるため，1 万–10 万個程度のニューロンを含む神経回路モデルの数値シミュレーションが可能になってくる．これは人間の脳で言えば，大脳皮質のカラム構造を数の上で再現することが可能な程度のシミュレーション規模である．また Iz ニューロンモデルは第 3 章で述べるようなコンダクタンス依存型のニューロンモデルの興奮性シナプス統合による同期発火のメカニズムの本質を，数学的に見通しよく，定性的に理解することを可能にするなど (Takekawa et al., 2007)，神経回路のダイナミクスを解析するための，とても有効な道具を与えてくれる．しかしだからと言って，発火のパターンが似ているというだけでは，現実のニューロンやコンダクタンス依存型のニューロンモデルの回路と，Iz ニューロンの同じような回路が，質的にも同じ振る舞いを示すとは限らないので，その点には注意が必要である．そのことさえ忘れなければ，Iz ニューロンは脳の神経回路を数値シミュレーションするうえでの，非常に強力な数学的ツールを与える可能性がある．

2.9 シナプス伝達の数学的モデル

神経回路の中でシナプスはニューロンどうしをつなぐ役目を担っており，ニューロンと同じぐらい重要な回路要素である．大まかな理解として，脳の神経回路のシナプス伝達には興奮性と抑制性の 2 種類が存在するが，大脳皮質のシナプス伝達については，信号伝達のパターンに関して，ここ数年でかなり精密なメカニズムがわかってきた．この節ではシナプスのモデルについて概観する．

2.9.1 α 関数による記述

スパイク入力によって受け手のニューロン（シナプス後ニューロン）にはシナプス後電流 (PSC) が誘発されるが，興奮性シナプス入力はシナプス後ニューロンの膜電位を脱分極させ，抑制性シナプス入力は膜電位を過分極させる．この状況を表すためによく使われるのは，シナプス後電流 $I(t)$ を以下のような α 関数で表現する方法である．

$$\alpha(t) = \frac{t - t_{\mathrm{AP}}}{\tau^2} \exp\left(-\frac{t - t_{\mathrm{AP}}}{\tau}\right), \quad t > t_{\mathrm{AP}} \tag{2.26}$$

あるいはこれと等価な以下の微分方程式の解を使ってもよい．

$$\tau \frac{dI}{dt} = -I + e(t), \quad \tau \frac{de}{dt} = -e + \delta(t - t_{\mathrm{AP}}). \tag{2.27}$$

ここで t_{AP} はシナプス前ニューロンからのスパイクが到達する時刻であり，$\delta(t)$ は $\int_{-\infty}^{\infty} \delta(s)\,ds = 1$ となる δ 関数である．このような記述は簡便ではあるし，解析的計算ができる場合もあるので便利である．しかしシナプス入力の表現としては，以下に述べる方法に較べると不正確な面もあるので注意が必要である．

2.9.2 興奮性と抑制性のシナプス伝達

興奮性シナプスはグルタミン酸を信号伝達に用い，信号の受け手のニューロン（シナプス後ニューロンと呼ぶ）には脱分極性のシナプス後電位が発生する．この場合，シナプス後電流の反転電位は $0\,\mathrm{mV}$ である．そこでシナプスのチャネル変数を $s_e(t)$，最大コンダクタンスを G_e とすると，シナプス後電流は

$$\begin{aligned} I_e(t) &= -g_e(t)(V - E_{\mathrm{Glu}}), \quad E_{\mathrm{Glu}} = 0\,\mathrm{mV} \\ g_e(t) &= G_e s_e(t), \end{aligned} \tag{2.28}$$

と記述される．ここでチャネル変数の記述には少しバリエーションが考えられるが，たとえば

$$\frac{ds_e}{dt} = -\frac{s_e(t)}{\tau_e} + s_0(1 - s_e(t)) \sum_j \delta(t - t_{\mathrm{AP}}), \quad 0 < s_0 \leqq 1 \tag{2.29}$$

などとすればよい．この例では，シナプスに入力スパイクが到達する度に，チャネル変数 $s_e(t)$ が最大値 1 と入力時点での値との差の割合 s_0 分だけ瞬時に増大

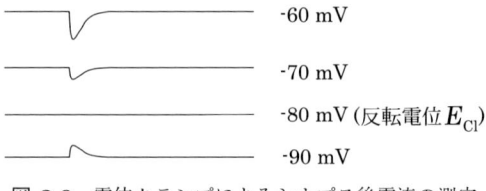

図 2.9　電位クランプによるシナプス後電流の測定

する．s_0 が 1 であれば s_e は入力により常に 1 にリセットされる．この変化により s_e の値が 1 を超えることはない．入力がなければ，s_e は指数関数的に 0 に減衰する．生理学的に妥当な時定数 τ_e の値は，AMPA 型の速いシナプスで 2–3 ms 程度，NMDA 型の遅いシナプスでは 100–150 ms 程度である．

$GABA_A$ 受容体によって媒介される抑制性シナプスは，反転電位は -90 mV 程度で，時定数は 4–5 ms 程度である．$GABA_B$ 受容体によって媒介される抑制性シナプスは，反転電位は -70 mV 程度で時定数はもっと遅く，100–150 ms 程度である．式 (2.27) と同様な数学的モデルで表現される．反転電位が存在するために，シナプス入力の膜電位に対する効果はニューロンの膜電位がどのような値をとっているかによって違ってくる．たとえば抑制性シナプスの場合，シナプス後ニューロンの膜電位が GABA 作動性シナプスの反転電位より脱分極側にある場合は抑制にはたらくが，過分極側にある場合はむしろ効果が逆転する（図 2.9）．この性質のため，前節で導入したシナプスの記述は生物学的には不正確である．

2.9.3　ダイナミックシナプス

現在では，大脳皮質のシナプス中には，スパイク入力を反復して与えると伝達効率が時間を追って指数関数的に減衰したり，増強したりするものがあることがわかっている．この速いシナプス変化は，シナプス前細胞の軸索末端からの伝達物質の放出と回収過程で起こるもので，学習に関与するシナプスの長期増強や長期抑圧とは区別される．この項では Tsodyks と Markram による精密なモデルを紹介しよう．

(a) 減衰シナプス

シナプス接合部での神経伝達物質は，有効状態（受容体に結合した状態），不活性化状態（シナプス後細胞からシナプス前細胞へ輸送中の状態），回収状態

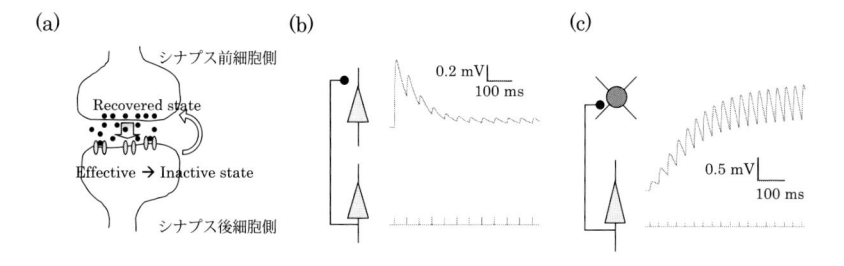

図 2.10 大脳皮質のシナプスのモデル
(a) 神経伝達物質の放出と回収．(b) 減衰シナプスと (c) 増強シナプスのシナプス後電位．

（シナプス前末端に存在している状態）の3状態をとるものとし，それぞれの状態にある伝達物質の割合を E, I, R とする．そして，伝達物質の放出と回収のダイナミクスを以下の方程式で記述する（図2.10(a)）．

$$\begin{aligned}\frac{dR}{dt} &= \frac{I}{\tau_{\rm rec}} - U_{\rm SE} \cdot R \cdot \delta(t - t_{\rm AP}) \\ \frac{dE}{dt} &= \frac{E}{\tau_{\rm inact}} + U_{\rm SE} \cdot R \cdot \delta(t - t_{\rm AP}) \\ I &= 1 - R - E \end{aligned} \quad (2.30)$$

ここで，$\tau_{\rm inact}, \tau_{\rm rec}$ はそれぞれ不活性化と回収の時定数，また $U_{\rm SE}$ は 0 から 1 までの値をとり，伝達物質の放出確率を表す．減衰シナプスは連続したスパイク入力に対してシナプス後電位が強い減衰効果を示すが，放出確率が 1 に近づくほどこの減衰が顕著になる（図 2.10(b)）．スパイク入力によって誘発されるシナプス後電流 (EPSC) の振幅は受容体に結合する伝達物質の量に比例するものと考えられるので，係数を $A_{\rm SE}$ として EPSC$=A_{\rm SE}E$ と表される．実験結果から $\tau_{\rm inact}=2\sim 3$ ms，$\tau_{\rm rec}=100\sim 700$ ms，$U_{\rm SE}=0.1\sim 0.95$ といった数値が示唆されている．

いま発火率 $f\left(\ll \tau_{\rm inact}^{-1}\right)$ で周期的スパイクがシナプスに入力される場合を考えると，定常状態に達したときの EPSC の値は，

$$\mathrm{EPSC}_{\rm st} = \frac{A_{\rm SE} \cdot I_{\rm SE}\left(1 - e^{-1/f\tau_{\rm rec}}\right)}{1 - (1 - U_{\rm SE})\,e^{-1/f\tau_{\rm rec}}} \quad (2.31)$$

で与えられることが簡単な計算で示せる．ここで高頻度入力 $\left(f \gg \tau_{\rm rec}^{-1}\right)$ の場合に上式を展開すると，

$$\text{EPSC}_{\text{st}} \to \frac{A_{\text{SE}}}{f\tau_{\text{rec}}} \left(1 - \frac{2 - U_{\text{SE}}}{2U_{\text{SE}}} \frac{1}{f\tau_{\text{rec}}} + \cdots \right) \tag{2.32}$$

となり，入力の発火率が $f_{\text{lim}} 1/U_{\text{SE}}\tau_{\text{rec}}$ より大きい場合には $\text{EPSC}_\infty \propto 1/f$ となることがわかる．これは減衰シナプスが高頻度入力に関して，定常な発火率の情報を伝達しないことを意味している．f'_{lim} の場合には信号伝達は入力周波数依存になるが，$U_{\text{SE}} = 0.5$，$\tau_{\text{rec}} = 300\,\text{ms}$ とすると，$f_{\text{lim}} = 7\,\text{Hz}$ 程度になり，臨界周波数は比較的小さな値をとる．

(b) 増強シナプス

錐体細胞間のシナプスが短期的な減衰を示す一方で，錐体細胞から抑制性介在細胞へのシナプスなどでは，短期的な増強が観察される（図 2.10(c)）．Markram らは，先に紹介した彼らの減衰シナプスのモデルにおいて，放出確率 U_{SE} を反復入力によって増強される変数 $u(t)$ に置き換えることで，増強シナプスをモデル化した．

$$\frac{du}{dt} = \frac{U - u}{\tau_{\text{facil}}} + U(1 - u)\delta(t - t_{\text{AP}}) \tag{2.33}$$

右辺第 2 項の係数は，スパイク入力により u が 1 を超えることがないように決められている．増強シナプスでは，時定数 $\tau_{\text{facil}} \cong 0.5 \sim 3\,\text{sec}$，$u$ の基底値は非常に小さく $U = 0.01 \sim 0.09$ 程度である．

ここ数年で，さまざまの種類の介在細胞がつくる GABA 作動性シナプスでの増強と減衰が，詳細に実験によって調べられ，抑制する相手側の細胞の種類に応じて，選択的に減衰と増強が使い分けられていることがわかってきた (Silberberg et al., 2005)．

(c) 減衰シナプスの機能的役割

減衰シナプスの信号伝達効率の変化は，神経発火のダイナミクスと同程度の速さのダイナミクスに従う．したがって神経回路の発火パターンはこのシナプスのダイナミクスにより大きな影響を受ける．ここではそのようなダイナミックな効果のもつ機能的意味について，いくつかの提案を紹介する．

減衰シナプスはシナプス前細胞の定常な発火に対しては感受性が低い．一方，入力スパイク発火率の突然の変化には低周波領域であっても敏感に応答する．このような性質を利用すると，定常なスパイク発火にはあまり応答しないが，発火率に変化があった場合に強い応答を示して変化を検出するようなニューロ

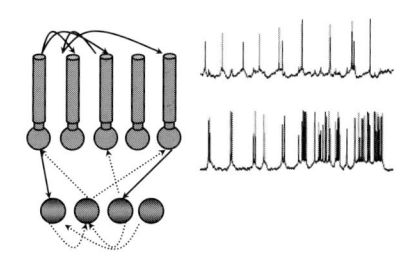

図 2.11 興奮性細胞の UP 状態と DOWN 状態
左に示したような興奮性と抑制性ニューロンの回路モデルによって生成された.

ンをつくることができる．また平均発火率を変化させずに入力スパイク列の同期性を変化させるような入力がある場合に，同期検出をすることも可能である．同期検出は脳の情報表現の基本原理に関係すると考えられているが，一次聴覚野において，スパイク列の同期性が調節されている可能性があることが示唆されている．

また Chance らは減衰率の大きいシナプスとほとんど減衰を示さないシナプスを組み合わせることで，外側膝状体 (LGN)→ 第一次視覚野 (V1) 神経経路の簡単なモデルを構成し，V1 単純型細胞の応答にみられる方向選択性を説明した．強度が時間的に変動する入力があると，入力信号の振幅の増加と，シナプス減衰の効果が相殺することで，細胞のピーク応答の時間が前へずれる．このモデルはこの性質を用いて方向選択性を出すもので，実際の細胞活動のデータを主成分分析して得られる 2 つの応答成分を再現してみせた．

求心性入力が減衰シナプスを介する場合だけでなく，細胞間の興奮性相互結合が減衰シナプスで媒介される場合にも，いろいろなダイナミックな効果が予想される．まず考えられることは，シナプス効率の減衰が神経回路の発火活動に対して抑制のフィードバックとしてはたらき，振動発火が起こることである．実際，このような機構を用いて睡眠中の動物の大脳新皮質の神経回路が示す自発的な 2 状態遷移を説明するモデルなどがある (Compte et al., 2003; Kang et al., 2008)．この 2 状態とは，膜電位が過分極して発火できない状態（DOWN 状態）と，膜電位が発火閾値の直下にとどまり，スパイク発生が可能な脱分極状態（UP 状態）の 2 つである．図 2.11 に神経回路モデルのシミュレーションによって再現した 2 状態遷移を示したが，実際の大脳皮質ニューロンも似たような活動を示す．このような状態遷移が長期記憶の固定化において，大脳新皮

質と海馬の神経連絡の調整に対して何らかの積極的役割を演じているらしいことが示唆されている．減衰シナプスは大脳皮質のリカレントな神経回路が過度の発火に陥らないための保証機構を与えているのかもしれない．上に述べたような神経回路のメカニズムは，減衰シナプスでなくては実現できないという種類のものではなく，このようなシナプスの情報処理や認知機能上の役割については，今後も研究が必要である．

2.9.4　スパイク時間依存のシナプス可塑性

柔軟な脳の機能を考えるうえで非常に大切な要素は，脳がとくに教えられなくても，外界の構造を自動的に学習できることである．そのメカニズムの本質は，シナプス前細胞とシナプス後細胞の活動度に依存して，シナプスが結合荷重を変化させるシナプス可塑性と呼ばれる性質であると考えられている．シナプスの種類によってシナプス可塑性の性質は異なるが，一般に強められる場合と弱められる場合があり，それぞれ長期増強 (LTP)，長期抑制 (LTD) と呼ばれている．神経回路が前向きに信号を送る多層構造のネットワークになっていて，回路全体が入力を一方向に次々と送り，出力を生成する装置としてはたらいている場合には，実現したい入出力関係を成立させるような教師付きの学習方法が数多く提案され，工学的に成功を収めている．また生物学的にも小脳の運動学習の定式化において成功を収めている．しかしランダムに相互結合したように見える大脳皮質の神経回路のように，単純な前向きの入力信号だけでなくフィードバック入力も存在するような場合，1つのシナプスの荷重変化が回路全体に及ぼす影響を明らかにすることは非常に難しい．それゆえ，望ましい出力を実現するためのシナプス学習の方法を導き出すことが理論的に困難で，連想記憶など限られた例を除いては，相互シナプス結合の機能や学習についてはあまり明らかになっていない．

Hebb は 1950 年代に，そのような複雑な神経ネットワークにおける学習原理を一般的に考察し，シナプス可塑性について論理的に明快な考え方を示した．リカレントネットワークのように，あるニューロンの出力が回路内を反響して再び自分に影響するようなネットワーク（神経活動に相互相関があるようなネットワーク）では，回路の出力パターンを変化させるために，あるニューロンの出力をどのように変化させればよいかを明らかにすることは容易ではない．そ

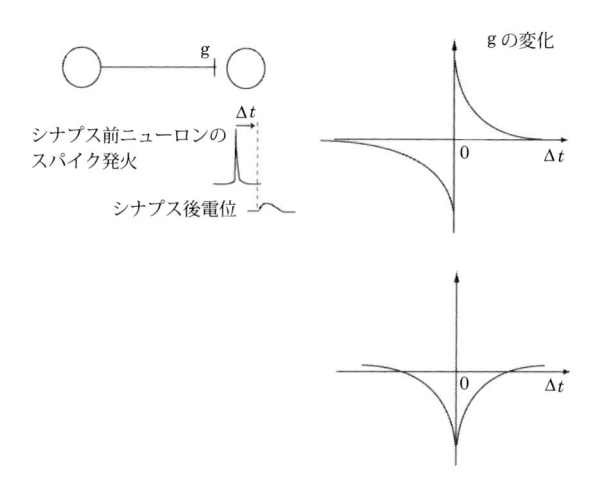

図 2.12 大脳皮質の興奮性シナプスに見られる STDP
興奮性 → 興奮性ニューロン間（右上）および興奮性 → 抑制性 (FS) ニューロン間（右下）．

こで Hebb はシナプス前ニューロンの発火がシナプス後ニューロンの発火に貢献している場合，そのシナプスの荷重を強めることを提案した．この考えは今ヘブ (Hebb) 則と呼ばれるが，弱めることも必要であった点を除けば，ヘブ則はほぼ正しいことが現在証明されている．

ヘブ学習について最近の発展を挙げるならば，シナプス学習則がスパイク時間に依存していることの発見であろう．ヘブ学習の工学的応用では，シナプス前後のニューロン活動として平均値が想定されてきたが，これはシナプス荷重の変化が，ニューロンの発火活動に比べてゆっくり進むと考えられてきたからである．しかし今日では，入力と出力のスパイク時間が関与するミリ秒レベルの精緻な規則が知られている．たとえば大脳皮質の興奮性ニューロン間のシナプスでは，EPSP が誘発される時間 t' とシナプス後細胞が発火する時間 t の差を $\Delta t = t - t'$ とすると，$\Delta t > 0$ の場合には LTP が誘導され，$\Delta t < 0$ の場合には LTD が誘導される（図 2.12 右上）．このようなシナプス可塑性はスパイク時間依存のシナプス可塑性 (STDP) と呼ばれ，ミリ秒レベルでのシナプス前入力とシナプス後ニューロンの出力の因果関係を，シナプス荷重と関連付けた．現在では，さまざまな脳の領域やニューロンのタイプについて，LTP や LTD の強度と Δt の関係が調べられている．一例として，最近明らかにされた，大脳

皮質の興奮性ニューロンから抑制性ニューロン（FSニューロン）へのシナプスにおいて報告された可塑性の規則を示す（図2.12右下）．第3章では，STDPがもたらす機能面の効果について，ニューロンやシナプスの集団を扱う数学的方法を導入して議論する．また最近は，STDPを実現するための細胞内メカニズムについても理論的なモデルが提案されている．

2.10 リカレントネットワークと作業記憶

今まで脳の神経回路を構成するニューロンやシナプスについて説明してきたが，ここではそれらの要素が組み合わさってできる，神経回路モデルの簡単な例を紹介しよう．より複雑なモデルは第7章で扱うことになるだろう．

人間や動物が行動の時系列を生成したり計画したりする場合，未来の行動に関係する過去の出来事について，一時的に記憶しておかねばならない状況がよく見られる．たとえばサルを用いた電気生理実験の典型的な作業記憶課題では，試行が開始されると画面上の8方向のどこか1ヵ所に短時間だけCUE刺激が現れ，ついで消失する．この間，サルは画面中央に出続けている固視点を注視しながら，CUE刺激の出現した場所を覚えなければならない．CUE刺激が消失して1–2秒の遅延期間を経た後，固視点が消失するが，それを合図に（GO刺激）サルは記憶していたCUE刺激の位置に眼球運動を行うことが要求される．この課題の最中に前頭葉皮質から神経活動を記録すると，遅延期間中に持続発火を示すニューロンが見られることが知られている．個々のニューロンの遅延期間活動は，CUE刺激が提示された位置に選択的であることから，この活動は刺激位置を一時的に保持することに関係しているものと考えられる．このような脳機能は，この実験課題を遂行する上で不可欠であるが，作業記憶（ワーキングメモリ）と呼ばれている．

遅延期間活動が生成されるメカニズムは実験的には完全に解明されたわけではないが，一般的に錐体細胞と抑制性細胞が相互に結合した神経回路で実現されると考えられている．今，神経細胞の発火率だけに注目して，回路の平衡状態が満たすべき方程式を式(2.6)で $du_i(t)/dt = 0$ と置いて導出すると，

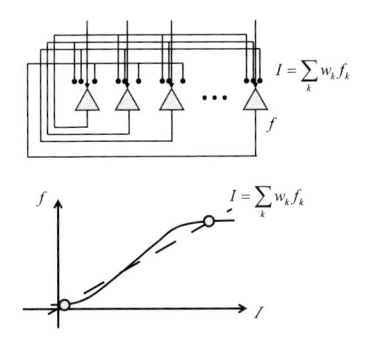

図 2.13 ワーキング・メモリの神経回路モデル（上）と双安定状態（下）

$$\bar{y} = g\left(cN\bar{w}\bar{y} + I\right), \quad \bar{y} = \frac{1}{N}\sum_{j=1}^{N} y_j(\infty) \tag{2.34}$$

となる．ここでニューロンどうしは確率 c で相互に結合しており，シナプス荷重の平均値を $\bar{w}$ とした．また各ニューロンは同じ大きさの外部入力を受けているものとする．図 2.13 に示したように，シナプス結合の大きさがある程度大きければ，外部入力がなくても $(I=0)$，この神経回路は静止状態の他にもう1つ別の安定な発火状態をもつことがわかる．つまりこの神経回路は双安定状態をもつ．この持続発火状態が作業記憶課題で見られる遅延期間活動であると考えると，CUE 刺激は外部入力に対応しており，外部入力が短時間加えられることによって回路の状態が静止状態から持続発火状態に遷移し，外部入力が取り除かれた後もその発火状態が持続すると考えられるわけである．遅延期間の終了後は，この持続発火状態は何らかの抑制によって解除されると考えられるが，解除のしくみはまだ明らかにされていない．

なお，ここで紹介したワーキングメモリ課題も含め，サルに行動課題を訓練する場合には，課題遂行に成功すればジュースを与え，不成功ならば何も与えないというように，報酬で動機付けして学習させることが普通である．このような報酬と行動学習の間の関係は大脳基底核のドーパミンニューロンの活動が深く関与していることがわかってきた．このような脳の報酬系の計算理論については，第 5 章で詳しく解説する．

付録

ここでは本文中に触れなかったニューロンモデルの数学的詳細を記す．ただし紙数の都合上，バーストニューロンなど複雑なモデルは掲載できないので，興味のある読者は章末の参考文献を参照してもらいたい．

（1）HH ニューロンモデル

Na チャネルと KV1 チャネル：

$$\alpha_m = \frac{0.1(25 - V)}{\exp[(25 - V)/10] - 1}, \quad \beta_m = 4\exp\left(\frac{-V}{18}\right),$$

$$\alpha_h = 0.07 \exp\left(\frac{-V}{20}\right), \quad \beta_h = \frac{1}{\exp[(30 - V)/10] + 1},$$

$$\alpha_n = \frac{0.01(10 - V)}{\exp[(10 - V)/10] - 1}, \quad \beta_n = 0.125 \exp\left(\frac{-V}{80}\right).$$

$E_{\text{Na}} = 55\,\text{mV}, E_{\text{K}} = -72\,\text{mV}, E_{\text{L}} = -49.387\,\text{mV}, g_{\text{Na}} = 120\,\text{mS/cm}^2,$
$g_{\text{K}} = 36\,\text{mS/cm}^2, g_{\text{L}} = 0.3\,\text{mS/cm}^2, C_m = 1.0\,\mu\text{F/cm}^2.$

（2）双安定なニューロンモデルと入力積分の神経回路モデル（第 7 章も参照のこと．）

http://senselab.med.yale.edu/modeldb/ShowModel.asp?model=105501 にて公開．

（3）FS ニューロンモデル

Na チャネルと KV3 チャネル：

$$\alpha_m = \frac{40.0(75.0 - V)}{\exp[(75.0 - V)/13.5] - 1}, \quad \beta_m = 1.2262\exp\left(\frac{-V}{42.248}\right),$$

$$\alpha_h = 0.0035 \exp\left(\frac{-V}{24.186}\right), \quad \beta_h = \frac{0.017(-51.25 - V)}{\exp[(-51.25 - V)/5.2] - 1},$$

$$\alpha_n = \frac{95.0 - V}{\exp[(95.0 - V)/11.8] - 1}, \quad \beta_n = 0.025 \exp\left(\frac{-V}{22.222}\right).$$

$E_{\text{Na}} = 55\,\text{mV}, E_{\text{K}} = -97\,\text{mV}, E_{\text{L}} = -70\,\text{mV}, g_{\text{Na}} = 112\,\text{mS/cm}^2,$
$g_{\text{K}} = 224\,\text{mS/cm}^2, g_{\text{L}} = 0.1\,\text{mS/cm}^2, C_m = 1.0\,\mu\text{F/cm}^2.$

(4) LTS ニューロンモデル

持続性 Na チャネルと遅延型カリウムチャネル：

$$I_{Na} = g_{Na}m^3h(V - E_{Na}), \quad I_K = g_K n^4(V - E_K),$$

$$\alpha_m = \frac{0.1(V+31)}{1 - \exp(-0.1(V+31))}, \quad \beta_m = 4\exp\left(-\frac{V+56}{18}\right),$$

$$\alpha_h = 0.07\exp\left(-\frac{V+47}{20}\right), \quad \beta_h = \frac{1}{\exp(-0.1(V+17)) + 1},$$

$$\alpha_n = \frac{0.01(V+34)}{1 - \exp(-0.1(V+34))}, \quad \beta_n = 0.125\exp\left(-\frac{V+44}{80}\right).$$

電位依存カルシウムチャネルとカルシウム依存のカリウムチャネル：

$$I_{Ca} = g_{Ca}M_\infty^2(V - E_{Ca}), \quad M_\infty = \frac{1}{1 + \exp(-(V+20)/9.0)},$$

$$I_{KCa} = g_{KCa}\left(\frac{[Ca^{2+}]}{[Ca^{2+}] + K_D}\right)(V - E_K).$$

カルシウムダイナミクス：

$$\frac{d[Ca^{2+}]}{dt} = -\alpha_{Ca}I_{Ca} - \frac{[Ca^{2+}]}{\tau_{Ca}}$$

T 型カルシウムチャネル：

$$I_T = g_T m_T^2 h_T(V - E_K),$$

$$m_{T\infty} = \frac{1}{1 + \exp(-(V+52)/7.4)},$$

$$\tau_{m_T} = 1.0 + \frac{0.33}{\exp(V+27)/10} + \exp\left(-\frac{V+102}{15}\right)$$

$$h_{T\infty} = \frac{1}{1 + \exp((V+80)/5)},$$

$$\tau_{h_T} = 28.3 + \frac{0.33}{\exp((V+48)/4)} + \exp\left(-\frac{V+407}{50}\right)$$

A 型カリウムチャネル：

$$I_T = g_T m_T^2 h_T(V - E_{Ca})$$

$$a_\infty = \frac{1}{1 + \exp(-(V+60)/8.5)},$$

$$\tau_a = 0.37 + \frac{1}{\exp((V+35.8)/19.7)} + \exp\left(-\frac{V+79.7}{12.7}\right)$$

$$b_\infty = \frac{1}{1+\exp((V+78)/6))},$$
$$\tau_b = 19 + \frac{1}{\exp((V+46)/5)} + \exp\left(-\frac{V+238}{37.5}\right).$$
$K_\mathrm{D}{=}1\,\mu\mathrm{M}, \alpha_\mathrm{Ca}{=}0.02\,\mu\mathrm{M}(\mathrm{ms}\mu\mathrm{A})^{-1}\mathrm{cm}^2, \tau_\mathrm{Ca}{=}80\,\mathrm{ms}, g_\mathrm{Na}{=}35\,\mathrm{mS/cm}^2,$
$g_\mathrm{K} = 9\,\mathrm{mS/cm}^2, g_\mathrm{Ca} = 1\,\mathrm{mS/cm}^2, g_\mathrm{KCa} = 0.1\,\mathrm{mS/cm}^2,$
$g_\mathrm{T} = 1.5\,\mathrm{mS/cm}^2, g_\mathrm{A} = 2\,\mathrm{mS/cm}^2, g_\mathrm{L} = 0.1\,\mathrm{mS/cm}^2, E_\mathrm{Na} = 55\,\mathrm{mV},$
$E_\mathrm{K} = -85\,\mathrm{mV}, E_\mathrm{Ca} = 120\,\mathrm{mV}, E_\mathrm{L} = -65\,\mathrm{mV}.$

注）S→ ジーメンス $=\Omega$ の逆の単位．

参考文献

[1] Aoyagi T, Kang Y, Terada N, Kaneko T, Fukai T (2002) The role of Ca(2+)-dependent cationic current in generating gamma frequency rhythmic bursts: modeling study. *Neuroscience* **115**: 1127–1138.

[2] Compte A, Sanchez-Vives MV, McCormick DA, Wang XJ (2003) Cellular and network mechanisms of slow oscillatory activity (<1 Hz) and wave propagations in a cortical network model. *J Neurophysiol* **89**: 2707–2725.

[3] Fukai T, Tanaka S (1997) A simple neural network exhibiting selective activation of neuronal ensembles: From winner-take-all to winners-share-all. *Neural Comput* **9**: 77–97.

[4] Izhikevich EM (2003) Simple model of spiking neurons. *IEEE Trans Neural Netw* **14**: 1569–1572.

[5] Kang S, Kitano K, Fukai T (2008) Structure of spontaneous UP and DOWN transitions self-organizing in a cortical network model. *PLoS Comput Biol* **4**(3) e1000022.doi, 10.1371/journal.pcbi.1000022.

[6] 西森秀稔 (2002)『スピングラス理論と情報統計力学』(新物理学選書) 岩波書店.

[7] Okada M (1996) Notions of associative memory and sparse coding. *Neural Netw* **9**: 1429–1458.

[8] 椎野正寿・深井朋樹 (1993) ニューラルネットワークの統計力学とカオス．合原一幸編『ニューラルシステムにおけるカオス』東京電機大学出版局．

[9] Silberberg G, Grillner S, LeBeau FEN, Maex R, Markram H (2005) Synaptic pathways in neural microcircuits. *Trends Neurosci* **28**: 541–551.

[10] Takekawa T, Aoyagi T and Fukai T (2007) Synchronous and asynchronous bursting states: Role of intrinsic neural dynamics. *J Comput Neurosci* **23**: 189–200.

[11] Wang X-J (1999) Fast burst firing and short-term synaptic plasticity: a model of neocortical chattering neurons. *Neuroscience* **89**: 347–362.

第3章
リズム活動と位相応答

3.1 序論

3.1.1 いろいろな周期のリズムと機能的役割

　神経系が周期的なリズムを生み出すことは，神経科学の揺籃期からよく知られている事実であった (Coenena et al., 1998)．たとえば，その典型例である脳波は，神経細胞全体の中のある一部の集団が同期的に発火することで生み出されていると考えられている．脳波のリズムは，主として α 波 (8–13 Hz)，β 波 (14–30 Hz)，γ 波 (30–70 Hz) などのように周波数で分類され[1]，それぞれの機能的意味に関する議論も近年盛んに行われている．たとえば，γ 波は局所的な脳の情報統合に関与し，β 波や α 波など周波数が低くなるにつれ脳全体の大局的な情報処理に関係しているとの説や，異なる周波数間のリズムの相互作用が重要な機能的役割を果たしている可能性が議論されている (Palva & Palva, 2007; Fries, 2005)．また実験技術の進歩により，脳全体としての発火活動だけではなく，脳波と個々のニューロンのスパイクの関係や，ニューロン相互の発火タイミングを計測することが可能になってきた．その結果，発火タイミング（とくに同期発火）が注意や認知といった高次機能に重要な役割を果たしている可能性が実験的に示唆され，注目を集めている (Gray et al., 1989; Riehle et al., 1997)．この流れの根底には，平均発火率だけでなくスパイク間の相関も利用した方が，より豊かに情報が埋め込めたり柔軟な情報処理が可能になるのではないかとの理論的考察がある (Malsburg & Schneider, 1986)．たとえば嗅覚系は，周囲の環境を匂いという化学物質の濃度の組み合わせで検知し，それが

---
[1] 周波数の帯域の区分は文献により多少バラツキがある．また，波形にも特徴が見られる．

生存に有利か不利かを判断する神経システムと言える．そこでは振動的神経活動がしばしば見られ，リズムを薬剤で阻害すると微妙な匂いの差が検出できなくなるとの実験もある (Laurent, 2002; Stopfer et al., 1997)[2]．また，海馬では θ 波 (4–12 Hz) と呼ばれるリズミックな局所電位が観測されている．ラットを用いた実験では，ある種のニューロンはラットが特定の場所に来たときに選択的に発火するが，その発火タイミングと θ 波の位相関係に重要な情報がコードされていることを示す実験結果も報告されている (O'Keefe & Recce, 1993; Skaggs et al., 1996)．さらに，最近では小脳に内在する 30–100 Hz 程度の非常に高い周波数の振動現象も報告されている (Zeeuw et al., 2008)．ほかにも，脳深部への高頻度の電気刺激が，パーキンソン病などの症状を劇的に改善する現象が知られており，脳深部刺激療法 (deep brain stimulation: DBS) として治療に役立てられている．メカニズムは現時点では不明であるが，症状を引き起こしている過度の神経活動の同期を，DBS により脱同期化することで症状を緩和している可能性も指摘されている (Hammond et al., 2007)．このように神経系の生み出すリズムはニューロンのスパイクレベルから脳波までさまざまなスケールにわたり多様なものが見られる (Engel et al., 2001)．いずれのリズム現象も，程度の差こそあれ機能との関連性に関してさまざまな仮説が提唱されている．そのような仮説を検証したり，その結果を医学的な治療などに活用するためにも，リズム現象の適切な数理モデルを構築することが必要である．

3.1.2 なぜ振動現象に着目するのか？

脳などの神経系は，ミクロな構造に着目すると，ニューロンが相互にシナプス結合などでネットワークを形成することにより，複雑で高度な機能を実現している．その構成要素であるニューロンは，単体で取り出して実験した場合，入力電流が閾値を超えると活動電位を生成し，しばしばきれいな周期的発火を示す．しかし，実際の神経系の中では規則的な周期発火を示す例は必ずしも多くない．その原因としては，他からの入力であるシナプス電流の変動や環境の揺らぎなどが考えられる．あるいは，実際の神経系の中では，そもそも単体で周期的発火をする性質がなく，確率的挙動やカオス的挙動に本質がある，という

---

2) 違いが大きい匂いは識別できる点が重要である．

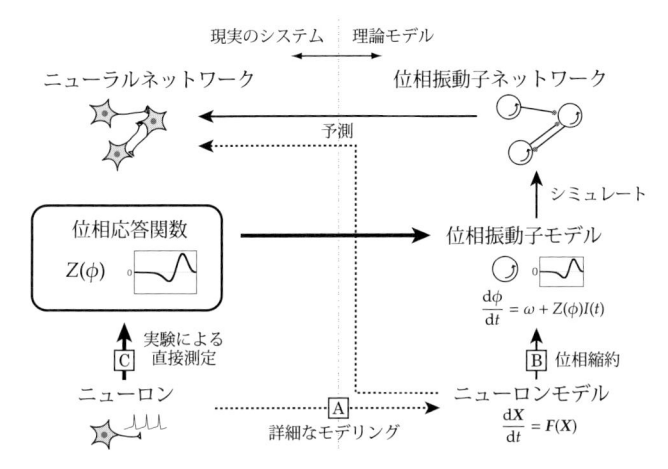

図 3.1 位相縮約の神経科学における利点

現実の神経系と理論モデルの関係．A. 通常は単体のニューロンをモデル化し，ネットワークの挙動をそこから説明する．B. 振動的活動に限れば，位相縮約を用いて解析可能な記述ができ，かつ何が起こっているかを理解しやすい形で表現できる．C. 近年，位相縮約したモデルを実験的に直接計測しようとする試みがある．この場合，たとえば神経伝達物質などの同期特性に対する性質を調べる際，個別の詳細なモデル化を必要とせず，未知のものも含めさまざまなイオンチャネルへの影響を繰り込んだ形で正確にモデル化できるメリットがある．3.6.1 項を参照せよ．

可能性も考えられる．後者の場合は，今から述べる解析手法の適用範囲外の問題になる．しかし，前者の場合は，単体で周期的発火を示す性質に違いはなく，以下で説明する理論手法で現象を解析可能である．言い換えれば，ニューロンが多数結合することでカオス的挙動や一見ランダムな挙動を示すという事実も，場合によってはリズム活動を基礎に説明できる可能性がある．今日，機能に関係すると思われる神経の多様な振動的活動が数多く報告されている．このような実験事実を検証するためにも，神経系における発火タイミングのダイナミクスを本質的に捉えた数理モデルの構築と，その解析手法が求められている．

もちろん，ミクロな知見から精密なモデルを構築し，それを数値計算することで事の本質を探る手法もあるであろう．たとえば後述するホジキン–ハクスレイモデルなどの詳細モデルは，神経系に限定した軸を貫く理論モデルを目指したものであり，誰もが自然にたどる王道である（図 3.1）．しかし，科学の歴史を見ると，必ずしもそれ一辺倒では真理への扉を開くことは容易ではないように思える．そこで重要になるもう 1 つのアプローチは，神経系に特化したモデルを構築するのではなく，ある現象の不変的構造に着目し，分野横断的に幅

広く適用可能な数理モデルを構築することである．たとえば，リズミックな振動現象は神経系に限らず幅広く見られる現象である．そのリズム現象に内在する不変性[3]に着目するのである．詳細モデルの構築を垂直軸（神経に特化したという意味で）とすれば，現象を限定した水平軸（その代わりに神経系に限らない分野横断的な軸）の視点も加えることで，事の本質が深く理解できる (蔵本, 2007)．本章の目的は神経のリズム活動の解析に有効な水平軸として，リズム現象を取り扱う理論の一端を紹介することである[4]．

　神経細胞の周期的振る舞いは，散逸力学系の振動現象であり，初期条件の詳細によらず一定の振幅や振動数を安定に実現することに特徴がある[5]．活動電位（スパイク）の全か無の法則は，スパイクが発生すれば形はほぼ一定であるという意味で，その特徴を端的に示している．周期的発火活動をしているニューロンが相互作用している状況に限ってニューロン集団のダイナミクスを解析することは，後述するように非常に一般的な枠組みの理論的基礎があり，系の詳細によらない一般的な性質を研究するのに強力な手段となる．しかし，状況に依ってはノイズやカオス的振る舞いなどに本質がある神経系もあるであろう．そのうえで言いたいことは，そのような複雑なダイナミクスを研究するうえでも，振動現象の理論はリファレンスとしての基盤を与え，他の多様なダイナミクスの特徴をあぶり出すためにも有用だということである．よりダイナミックな現象を研究するうえで，振動現象の理論はその足がかりを提供するのであって，きれいな振動現象のみを説明することだけが目的ではない点を強調したい．

3.2 リズム現象を取り扱う理論の基礎

　ニューロンの発火を記述する数理モデルは，単体でも一般に非線形多自由度の力学系であり，ネットワークとして多数が結合している場合を理論的に解析するのは著しく困難を伴う[6]．しかし，一足飛びに単純なモデルを採用した場

---

[3] 幅広い現象に見られる同じ数的構造を意味しているので，「普遍性」の誤字ではない．
[4] この章では水平軸としてのリズム現象を理解する理論を，神経系を例にとり説明する．もちろん，振動現象に限らない別の水平軸もあることは忘れてはならない．
[5] その意味でエネルギーが保存している孤立系，たとえば惑星の周期運動とは異なる．惑星の周期運動では初期条件の影響が残る．
[6] 特別に簡単な数理モデルなどでは，マップを利用して厳密に解析できる場合もある．ただしそれに関しては，紙面の都合上簡単に触れ文献を紹介する程度にとどめたい．

合，種々のイオンチャネルや神経修飾物質の効果がいっさい抜け落ちるだけでなく，現実の神経系とは同期特性自体が本質的に異なる可能性すらある．また，表面的な膜電位の変化だけをまねたモデルを構築しても，外部刺激に対する応答を正しく再現していない限り，複数のニューロンの回路の性質を予言することは不可能である．生物学的知見を無駄にせず，同期特性の本質を保ったままで，理論的にも取り扱いが容易な数理モデルは構成できないのであろうか？　このような場合，非線形力学系の研究では，元のダイナミクスの特性を保持しつつ注目すべき少数の自由度に変数を減らして力学系を記述しようという考えに基づいた「縮約理論」(reduction theory) が有効である．とくに同期特性の解析に適した手法として，各力学系を位相という1変数で表現する「位相縮約法」(phase reduction method)[7]がある (Kuramoto, 1984; 蔵本, 2005)．最近，この手法は実験的に神経細胞の動的特性を調べるための理論的基盤の確立した手段として活用が始まっている．周期的なリズム自体は位相という1変数で本質的に記述可能であるが，ニューロンが多数集まっている結合ネットワークの特性も，適切な条件下では，この位相変数の相互作用として閉じた形で記述できる，というのがこの理論の本質である．

3.2.1 ニューロンの発火とその力学的表現

単体の神経細胞に対し一定の入力電流を注入し，膜電位の時間変化を計測すると，典型的な状態として周期的にスパイクを発生する様子が観察される（図3.2）．もう少し詳細に状況を調べると，注入電流 I を徐々に増加すると，ある臨界値 I_c 以上でスパイクが繰り返し発生する．このような周期的発火などの挙動を，実験と比較可能なレベルで記述できる数理モデルとして，ホジキン–ハクスレイモデルに代表されるパラレルコンダクタンスモデルと呼ばれるものがある．そこでは，ニューロンの状態を特徴付ける基本的変数として，膜電位 V と各種イオンチャネルの開き具合を示す変数（典型例としてホジキン–ハクスレイモデルでは，膜電位以外に Na チャネルの活性化ゲート m，不活性化ゲート h，K チャネルの活性化ゲート n の合計4変数がある (Hodgkin & Huxley, 1952)），場合により細胞内イオン濃度（カルシウムイオン濃度はしばしば考慮

[7) 位相記述 (phase description) ともいう．

される）やシナプスの特性を記述する補助変数等が用いられる．各変数の時間発展（すなわちダイナミクス）は微分方程式により記述される．空間的広がり（軸索や樹状突起，細胞体などの形態を取り入れたモデル化）を考慮すれば，電位などは時間 t と空間的位置 r の関数 $V(t, r)$ などとして表現でき，ダイナミクスは偏微分方程式で記述される．一方，空間的広がりを考慮せず，たとえば細胞体の1点での電位などをニューロンの代表的な状態として考え，そのダイナミクスを記述すると常微分方程式となる．また，空間的広がりを考慮したいが，偏微分方程式は計算コストがかかるため，妥協案として複数の離散的な空間的要素に分ける，コンパートメントモデルというものもある．

簡単のため，ここでは今後空間的広がりは考慮せず，常微分方程式のモデルを考えよう[8]．すでに述べたように，神経系のダイナミクスは一般に，膜電位やイオン濃度，イオンチャネルのゲートの活性化等の複数の状態変数 X_i で記述される．変数の総数を M（力学系の言葉で自由度と呼ばれる）とし，簡便さのために各変数 $X_i (i = 1, \cdots, M)$ をベクトルとしてまとめて $\boldsymbol{X}$ と表記しよう．すると，系のダイナミクスは一般に

$$\frac{d\boldsymbol{X}}{dt} = \boldsymbol{F}(\boldsymbol{X}) \tag{3.1}$$

と記述できる．具体例としては，ホジキン–ハクスレイモデルの場合は4変数であり，$\boldsymbol{X} = (V, m, h, n)$ とベクトル表現されている．膜電位の変数は必ず入っているので，便宜上 $\boldsymbol{X}$ の1番目の変数を膜電位の変数に選んでおこう（すなわち，$X_1 = V$）．

さて，図 3.2(a) のように周期的発火をしている状態を，上記ベクトル $\boldsymbol{X}$ で表現された空間で考えてみよう．ニューロンの状態は，M 次元空間上の1点 $\boldsymbol{X}$ で表現される．この抽象的な空間は，1点を指定すると系の状態が完全に指定できるので，「状態空間」と呼ばれる[9]．点 $\boldsymbol{X}(t)$ が状態空間の中をダイナミクスの時間発展とともに動いていく状況を考えよう．ニューロンは周期的に同じ状態をとると考えられるので，微分方程式 (3.1) には対応する周期解が存在する．その周期を T とし，周期解を $\boldsymbol{X}_T(t)$ と表そう．この場合 $\boldsymbol{X}_T(t+T) = \boldsymbol{X}_T(t)$ が成立する．これは，状態空間で考えると1周期ごとに同じ点に戻ってくるこ

---

[8] 空間的に連続な系でも同様の話が可能である．
[9] 位相空間 (phase space) などとも呼ばれる．

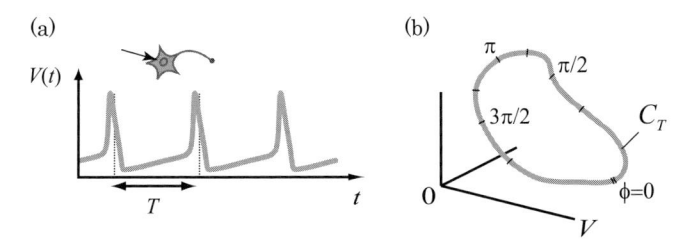

図 3.2 周期発火状態のニューロンと，力学系としてみた状態空間におけるその表現
ニューロンが周期発火状態のとき (a)，電位だけでなく他の変数も含め 1 周期ごとに同じ値（状態）に戻ってくる．ニューロンの状態は，力学変数の総数と等しい次元の空間上の点として表現できる (b)．とくに周期発火は閉曲線として表せ，その閉曲線上を状態点は周回する．ここでは，位相の起点を電位のピークにとり，2π で 1 周するように軌道上に一定速度で座標を刻んだものを位相 ϕ と定義する．

とを意味し，状態点 $\bm{X}(t)$ の描く軌道は閉曲線となる．すなわち，周期解 $\bm{X}_T(t)$ の軌道を描くと，図 3.2(b) のように時間の経過とともに系の状態は 1 つの閉曲線 C_T 上を周期 T で周回する．ニューロンの発火（電位のピークなど）に対応する場所を起点[10]として一定の時間間隔で軌道上に印を刻み，それを「位相」ϕ と名付ける．位相 ϕ は起点で 0 から始まり，ちょうど 2π の値で再び起点に戻ってくるように定義する．すなわち，

$$\frac{d\phi}{dt} = \frac{2\pi}{T} \equiv \omega \tag{3.2}$$

を満たすように周期軌道上を一定の速度で回る．この座標で見れば，周期解は $\phi(t) = \omega t$ であり，式 (3.2) は周期軌道 C_T 上の位相の定義（位相の刻み方）であると見なせる．

3.2.2 漸近安定と等位相面

ニューロンが周期的に発火しているときは，初期状態によらず時間が十分経過すれば，同じようなスパイクの波形が見られる．力学系の言葉で言えば，初期条件に依らず十分長い時間が経過すれば安定に周期解に収束する．ただし，大局的な意味での多重安定性はありうる．たとえば，ホジキン–ハクスレイ方程式などでもしばしば双安定な解が存在する．初期条件によりどちらに収束するかが決まる状態空間の中で，周期解に十分近い初期条件の領域から出発すれ

---

[10] これは本来任意の点に勝手に決めれば良いが，通常はこうするのが自然であろう．以後の議論（たとえば同期特性など）はこの原点の決め方には依存しない．

ば，時間が経つにつれその周期解に収束する．このような場合を漸近安定という．また，このような安定周期解は安定「リミットサイクル」とも呼ばれる．初期条件によらず周期や振幅（波形）が一定の解に収束する現象は，一定エネルギーが持続的に供給されるような散逸力学系（生物系が典型であろう）によく見られる．一方，惑星の運動などを記述する保存系の周期運動では，摂動で軌道を変化させるとその影響はずっと残り，摂動後の周期や回転半径などが変化する．その意味で同じ周期的挙動でも，両者は異なる数学的構造をもつ安定リミットサイクル振動子の数理モデルは，生命のリズム活動全般の記述に汎用に適用可能なことが期待できる．3.2.1 項では，周期発火するニューロンの状態点は，状態空間中の閉曲線 C_T 上を，その周期で周回することを示し，C_T 上の座標として位相 ϕ が定義できることを説明した．

ここで位相の定義を軌道の外側に拡張することができないかを考える．もしそうできれば，外部から何らかの力が加わった場合でも，位相で閉じた形に力学系を記述することが期待できるからである．ここで周期発火状態にあるニューロンに他からのシナプス入力や電極などで外部入力が加わり，状態 $\boldsymbol{X}$ が軌道 C_T から少しずれた位置 $\boldsymbol{X_p}$ に動いたとしよう．図 3.3 に示した通り漸近安定性より，状態点はやがて軌道 C_T 上のどこかへ漸近していく．この漸近していった先の軌道上の位置の位相を，座標 $\boldsymbol{X_p}$ の位相と定義する．このようにすれば，状態空間の中で周期軌道 C_T に引き込まれる領域に位相 $\phi(\boldsymbol{X})$ を定義することができる．この位相の場 $\phi(\boldsymbol{X})$ が満たすべき条件を求めてみよう．位相 $\phi(\boldsymbol{X})$ の時間的な変化を計算すると，

$$\frac{d\phi}{dt} = \mathrm{grad}_{\boldsymbol{X}}\phi \cdot \frac{d\boldsymbol{X}}{dt} = \mathrm{grad}_{\boldsymbol{X}}\phi \cdot \boldsymbol{F}(\boldsymbol{X}) = \omega \quad (3.3)$$

となる．ここで，$\boldsymbol{X}\cdot\boldsymbol{Y}$ はベクトル $\boldsymbol{X}$ とベクトル $\boldsymbol{Y}$ の内積を表す．最後の等号は位相の定義式 (3.2) を用いた．この式が位相の場 $\phi(\boldsymbol{X})$ を記述する条件式となる．$\phi(\boldsymbol{X}) = \phi_0$（$\phi_0$ は定数）を満たす状態空間の点の集合は「等位相面」(isochron) と呼ばれる (Winfree, 2001)．この等位相面上にある点は，時間が経過するにつれ，C_T 上の同じ点に集まってくる．なぜなら，定義により位相の値は同じように変化して，かつ漸近安定性から C_T 上に時間とともに近づくからである．具体的な等位相面の形状を解析的に求めることは一般には難しいが，後述する Stuart-Landau 方程式（3.3.3 項参照）などの特別な場合は求ま

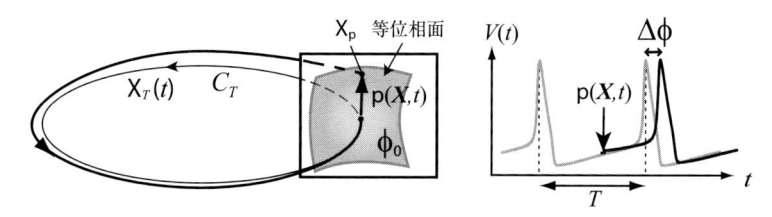

図 3.3 外力の擾乱によるスパイクタイミングのずれと等位相面

> 外力 $p(X,t)$ で摂動を受け，軌道 C_T の外へ飛び出した結果，元いた等位相面からずれた場所に移動する．軌道の安定性により軌道と直交するずれ方向の成分は減衰し，最終的には軌道方向（すなわち位相方向）のずれとして影響が残る．この位相のずれは，元に戻って電位変化で見ると，スパイクのタイミングがずれることに対応する．軌道 C_T の形が変化しないことは，スパイクの形が一定であることに対応する．

ることもある．

3.2.3 位相縮約（位相記述）

さて，周期発火している単一のニューロンは，位相という1変数でその発火タイミングを表現できた．それでは，多数のニューロンが結合している場合も，各ニューロンの状態を位相という1変数で表現し，全体として位相変数だけで閉じた形でダイナミクスを記述できないだろうか？ 前項のように，周期軌道 C_T 上から位相を拡張して定義したことで，これが可能になることを以下に示す（図 3.4）．

具体的な計算方法について考えるため，まず最初に周期的な発火状態にある1つの神経系を考えよう．ここで想定している神経系は，1つのニューロンでも複数のニューロンから構成されるニューロン集団でもよい．ただし，外部との相互作用が無い場合は漸近安定な周期解をもつと仮定する．すなわち，安定周期解をもつ微分方程式系 (3.1) であれば何でも構わない．簡単のため，今後は単一ニューロンを想定して話を進める．他のニューロンからのシナプス結合や実験的操作による外部刺激などにより，系に摂動が加わったものは

$$\frac{d\boldsymbol{X}}{dt} = \boldsymbol{F}(\boldsymbol{X}) + \boldsymbol{p}(\boldsymbol{X},t) \tag{3.4}$$

と一般に記述できる．ここで，$\boldsymbol{F}(\boldsymbol{X})$ は単体のニューロンのダイナミクスを表現しており，$\boldsymbol{p}(\boldsymbol{X},t)$ はシナプス結合のような外力を表す．上に述べた前提条件として，非摂動系 ($\boldsymbol{p}=0$) では安定周期解 $\boldsymbol{X}_T(t)$ が存在するとし，その周期を T とする．

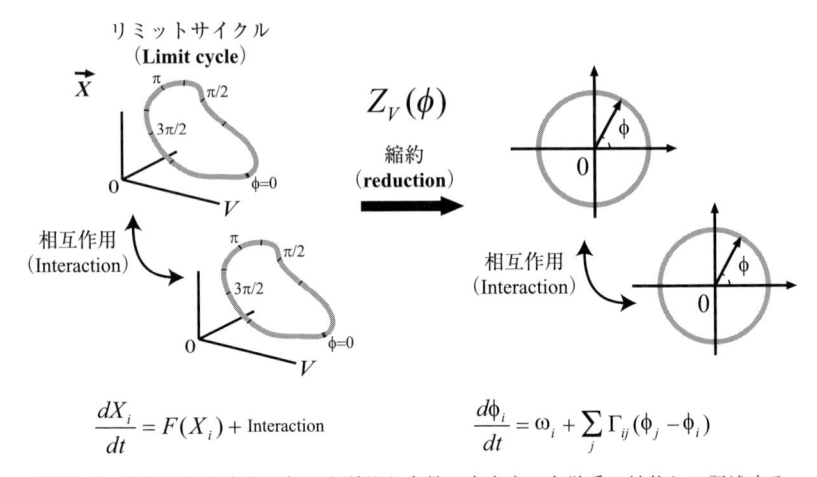

$$\frac{dX_i}{dt} = F(X_i) + \text{Interaction} \qquad \frac{d\phi_i}{dt} = \omega_i + \sum_j \Gamma_{ij}(\phi_j - \phi_i)$$

図 3.4 複雑な方程式を現象に本質的な少数の自由度の力学系に縮約して記述する
　　安定周期解をもつ力学系が弱い相互作用をしている系は，より簡単な力学系に縮約することができる．たとえば個々のニューロンが周期発火している場合，その状態は発火タイミングを意味する位相という1変数で記述可能である．シナプス結合などの相互の結合が個々のニューロンの安定周期解の構造を大幅に変えるほど強くない場合，神経ネットワーク全体はニューロン数と等しい個数の位相変数のみを用いて閉じた力学系として記述可能となる．

ここで，他のニューロンからのシナプス結合などの影響 $p(X,t)$ は弱い摂動であると見なせる状況を考える．直感的には，軌道から外れる成分はニューロンのスパイクの波形の変形に対応しており，軌道方向に沿った成分である位相はその波形の時間的な位置を表現している．弱い摂動の場合は非摂動解 $X_T(t)$ からのずれは小さいと考えられ，軌道から外れる大きさはわずかで，漸近安定性からすぐに周期軌道 C_T 上に戻っていく．しかし，摂動の影響が無くなるわけではなく，中立安定である軌道方向のずれとしてマクロに現れてくる．この場合，軌道方向のずれはまさに位相 ϕ のずれで表現される．別の言い方をすれば，軌道から外れるとき，一般には等位相面を横切って外れると考えられるが，その結果位相が変化するのである．具体的に，摂動による位相の変化を式 (3.3) と同様に計算すると，

$$\frac{d\phi}{dt} = \operatorname{grad}_X \phi \cdot (F(X) + p(X,t)) = \omega + \operatorname{grad}_X \phi \cdot p(X,t) \qquad (3.5)$$

となる．なお，右辺第1項は式 (3.3) の位相の定義式から導かれる．上の式は，右辺第2項の $\operatorname{grad}_X \phi$ に状態空間の座標 X があることから，位相だけで閉じて記述できていない．ここで，摂動が小さいことから，軌道 C_T からのずれも

小さく,状態空間の微分の値は軌道 C_T 上の $\boldsymbol{X}_T(\phi)$ を用いた値にほぼ等しいとして近似しよう[11]. すなわち,

$$\boldsymbol{Z}(\phi) \equiv \mathrm{grad}_{\boldsymbol{X}}\phi|_{\boldsymbol{X}=\boldsymbol{X}_T} \tag{3.6}$$

と定義する.この定義を用いると式 (3.5) は位相で閉じた式になる.

$$\frac{d\phi}{dt} = \omega + \boldsymbol{Z}(\phi)\cdot\boldsymbol{p}(\boldsymbol{X}_T(\phi),t) \tag{3.7}$$

ただし,外部入力は周期的でありニューロンの位相 ϕ と時刻 t で記述できるとした.たとえば,シナプス結合では,相手のニューロンの電位(t の関数)と,自分自身の電位(位相 ϕ の関数)に依存することを考えればわかりやすいであろう.この点は,結合系を具体的に考える際に再度述べる.

3.2.4 位相応答関数

前項で導いた式 (3.7) は,摂動の位相への影響を示すものである.とくに,$\boldsymbol{Z}(\phi)$ は位相 ϕ で加えた摂動 $\boldsymbol{p}(\boldsymbol{X}_T(\phi),t)$ に対する振動数への影響を表現しており,「位相応答関数」(phase response function)[12]と呼ばれる.ここで,$\boldsymbol{Z}(\phi)$ は一般にベクトルである点に注意が必要である.各成分の関数 $Z_i(\phi)$ は,その対応する変数 $X_i(t)$ に無限小の摂動を加えたとき,位相がどう変化するかを表現している.ベクトルの第 1 成分 X_1 はニューロンの膜電位 V であると仮定したので,$Z_1(\phi)$ は膜電位に摂動を加えたときの位相の変化を表す.電位以外の成分としては,たとえばホジキン–ハクスレイモデルの場合,イオンチャネルのゲート変数がある.このようなゲート変数に対しては,外部から摂動が加わる状況,言い換えると,他のニューロンからのシナプス結合の影響が直接ある状況は考えにくい.したがって,神経系を念頭に考える場合は,電位成分の摂動(dV/dt への外力となるので,注入電流に相当する)のみを考えれば十分である.言い換えると,神経系では,

$$\frac{d\phi}{dt} = \omega + Z_V(\phi)I(V_T(\phi),t) \tag{3.8}$$

---

[11] 周期解が時間の関数として求まっていれば,位相の定義 $\phi = \omega t$ より周期解を位相の関数として記述できることに注意.
[12] 位相応答曲線,位相反応曲線とも呼ばれる.名称は似ているが定義が異なる位相遷移関数 (phase transition fnuction) と呼ばれるものもある.

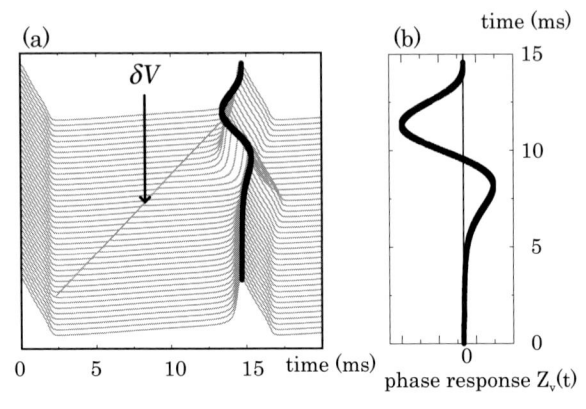

図 3.5 位相応答関数と実験的意味
(a) は周期発火しているホジキン–ハクスレイモデルに，1 周期にわたるさまざまなタイミングで $\delta V > 0$ の微小な電位の短いパルス摂動を加えた例．摂動のタイミングにより次のスパイクのタイミングが変化する．この変化量の曲線（スパイクのピークを太い黒線で示したもの）は，位相応答関数 $Z_V(\phi)$ ((b)：理論計算により求めたもの）と相似である．

を考えれば十分である．ここで，膜電位に関する位相応答関数を $Z_V(\phi)$ ($= Z_1(\phi)$)，外部からの電位に対する摂動と考える注入電流を $I(V_T(\phi), t)$ ($V_T(\phi)$ は周期発火している解の電位成分）と書いた．通常，神経細胞に対する位相応答関数といえば，注入電流に対する位相応答のことを表している．

位相応答関数の直感的意味は次の通りである．ある位相 ϕ_s（時間 $t = t_s$ に対応するとする）において非常に短い時間のパルス電流 $I(t) = A\delta(t - t_s)$（δ 関数の代わりに 1 周期積分して A になる十分短いパルスを考えても同様である）を加えたと仮定しよう．式 (3.8) を 1 周期積分すると，$\phi = \omega T + A Z_V(\phi_s)$ となる．これは，位相 ϕ_s に短いパルス状の刺激を加えると，位相が $A Z_V(\phi_s)$ だけ変化することを意味している．変化の量は，正負も含めパルスを時間積分した値 A に比例する．これより，実験的に $Z_V(\phi)$ を求めるには，周期発火しているニューロンにさまざまな位相で短時間のパルス状の電流刺激を加え，その位相のずれを計測してプロットすればよい．実際，このような手法で位相応答関数を実験的に計測し，その特性からニューロンを分類する試みもある．

数値的に同様なことを行えば，数理モデルから位相応答関数を求めることもできる．図 3.5 は，周期発火状態にあるホジキン–ハクスレイモデルにさまざまな位相で短いパルス状の正の電流刺激を加え，スパイクタイミング（位相

のずれ方を理論的に求めた位相応答関数と比較したものである．これにより，実際に位相応答関数とスパイクタイミングのずれが一致していることが見て取れる．$Z_V(\phi)$ が正の値を持つ領域で小さな正のパルスを摂動として電位に加えると，式 (3.8) の定義から振動数が増加し，次のスパイクの発火が早まる．ここで注目すべきは，ある位相の範囲では，正の電流刺激で電位を上昇させる刺激であるにもかかわらず，次の発火が遅れている場合があることである．これは，ある位相 ϕ では $Z_V(\phi)$ が負の値を取ることを意味する．以上で述べた方法は，すべての位相に短時間パルスの摂動を加えて応答を見る必要があり，摂動の大きさも非線形の効果が出ないよう調節する必要があるなど，あまり効率の良い方法とは言えない．その代わりに，まず周期解 $\boldsymbol{X}_T(\phi)$ を求めて，それを用い以下の「随伴方程式」(adjoint equation) を数値的に解くのが効率的である (Ermentrout, 1996)[13]．

$$\frac{d\boldsymbol{Z}(\phi)}{d\phi} = -\{D\boldsymbol{F}(\boldsymbol{X}_T(\phi))\}^\top \boldsymbol{Z}(\phi) \tag{3.9}$$

ただし，$\boldsymbol{A}^\top$ は行列 $\boldsymbol{A}$ の転置を，$D\boldsymbol{F}$ は $\boldsymbol{F}$ のヤコビ行列を表す．周期解の漸近安定性から固有値を考えると，随伴方程式 (3.9) は ϕ について逆向き（時間に逆向き）に解く必要がある．そうすれば，適当な初期条件から出発しても，正しい位相応答関数 $\boldsymbol{Z}(\phi)$ に収束する．ただし，求めた収束解に対して規格化条件 $\boldsymbol{Z}(\phi) \cdot \boldsymbol{F}(\boldsymbol{X}_T(\phi)) = \omega$ を満たすように最後に振幅を再規格化する．図 3.5(b) で示した理論曲線は，この adjoint 法で求めたものである．

一方，いくつかの簡単なモデルのケースでは位相応答関数が解析的に求まる．たとえば，leaky integrate-and-fire タイプのモデルについて考えてみよう．leaky integrate-and-fire タイプのモデルは，基準となる平衡電位をゼロに，発火の閾値を 1 になるように適切に膜電位 V を変数変換することで最終的に I と g の 2 パラメータのモデルに帰着できる．

$$\frac{dV}{dt} = I - gV \qquad \text{if } V > 1, \text{ then } V = 0 \tag{3.10}$$

この場合の周期解は $V(0) = 0$ とすれば $V_T(t) = I(1 - \exp(-gt))/g$ で与えられる（周期 T は $T = \log|I/(I-g)|/g$）．位相応答関数は $\phi = 2\pi/T$ を用いて

---

[13] この方法を adjoint 法と呼ぶ．

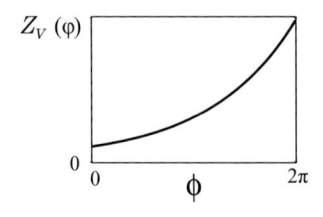

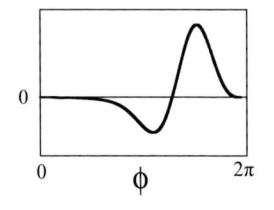

(a) integrate-and-fire モデル　　(b) ホジキン‐ハクスレイモデル

図 **3.6**　具体的な位相応答関数の例
膜電位に関する成分 $Z_V(\phi)$ のみ表示している．(a) Integrate-and-fire モデルの位相応答関数．常に正の値であり，これは電位を上昇させると常に発火が早まることを意味している．(b) ホジキン‐ハクスレイ方程式の位相応答関数．ある位相では負の値になり，そのタイミングで電位を上昇させても発火が遅れることを意味する．

定義により次のように求まる．

$$Z_V(\phi) = \left.\frac{d\phi}{dV}\right|_{V=V_T} = \frac{2\pi}{T}\left.\frac{dt}{dV}\right|_{V=V_T} = \frac{2\pi}{T}\frac{1}{I - gV_T(t)}$$

$$= \frac{2\pi}{Tg}(1 - e^{-gT})e^{\frac{Tg}{2\pi}\phi} \quad (3.11)$$

図 3.6 に leaky integrate-and-fire モデル (a) とホジキン‐ハクスレイモデルの典型的な場合 (b) の位相応答関数を adjoint 法で求めた結果を示す (Hansel et al., 1995)．いずれも位相 $\phi = 0$ は活動電位のピークを基準にとってある．ホジキン‐ハクスレイモデルの場合，$Z_V(\phi)$ が $\phi \sim 0$ 付近では 0 であるが，これは発火直後は不応期のためいくら膜電位を変化させてもスパイクタイミングに影響が出ないことを示している．図 3.5 で見たように，ホジキン‐ハクスレイモデルではある位相で摂動を加えると発火が遅くなることがあり，それが $Z_V(\phi)$ が負の値を取ることを意味する．このようなことは，leaky integrate-and-fire モデルでは起こりえず，実際常に $Z_V(\phi) \geqq 0$ となっている．電位を上げれば，それだけ発火が早まるのが自然であるように思え，電位を上昇させる刺激が発火を遅らせるのは一見我々の素朴な直感に反する結果に思える．しかし，現実の神経細胞では実際に発火が遅れる例も観測されている．遅れの理由は，このタイミングにおける電位上昇は Na チャネルよりも K チャネルへの効果が大きく，結果として発火が遅れることである．これは神経細胞の発火に対して単純な leaky integrate-and-fire 型の過程を考えて結果を予想したりモデル化することの危うさを示す良い例である．

3.2.5 2ニューロン系の同期特性

今まで議論してきた位相応答関数 $\boldsymbol{Z}(\phi)$ は，ニューロン単体の力学的性質から決まる関数であった．一方，ニューロンを相互に結合した場合の挙動は当然であるが結合のダイナミクスにも依存する．つまり，周期的に発火しているニューロンを結合した場合に相互のスパイクが同期するかどうかは，位相応答関数と結合のダイナミクスの両者から理論的に知ることができる．具体的に，2つの周期発火しているニューロンがシナプス結合している系を考えよう．この2ニューロン系は，一般に次の微分方程式で記述することができる．

$$\begin{aligned}\frac{d\boldsymbol{X}_1}{dt} &= \boldsymbol{F}(\boldsymbol{X}_1) + \delta\boldsymbol{F}_1(\boldsymbol{X}_1) + \boldsymbol{V}_{12}(\boldsymbol{X}_1, \boldsymbol{X}_2) \\ \frac{d\boldsymbol{X}_2}{dt} &= \boldsymbol{F}(\boldsymbol{X}_2) + \delta\boldsymbol{F}_2(\boldsymbol{X}_2) + \boldsymbol{V}_{21}(\boldsymbol{X}_2, \boldsymbol{X}_1)\end{aligned} \quad (3.12)$$

ここで，それぞれのニューロン単体のダイナミクスは基本的にはほとんど同様（$\boldsymbol{F}(\boldsymbol{X})$ は共通）であり，わずかな違いを $\delta\boldsymbol{F}_i(\boldsymbol{X}_i)$（$i=1,2$ はニューロンの番号を表す）で表現している．たとえば，ホジキン–ハクスレイモデルの場合の注入電流のわずかな差や，イオンチャネル特性のわずかな違いは，線形近似としてこの形式に表現できるであろう．相互作用関数 $\boldsymbol{V}_{ij}(\boldsymbol{X}_i, \boldsymbol{X}_j)$ は，ニューロン i が j から受ける影響を表しており，たとえばシナプス結合であれば，$\boldsymbol{X}_i$ は基本的には互いの膜電位のみを変数として考慮すれば十分である．なお，共通部分のダイナミクスでは同じ安定周期解 $\boldsymbol{X}_T(\phi)(\phi=\omega t)$ を持つものとする．

この場合の位相縮約式 (3.7) における摂動は，相手のニューロンからのシナプス入力やニューロン単体の性質のわずかな違いであり，相互作用関数 $\boldsymbol{V}_{ij}(\boldsymbol{X}_i, \boldsymbol{X}_j)$ や $\delta\boldsymbol{F}_i(\boldsymbol{X}_i)$ が $\boldsymbol{p}(\boldsymbol{X},t)$ に相当する．したがって，式 (3.7) は以下のようになる．

$$\frac{d\phi_1}{dt} = \omega + \boldsymbol{Z}(\phi_1)\cdot\delta\boldsymbol{F}_1(\boldsymbol{X}_T(\phi_1)) + \boldsymbol{Z}(\phi_1)\cdot\boldsymbol{V}_{12}(\boldsymbol{X}_T(\phi_1), \boldsymbol{X}_T(\phi_2)) \quad (3.13)$$

摂動自体も，相手のニューロンが周期軌道 C_T 上にあるのであれば，その位相 $\phi_i(i=1,2)$ で表現できるはずである．上の式では各ニューロンの状態が，非摂動解の位相変数を通じた周期解 $\boldsymbol{X}_T(\phi)$ を用いることで，位相で閉じた式に表現できている．多数のニューロンが結合している場合は，多変数の微分方程式の結合力学系の代わりに，それぞれのニューロンの状態を位相 ϕ_i（i はニュー

ロンのインデックス）という1つの変数で表現し，位相変数のダイナミクスとして閉じた形で表せることが期待できる．この場合の位相は，スパイクの発火タイミングと言い換えることもできる．位相で閉じた形で記述できるという意味は，相互作用の影響が，スパイクの波形が崩れるほど強くなく，スパイクの発火のタイミングのみに影響が出るような状況を考えているわけである．ここで，$\phi_i = \omega t + \varphi_i$ と変数変換すると

$$\frac{d\varphi_1}{dt} = \boldsymbol{Z}(\omega t + \varphi_1) \cdot \delta \boldsymbol{F}_1(\boldsymbol{X}_T(\omega t + \varphi_1))$$
$$+ \boldsymbol{Z}(\phi_1 + \varphi_1) \cdot \boldsymbol{V}_{12}(\boldsymbol{X}_T(\omega t + \varphi_1), \boldsymbol{X}_T(\omega t + \varphi_2)) \quad (3.14)$$

となる．右辺の摂動項（ニューロンの特性の差や相互作用）は小さいと仮定しているので，この式から φ_i の変化は ω_t の変化に比較して小さいと考えることができる．そこで，1周期の間 φ_i はほとんど変化しない定数と見なして右辺の量を t で1周期時間積分の平均値で近似すると，下記のようになる．

$$\frac{d\varphi_1}{dt} = \delta\omega_1 + \Gamma_{12}(\varphi_1, \varphi_2) \quad (3.15)$$

$$\delta\omega_1 = \frac{1}{2\pi}\int_0^{2\pi} \boldsymbol{Z}(\theta + \varphi_1) \cdot \delta\boldsymbol{F}_1(\boldsymbol{X}_T(\theta + \varphi_1))d\theta \quad (3.16)$$

$$\Gamma_{12}(\varphi_1, \varphi_2) = \frac{1}{2\pi}\int_0^{2\pi} \boldsymbol{Z}(\theta + \varphi_1) \cdot \boldsymbol{V}_{12}(\boldsymbol{X}_T(\theta + \varphi_1), \boldsymbol{X}_T(\theta + \varphi_2))d\theta \quad (3.17)$$

ここで $\delta\omega_1$ は φ_1 に依らない定数である．これは，位相応答関数 $\boldsymbol{Z}(\theta)$ と $\delta\boldsymbol{F}_1(\boldsymbol{X}_T(\theta))$ は θ に関して 2π 周期関数であるので，積分において変数変換することで φ_1 を消去することが可能であることによる．別の言い方をすれば被積分関数の周期性から，1周期積分の値は基点の φ_1 に依らないと言える．このことから，力学系のわずかな違いは，単に振動数の差として表現されることがわかる[14]．一方，位相で見た相互作用関数 $\Gamma_{12}(\varphi_1, \varphi_2)$ は

$$\Gamma_{12}(\varphi_1, \varphi_2) = \frac{1}{2\pi}\int_0^{2\pi} \boldsymbol{Z}(\theta) \cdot \boldsymbol{V}_{12}(\boldsymbol{X}_T(\theta), \boldsymbol{X}_T(\theta - (\varphi_1 - \varphi_2)))d\theta \quad (3.18)$$

と変形でき，結局位相差 $\varphi_1 - \varphi_2$ に依存する関数となる．すなわち，

---

14) 位相に依らない定数である点に注意．

$$\Gamma_{12}(\varphi) = \frac{1}{2\pi} \int_0^{2\pi} \boldsymbol{Z}(\theta) \cdot \boldsymbol{V}_{12}(\boldsymbol{X}_T(\theta), \boldsymbol{X}_T(\theta - \varphi)) d\theta \tag{3.19}$$

となる．最終的には，もとの位相変数に戻して 2 ニューロン結合系を位相縮約した方程式で記述すると

$$\frac{d\phi_1}{dt} = \omega + \delta\omega_1 + \Gamma_{12}(\phi_1 - \phi_2) \tag{3.20}$$

$$\frac{d\phi_2}{dt} = \omega + \delta\omega_2 + \Gamma_{21}(\phi_2 - \phi_1) \tag{3.21}$$

となる．ここで，定数 $\delta\omega_i$ および 2π 周期関数 Γ_{ij} は次の式により決まる．

$$\delta\omega_i = \frac{1}{2\pi} \int_0^{2\pi} \boldsymbol{Z}(\theta) \cdot \delta\boldsymbol{F}_i(\boldsymbol{X}_T(\theta)) d\theta \tag{3.22}$$

$$\Gamma_{ij}(\phi) = \frac{1}{2\pi} \int_0^{2\pi} \boldsymbol{Z}(\theta) \cdot \boldsymbol{V}_{ij}(\boldsymbol{X}_T(\theta), \boldsymbol{X}_T(\theta - \phi)) d\theta \tag{3.23}$$

以上より，2 ニューロンの発火タイミングに対応する位相 ϕ_1 と ϕ_2 を用いてダイナミクスを閉じた形で記述できた．

たとえば同じ周波数 ($\delta\omega_1 = \delta\omega_2 = 0$) の周期的発火状態にある同種のニューロンが，まったく同様なシナプス結合を対称にしていると仮定しよう．そうすると $\Gamma_{ij}(\phi) = \Gamma(\phi)$ となる．

$$\frac{d\phi_1}{dt} = \omega + \Gamma(\phi_1 - \phi_2) \tag{3.24}$$

$$\frac{d\phi_2}{dt} = \omega + \Gamma(\phi_2 - \phi_1) \tag{3.25}$$

ここで，位相差 $\Delta\phi = \phi_1 - \phi_2$ のダイナミクスを考えると，上式の差をとることで次の式に従うことがわかる．

$$\frac{d\Delta\phi}{dt} = \Gamma_{\text{odd}}(\Delta\phi) \tag{3.26}$$

ただし，$\Gamma_{\text{odd}}(\phi) = \Gamma(\phi) - \Gamma(-\phi)$ である．平衡解は $\Gamma_{\text{odd}}(\Delta\phi_{\text{eq}}) = 0$ から求まり，安定である条件は $\Gamma'_{\text{odd}}(\Delta\phi_{\text{eq}}) < 0$ で与えられる（図 3.7）．なお，$\Gamma_{\text{odd}}(\phi)$ は奇関数であるので常に $\Delta\phi_{\text{eq}} = 0, \pi$ は平衡解である．

具体的に話を進めるには，ニューロン間の相互作用関数 $\boldsymbol{V}_{ij}(\boldsymbol{X}_i, \boldsymbol{X}_j)$ を決めなくてはいけない．すなわち，シナプス結合のダイナミクスを決める必要があるが，一般に次の形の数理モデルを用いる．

$$I_{\text{syn}} = g_{\text{syn}} m(t)(V - E_{\text{syn}}) \tag{3.27}$$

ここで定数 g_{syn} はシナプス結合強度を表す最大コンダクタンスである．反転電位 E_{syn} の典型的な値としては，興奮性結合の場合は $0\,\text{mV}$，抑制性結合の場合は $-70 \sim -90\,\text{mV}$ 付近の値を設定する．また，$m(t)$ はシナプス前ニューロンから放出された神経伝達物質に反応して開閉するシナプス後ニューロンのイオンチャネルのゲート変数であり，0 から 1 までの値を取る変数である（伝達物質によりどれだけイオンチャネルが開いているかの割合を示していると考えられる）．$m(t)$ の最も簡単なモデルとしては，神経伝達物質に反応して変化するシナプス後電位[15]を現象論的に再現した次のような関数 $\alpha(t)$ を用いる．

$$\alpha(t) = B\left(\exp\left(-\frac{t}{\tau_1}\right) - \exp\left(-\frac{t}{\tau_2}\right)\right) \tag{3.28}$$

ただし，シナプス前細胞の発火時刻を基準に $t = 0$ とし，$t < 0$ では $\alpha(t) = 0$ とする．また規格化定数 B は $B = (\tau_2/\tau_1)^{\frac{\tau_r}{\tau_1}} - (\tau_2/\tau_1)^{\frac{\tau_r}{\tau_2}}$ $(\tau_r = \tau_1\tau_2/(\tau_1 - \tau_2))$ により与えられ，$t = \tau_r \ln(\tau_1/\tau_2)$ でのピークの値が 1 になる．$\tau = \tau_1 = \tau_2$ の場合には，式 (3.28) は $\alpha(t) = (t/\tau)\exp(-(t-\tau)/\tau)$ となる．これらは「α 関数」(alpha function) と呼ばれる (Rall, 1967)．式 (3.27) の $m(t)$ として，過去の発火の総和をとって，$m(t) = \sum_{t_s < t} \alpha(t - t_s)$ (t_s は発火時間) によりシナプス入力を計算する[16]．また，$m(t)$ をゲート変数として以下のようにモデル化する「kinetic model」もある (Destexhe et al., 1994)．

$$\frac{dm}{dt} = \alpha P(1-m) - \beta m \tag{3.29}$$

この場合，P はレセプターに結合した伝達物質の濃度であり，最も単純にはスパイクが来たときに一定時間 T の間 $P = 1$，それ以外は $P = 0$ とする．α と β はシナプス後電位の時定数により決まる定数である．実際，伝達物質に反応してチャネルが開閉し膜電位の変化が起きることが知られており，その意味では kinetic model の方が拡張も考慮すると応用が広いと言える．いずれのモデ

---

[15] 興奮性の場合 EPSP (excitatory post-synaptic potential)，抑制性の場合 IPSP (inhibitory post-synaptic potential) と呼ぶ．

[16] 指数関数的に過去の発火の影響は減衰するので，適当な時間までの総和を取るのが妥当である．また，補助変数を導入して微分方程式で記述する方法もあり，その場合，いちいち過去の発火時刻を記憶しておく必要はない．

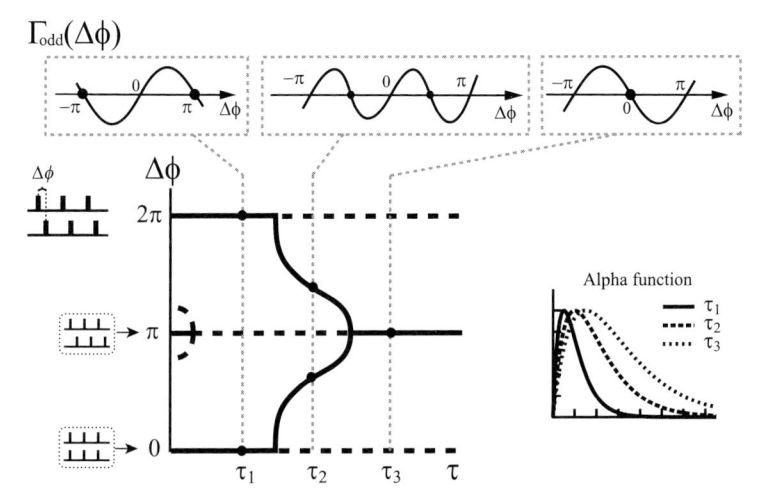

3.2 リズム現象を取り扱う理論の基礎　63

図 3.7　興奮性シナプス結合の時定数 τ と安定位相差の関係

ホジキン–ハクスレイタイプのモデルでよく見られる理論解析の典型例を図示した．上部 3 図は，位相応答関数 $Z_V(\phi)$ と興奮性シナプス結合（右下の図に示した 3 つの τ の値の α 関数形を用いた）を仮定して計算した $\Gamma_{\mathrm{odd}}(\Delta\phi)$ の例．左下の相図は横軸を τ，縦軸を安定位相差とした場合のグラフ．実線は安定解，破線は不安定解を表す．

ルを採用したとしても，ゲート変数の開閉のダイナミクスの時定数が，前出の α 関数によるシナプスモデルの時定数 τ_1 や τ_2 と質的に同じ（関数形がほぼ同一）であれば，これから述べる結果に影響は与えない．

結局，式 (3.27) の形のシナプス結合を仮定して，$\Gamma(\phi)$ を計算するには，式 (3.23) から次のようになる．

$$\Gamma_{ij}(\phi) = \frac{1}{2\pi}\int_0^{2\pi} Z_V(\theta)g_{\mathrm{syn}}m_T(\theta-\phi)(V_T(\theta)-E_{\mathrm{syn}})d\theta \quad (3.30)$$

ここで，$m_T(\phi)$ は，ニューロン j が周期発火状態にあるときの位相 ϕ での $m(t)$ の値であり，定義から周期関数となる．このとき，もとの時間を $\omega t = \phi$ により変数を読み換え，位相の関数と見なした．同様に，$V_T(\phi)$ は周期発火時の電位プロファイルである．integrate-and-fire モデルでは，式 (3.27) の形ではなく，$I_{\mathrm{syn}} = g_{\mathrm{syn}}m(t)$ の形を用いることが多い．その場合，興奮・抑制に応じて g_{syn} の値を正または負にする．これ以外に重要な結合として近年話題のギャップ結合 (gap junction) があるが，これは後（3.4.2 項）に説明する．

実際の適用例を概念的に示したのが図 3.7 である．右下の α 関数を用い，今ま

で説明した手続きで求めた結合関数 $\Gamma_{\text{odd}}(\Delta\phi)$ を上に図示してある．3つの図の違いは，シナプス結合のモデルとして用いた時定数 τ の違いである．式 (3.26) から容易にわかるように，定常な位相差解は横軸を横切るゼロ点で決まり，安定性条件はその傾きが負であることなので，容易に安定な位相差をグラフから判定できる（黒丸で図示）．下の相図は結果をまとめたものであり，横軸は α 関数の時定数 τ，縦軸は平衡解の位相差である．この図はホジキン–ハクスレイモデルを興奮シナプスで対称に結合した場合に見られる典型的なパターンである．結合が対称でなかったり，振動数に差がある場合は非対称な相図となる（たとえば，$\Gamma_{\text{odd}}(\Delta\phi)$ が必ずしも $\Delta\phi = 0, \pi$ でゼロにならず，左下の相図も $\Delta\phi = \pi$ の軸に対して対称とならない）．しかし，多数結合した場合に，確率的に対称な分布で分散が小さければ，結果は対称結合を仮定した場合と質的に差は無い場合が多いようである．このため，とくに結合の非対称性が生物学的に明白でない限り（たとえば同一コラム内の同種のニューロンの結合様式など），2ニューロンの対称結合の結果が，多少ランダム性の混じった均質な集団のネットワークに対しては近似的に成立すると考えられる．

位相縮約法の解析結果は摂動が十分小さい，言い換えれば摂動（注入電流など）により発火が停止したり，周期が著しく変化し波形が大きく変形することがない条件下で適用可能である．逆に言えば，結合強度依存性は位相縮約の理論では解析できない．しかし，単純なモデルである leaky integrate-and-fire モデルの場合は，非線形の効果，すなわちシナプス結合の強度依存性も解析可能であり，α 関数のシナプス結合の場合や，後述するギャップ結合の場合などの解析が行われている (Bressloff & Coombes, 2000; Lewis, 2003)．手法としては，1周期のポアンカレマップを計算し，マップ上で安定性解析をするのが基本的な戦略である．たとえば，シナプス結合の強度が大きくなるにつれ，同期・非同期の安定性が交代する結果も得られている．ホジキン–ハクスレイモデルのような非線形方程式の場合は，厳密な解析は事実上不可能であり，数値計算により調べるしかない (Acker et al., 2003)．その場合も，結合強度に依存して同期特性が変化する例が報告されているが，一般的な規則性を見いだすのは困難なのが実情である．

3.3 さまざまなニューロンモデルと同期特性

前節で説明した位相縮約の手法を適用して，具体的にどのような結果が得られるのか，代表的なニューロンモデルを例に説明する．

3.3.1 leaky integrate-and-fire モデル

前述したように，leaky integrate-and-fire モデルでは，マップを用いる方法で厳密な解析が可能である (Bressloff & Coombes, 2000)．しかしながら，他のモデルとの比較も考え，理論的に求まる $Z_V(\phi)$ を用いた位相縮約による解析結果をここでは説明しよう (Vreeswijk et al., 1994)[17]．図 3.8(a) は，興奮性シナプス結合した 2 ニューロン系の解析結果である．α 関数の時定数が小さくなるにつれ，安定位相差はゼロに漸近するのが見て取れる．しかし同時に，位相差ゼロの同期解は常に不安定であることもわかる．すなわち，シナプス時定数がたとえどんなに小さくても完全に同期することはなく，わずかにずれた位相差を保つ状態が安定である．逆に時定数が大きくなると，半位相ずれた解が安定となる．図 3.8(b) は，抑制性シナプス結合の場合である．この場合，驚くべきことに位相差ゼロの同期解は全域にわたって安定である．さらに，半位相ずれた解も時定数がある程度の大きさになるまでは安定である．よく見ると，興奮性結合の相図に対して，安定・不安定の解がそのままひっくり返ったものが抑制性の相図となっている．いずれにせよ，シナプス時定数が大きくなると同期した状態が安定になる．しかし，抑制性の結果はある意味不自然である．なぜなら，互いに抑制しているのであるから常に同期解が安定であるというのは生理学的にもありえないように思えるからである．事実，この点は次に述べるホジキン – ハクスレイモデルと異なる点であり，ある意味 leaky integrate-and-fire モデルの特殊性を反映していると考えられる．

---

17) leaky integrate-and-fire モデルでは電位の意味が実際の生理的な意味合いと異なる．ここでは多くの先行研究と同様，電位はスパイクの判定だけに用い，シナプス結合の影響としては $\alpha(t)$ そのものを入力電流として加える形式を用いている．

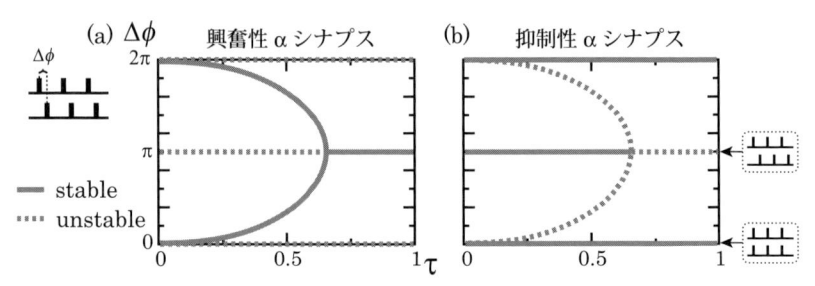

図 3.8 integrate-and-fire モデルにおける，興奮性/抑制性シナプス結合の時定数 τ と位相差の解の関係．

シナプス結合の時定数 τ と位相差の解の関係．(a) は興奮性結合，(b) は抑制性結合の場合であり，実線は安定解，破線は不安定解を表す．縦軸は周期解における 2 ニューロンの位相差を表す．たとえば，同時に繰り返しスパイクを発生する場合は位相差 $\Delta\phi = 0$ であり，半位相ずれて交互に等間隔に発火する場合は $\Delta\phi = \pi$ となる．

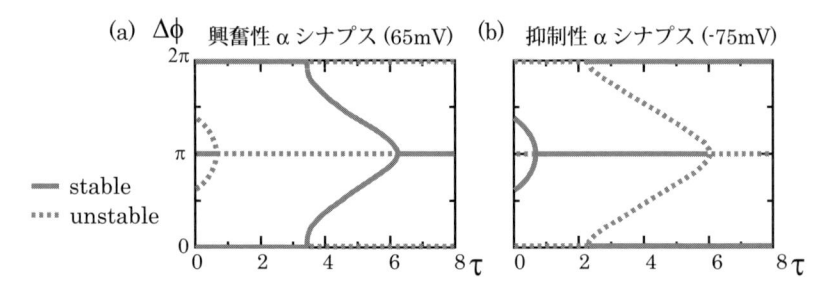

図 3.9 ホジキン–ハクスレイモデルの場合の 2 ニューロン系の安定性解析

シナプス結合の時定数 τ と位相差の解の関係．(a) は興奮性結合，(b) は抑制性結合の場合であり，実線は安定解，破線は不安定解を表す．縦軸は周期解における 2 ニューロンの位相差を表す．横軸 τ の生理学的に妥当な値は，興奮性シナプスで 2–3 ms，GABA$_A$ の抑制性シナプス結合で 1–2 ms である．

3.3.2 ホジキン–ハクスレイモデル

ホジキン–ハクスレイモデルの場合に同様の解析を行った例を，図 3.9 に示す．α シナプスモデルのシナプス時定数 τ を変化させたときの安定位相差の変化をプロットした．一般に，振動数が異なれば周期解 $\boldsymbol{X}_T(t)$ も異なり，位相応答関数も変化するので，相図の形も変わってくる．しかし，生理学的に妥当な周波数（図 3.9 の例では 68 Hz で周期発火している状態）では安定性が切り替わる τ の位置が変化するだけで，基本的には同様の図となる (Vreeswijk et al., 1994; Hansel et al., 1995)．シナプス時定数 τ は 2–3 ms の範囲が生理学的に妥当であるが，これを 0.01–8 ms まで振ってやったときに興奮性シナプス結合し

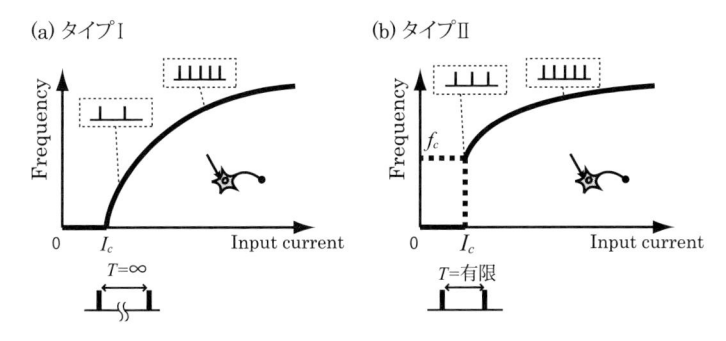

3.3 さまざまなニューロンモデルと同期特性

図 3.10 注入電流と周期発火の振動数の関係
ニューロンへの注入電流を増加させていくと，ある時点で周期発火が始まる．最初の発火の始まり方は，典型的には 2 通り存在する．(a)（タイプ 1）：注入電流のレベルの増加に応じて，発火周波数はゼロから連続的に立ち上がる．(b)（タイプ 2）：周期発火が始まった時点で，有限の（ゼロでないという意味）周波数から発火が始まる．

た 2 ニューロンがどのような性質を示すのかを調べた（図 3.9(a)）．ホジキン – ハクスレイモデルでは生理学的条件 (2–3 ms) より小さな条件では同期した状態が安定であるが，それより大きくなると半位相ずれた状態が安定になってくる[18]．図 3.9(b) は抑制性シナプス結合の場合である．特徴的な点は，中間的な時定数の領域で同期解・半位相ずれた解の両方が双安定になる領域が存在することである．要約すれば，比較的短い時定数の場合は，抑制結合では半位相ずれた状態が安定になり，興奮性では同期発火が安定化する．これは通常我々が直感的に予想する結果と同様である．しかし，シナプスの時定数が長い場合では，逆に抑制が同期を促進し，興奮が半位相ずれた解を安定化する傾向となる．実際に抑制性シナプス電流には $GABA_B$ など時定数の長いものも生理的に知られており，この点は同期特性を考えるうえで重要である．ホジキン – ハクスレイモデルで見られた τ が 2–3 ms の生理学的に妥当な範囲での同様の安定性が，leaky integrate-and-fire モデルでは τ をどのようにとっても見られていないことに注意したい．

3.3.3 入力電流に対する周波数特性と分岐現象

ニューロンに電流を注入するとある臨界電流 I_c で発火を始める．その際，発火周波数と注入電流 I の関係を描くと図 3.10 に見られるように 2 つのタイプ

---

[18] また，0.1 ms のオーダーの時定数で複雑な構造が見られるが，生理学的には実現不可能な領域と考えられる．

がある[19]．1つは臨界電流 I_c で周波数が 0（無限大の周期）から連続的に上昇するものであり，大脳皮質の興奮性ニューロンの多くはこのタイプであると考えられている（タイプ I と呼ばれる）．機能的意味としては，発火周波数に情報を（たとえば刺激の強さなどを）コードする場合を考えると，連続的に広い範囲の周波数をカバーすることは重要である．もう一方のタイプは，周期発火する臨界電流 I_c で，ある有限の（ゼロでない）周波数から不連続に発火が始まるものである（タイプ II と呼ばれる）．これは，ホジキン–ハクスレイモデルの標準的パラメータで見られるものであり，実際の神経細胞でもいくつかの例がある．以上は，電流と周波数の関係性からニューロンの興奮性を分類したものであるが，力学系の視点でこの現象を見てみよう．電流を力学系を特徴付けるパラメータ μ と見て，

$$\frac{d\boldsymbol{X}}{dt} = \boldsymbol{F}(\boldsymbol{X}, \mu) \tag{3.31}$$

と書くことができる（$\mu = I$ と見なせる）．この形式で今述べた現象を言い換えると，パラメータ μ を徐々に大きくしたとき，最初，解は時間的に変動しない静的なものであるが，ある臨界値で周期解が出現すると言える．μ は系の質的性質を変えるパラメータなのでコントロールパラメータと呼ばれる．コントロールパラメータを変えたときに，突如平衡解の安定性が変化したり，新たな平衡解（周期解など）が出現・消失するなどの変化が見られる現象を「分岐 (bifurcation)」と呼ぶ．このように平衡解が突然変化するパターンで構造安定（力学系に微少な変更を加えても質的に変化しない）なものはある程度限られており，適切な座標を取れば簡単な標準形と呼ばれる力学系で表現できることが知られている．図 3.10 で見られた現象は，力学系の観点で見ればいずれもある臨界電流で時間的に定常な解から周期的な解に移り変わる分岐現象である．電流と周波数の関係性の違いは分岐のタイプの違いに関係しているが，力学系としての性質と直接的に 1 対 1 対応するわけではない．しかし神経系で見られる基本的な分岐のタイプなどから，ある程度の関係性は議論できるので，位相縮約との関係も含め以下で代表例を概観する (Guckenheimer & Holmes, 1997; Izhikevich, 2006; Brown et al., 2004)[20]．

---

[19] Hodgkin, A.L. と Huxley, A.F. が最初に分類したもの．
[20] ここは紙面の制約の関係上理論の詳細は割愛した．詳しくは各種文献を参照されたい (Kuznetsov, 2004)．

(a) サドル・ノード分岐と位相応答関数

臨界電流 I_c で 0 から連続的に周波数が増加するタイプの典型的なものは,「サドル・ノード分岐」と呼ばれるものである.これは安定点と不安定点が衝突することで消失し,そのあとに結果的に安定周期解が出現するものである.このような分岐点近傍では適切な座標をとると,以下の標準系で記述できることが知られている[21].

$$\frac{dV}{dt} = I + V^2 \tag{3.32}$$

この場合分岐は $I = 0$ で生じる.この場合,$I < 0$ の場合安定点(ノード)とサドルが近くに存在するが,$I = 0$ で安定点とサドルが合体し,$I > 0$ では固定点が消失する.本来,固定点消失後の周期解の性質は,力学系の大局的な構造によると考えられる.典型的な 1 つの例として,時間とともに有限時間で V は無限大になるが,大局的な構造の結果として解が再び $V = -\infty$ に戻ってくるような状況がある[22].この場合,固定点消失にともない周期解が現れるが,分岐点近傍では周期解は固定点のあった場所(すなわち式 (3.32) で記述できる部分)に大部分の時間滞在している.この場合のスパイク生成の時刻は $V = \pm\infty$ のときと考えられる.

その状況をもう少し明確に限定したモデルが,円上でのサドル・ノード分岐を記述した次の「θ ニューロンモデル」である (Ermentrout, 1996)[23].

$$\frac{d\theta}{dt} = 1 - \cos\theta + (1 + \cos\theta)I \tag{3.33}$$

これは 2 つの安定・不安定点消失直後の痕跡が周期軌道の一部を形成しており,結果としてそこでの滞在時間が長い場合をうまく記述できるモデルと言える.別の言い方をすれば,サドルの不安定方向が安定固定点の安定方向の 1 つへつながっている状況である(図 3.11(a)).式 (3.33) では,位相 $\theta = \pi$ でスパイクを生成すると考えている(最も速く変化する部分が活動電位と考えれば妥当であろう).なお,位相応答関数は解析的に求めることが可能で,

$$Z(\phi) = \frac{2}{\omega}(1 - \cos\phi) \tag{3.34}$$

---

21) このモデルは quadratic integrate and fire neuron と呼ばれる.
22) もちろん,まったく別の場所に安定周期解が元々存在し,そちらへ乗り移ることも考えられる.その場合は一般的な議論はできず,大局的な力学系の構造を考えないといけない.
23) 式 (3.32) を $V = \tan(\theta/2)$ で変換することで形式的に導出できる.

70　第 3 章　リズム活動と位相応答

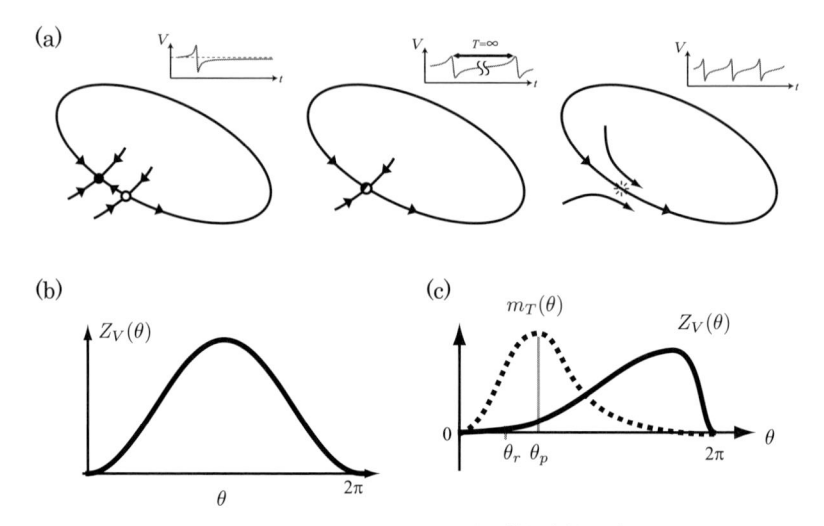

図 3.11　サドル・ノード分岐と位相応答関数
(a) 電流を増加させていった場合の系の状態空間の様子を左から右へ順に示す．一番左は電流が臨界値より小さい場合である．安定な固定点（電位）が存在し，そのすぐ近くに不安定点がある．わずかの刺激で不安定点を超えると，大きく系の状態は変化した後，安定点に戻ってくる．これは，興奮性といわれる性質の力学的な表現になっている．ただし，サドル（不安定点）からノード（安定点）へ繋がる軌道が存在している場合を考えている．電流が臨界値に達するとサドルとノードが衝突し（中央），さらに電流が上がると，大きな安定周期軌道が現れる（右）．(b) 円環の不変多様体上でのサドルノード分岐（(a) のタイプの分岐）における位相応答関数．(c) 非負の位相応答関数では，興奮性シナプス結合において同期解は安定になりにくい傾向がある．式 (3.35) の被積分関数の，不応期 θ_r からシナプス結合のコンダクタンスのピーク値 θ_p までの区間が，同期解安定化に寄与する項である．詳しくは本文の説明を参照．

となる（図 3.11(b) を参照）．ただし，ここでは他の議論との整合性上，$\phi = 0$ をスパイク生成の位相とした．特徴的なことは，位相応答関数は常に非負 $Z(\phi) \geqq 0$ であることである．非負の位相応答関数をもつニューロンを興奮性結合した場合，同期解（位相差ゼロ）を安定化することは困難であることが知られている (Hansel et al., 1995; Nomura & Aoyagi, 2005)．理由は以下のように考えるとわかりやすい（図 3.11(c) を参照）．2 ニューロン系での安定な位相差は式 (3.26) を解くことで得られるが，とくに位相差 0 の安定性は，$\Gamma'_{\mathrm{odd}}(\Delta\phi_{\mathrm{eq}} = 0) < 0$ で与えられる．$\Gamma(\phi)$ は式 (3.30) で与えられることと $\Gamma_{\mathrm{odd}}(\phi) = \Gamma(\phi) - \Gamma(-\phi)$ の定義から，簡単な計算により

$$\left.\frac{d\Gamma(\phi)}{d\phi}\right|_{\phi=0} = -\frac{g_{\mathrm{syn}}}{2\pi}\int_0^{2\pi} Z_V(\theta)(E_{\mathrm{syn}} - V_T(\theta))\frac{dm_T(\theta)}{d\theta}d\theta < 0 \quad (3.35)$$

が同期解 $\phi = 0$ の安定条件であることがわかる．言い換えると式 (3.35) の被積分

関数において，正の寄与が大きければ同期解が安定となる．まず，$Z_V(\theta)\,(E_{\text{syn}}-V_T(\theta))$ の部分に関して考えよう．今考えている位相応答関数は $Z_V(\theta) \geqq 0$ であり，$V_T(\theta)$ は活動電位が出ている位相ゼロ付近以外では興奮性シナプスの反転電位 E_{syn} より小さく，静止膜電位付近のほぼ一定の電位を保っていると考えられる．また，活動電位が出ている位相ゼロから $\theta = \theta_r$ までの不応期では，スパイクへの影響は出ないので $Z_V(\theta) \simeq 0$ と考えられ積分への寄与はほとんどない．したがって，$Z_V(\theta)(E_{\text{syn}} - V_T(\theta))$ の部分では基本的に正の寄与があると考えられる．一方 $m_T(\theta)$ は，一般にシナプス結合のダイナミクスの時定数のスケールでピークを取るので，ピークの位置 $\theta = \theta_p$ より小さい区間で $dm_T(\theta)/d\theta$ が正の値で，それより大きな区間では負の値である．結論として，θ_r と θ_p の区間の寄与が大きければ，同期解は安定化することがわかる．しかし，一般に摂動の影響による位相のずれの大きさ（すなわち $Z_V(\theta)$ の大きさ）は，周期の後半が大きい傾向にあり，これは θ_p より後の位相の不安定化の寄与が大きくなる傾向であることを意味する．また，シナプス結合の立ち上がりの時定数は速く，たとえば α 関数を考えたとき，時定数を無限大にしても，ピーク位置は $\theta_p \to \pi$ であり，常に位相の前半部分にピークがある．これも，安定化に寄与する部分を小さくする原因となる．さらに，θ_p が不応期の終わる位相 θ_r より小さい場合は，安定化へ寄与する部分は完全に無くなる．以上の事から，非負の位相応答関数 $Z_V(\theta) \geqq 0$ に対しては，ニューロンは同期しにくい傾向にあることが言える．とくに leaky integrate-and-fire モデルは単調増加の位相応答関数 $Z_V(\theta)$ をもっており，実際興奮結合では同期解は安定化しないことを見てきた．また，サドル・ノード分岐の特徴を良く表現していると思われる θ モデルでも位相応答関数 (3.34) は π にピークをもっており，$\theta_p < \pi$ ということも考えると，同様に同期解は不安定であることが納得できる．以上は，神経系における興奮性シナプス結合に特化した議論であることに注意したい．

(b) ホップ分岐と位相応答関数

もう1つのタイプ，臨界電流 I_c から不連続的に有限の周波数で周期発火が始まる力学系の典型的なものとして，ホップ分岐がある．その中で「スーパークリティカルホップ分岐」は，安定固定点が臨界電流で不安定化し，その周りに安定周期解が出現する場合である（図3.12(a)）．不安定化の際に2つの複素共役な固有値の実部の符号が変化することが特徴であり，この分岐点近傍での力

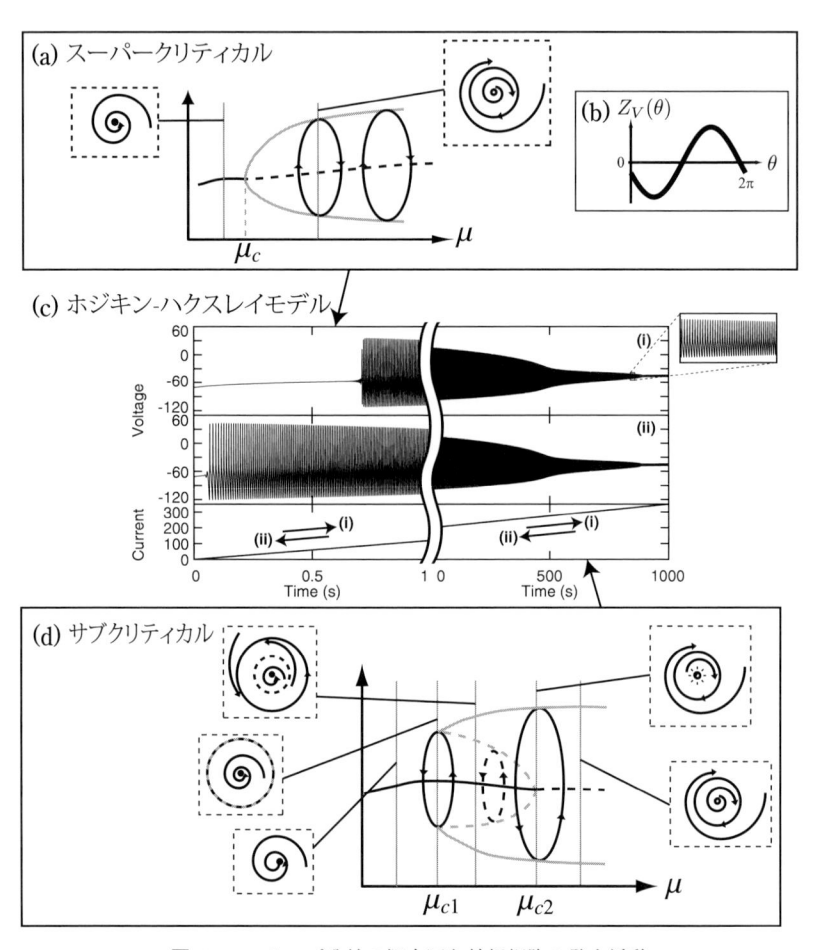

図 3.12 ホップ分岐の概念図と神経細胞の発火活動

(a) スーパークリティカルホップ分岐の分岐図．横軸のパラメータ（電流などを変えることに相当する）を上げていくと，最初固定点が安定であったものが，μ_c の点で不安定化しその周りに小さな安定周期軌道が発生する．(b) スーパークリティカルホップ分岐の位相応答関数の形．負の値をとる部分があることに特徴がある．また，振動数に振幅依存性があることで，位相応答関数は横にシフトする．(c) ホジキン–ハクスレイモデルにおけるホップ分岐の様子．この場合，電流を時間的に上昇させていった場合最初にサブクリティカルホップ分岐を経由して周期発火状態が生じ，その後スーパークリティカルホップ分岐を経由して振動解から電位一定の定常解が実現する．逆向きの変化では，サブクリティカルホップ分岐では履歴現象が見られる．(d) サブクリティカルホップ分岐の概念図．μ_{c1} と μ_{c2} の間では，周期解と固定点が双安定となっている．

学系は，遙減摂動法等により適当なリスケールを行うと下記の形に記述できることが知られている (Kuramoto, 1984).

$$\frac{dW}{dt} = (1+i\omega)W - (1+i\alpha)|W|^2 W \tag{3.36}$$

不安定点が周期軌道に取って替わり出現するのであるから，直交する空間中で周期軌道を表現できなくてはならないが，そのためには最低限 2 変数必要である．それを複素数で表現したのが，式 (3.36) であり，「Stuart-Landau 方程式」と呼ばれている．$W=0$ が固定点解を，$|W| \neq 0$ が周期解の振幅を表している．ただし，この分岐では周期発火が始まる場合は，振幅がゼロより増大することに注意したい．これは最初の周期発火はある有限（ゼロより大きい）の周波数から始まるが，スパイクの振幅も小さなものから徐々に大きくなっていくことを意味する．通常の神経系のスパイク発火は，振幅は有限（スパイクの振幅はゼロから大きくなるのではなくいきなり十分大きな振幅から始まる）である．このような場合，一般的には，時間的に変化しない定常解が不安定化したあと，その近傍には安定な周期解が無く，基本的には不安定化と（局所的には）無関係のすでにある安定周期解に系の状態が乗り移ることで実現している．たとえば，図 3.12(d) にあるように，μ が減少する向きで見ると，不安定固定点が安定化し，それに伴い出現した周期解は不安定である．しかし，すでにその時点で安定周期解が別に存在する場合である．臨界点近傍で不安定周期解が生成される場合を「サブクリティカルホップ分岐」と呼ぶ．図 3.12(d) では，別の臨界点でサブクリティカルホップ分岐でできた不安定周期解と安定周期解が衝突し，解が消失する．これは，サドル・ノード分岐の周期解版と見なせる（フォールドリミットサイクル分岐）．このような場合は，周期解と固定点の双安定な状態がある電流の範囲で出現しており，電流を上げるか下げるかに応じて解の切り替わる場所が異なる「履歴現象」（ヒステリシス）が見られる．図 3.12(c) では，ホジキン–ハクスレイモデルにおいて，このタイプの分岐が見られるパラメータで数値計算をした結果の一例を示した．電流をゼロから徐々に上げていくと，突然ゼロでない有限の大きさの振動数と振幅の周期発火が始まる．これはサブクリティカルホップ分岐により，不安定周期解と衝突することで定常解が不安定化したためと考えられる．さらに大幅に電流を増加させると，スパイクの振幅が小さくなり，やがて振幅がゼロの高い電位に留まる現象が見られ，これは

電流を下げる向きで見ればスーパークリティカルホップ分岐による周期解の出現である．事実，図で示した通り，逆に電流を下げると同じ電流で振幅がゼロから徐々に大きくなる（しかし有限の周波数から始まる）様子が見られる．さらに電流を下げると，電流を増加させたときとは異なる電流で突然振幅がゼロになり電流が一定の定常解が現れる．ここではフォールドリミットサイクル分岐が起きている．この背後にあるメカニズムは，図 3.12(d) を見るとわかりやすい．分岐パラメータの電流の履歴（上げるか下げるか）に応じて，解の変化する場所が異なる点が特徴である．これ以外にもサドルタイプの不安定点と周期解が衝突し，安定周期解が消失するサドルホモクリニック分岐など，安定解が生成消滅する機構はいろいろとある (Izhikevich, 2006)．ここで示した例は，あくまでいくつかよく見られる例の 1 つに過ぎない．

位相応答関数に関しては式 (3.36) のスーパークリティカルホップ分岐の場合

$$Z(\phi) = A\sin(\phi + \beta) \qquad （A は定数） \qquad (3.37)$$

の形になることがわかっている（図 3.12(b)）[24]．β は摂動の加える方向や，振動数の振幅への依存性等により決まる定数である．特徴としては位相応答関数が負になる位相が存在することである．この場合，同期解の安定性等に関して一般的に何か述べるのは困難であり，個別に解析するしかない．また，Stuart-Landau 方程式の場合は，等位相面を解析的に求めることが可能である．その結果として，式 (3.36) に対して極座標表示 $W = Re^{i\theta}$ で $\theta - \alpha \log R =$ 定数 を満たす曲線が等位相面であるとわかる．

最後にいくつか注意点を述べておきたい．タイプ 2 の電流周波数特性の場合，一般にある固定点が不安定化した後，他の安定周期解に移り変わる場合が一般的であるが，位相応答の性質は移り変わった先の安定周期解の性質により決まり，必ずしもホップ分岐の場合と同様の性質を持つとは限らない．しかし，リミットサイクル的にきれいな振動をしている場合は，Stuart-Landau 方程式の位相応答関数の特性としばしば類似していることが多いようである．この場合 $Z_V(\phi) < 0$ の部分があるので，同期特性について一般的な議論はできないが，

---

[24] フォールドリミットサイクル分岐とサブクリティカルホップ分岐がごく近傍で起きる場合（Bautin bifurcation, generalized Hopf bifurcation などと呼ばれる）も，同様の位相応答関数の形をしている．

非負の位相応答関数よりは同期が容易に達成できる場合が多い．他にもサドルホモクリニック分岐の場合など，数学的に興味ある力学的構造の場合の位相応答に関しても議論されている (Brown et al., 2004)．この方面の研究は，個別のイオンチャネルや結合の特性とは独立の軸でニューロンのダイナミクスを整理することが可能になる点で今後有用になるかもしれない．

3.4 同期特性から見たイオンチャネルや結合の機能的意義

位相縮約法を用いた解析により，違った側面からチャネルや発火パターンの機能的役割を捉えることが可能である．いくつかの具体的な例を以下に紹介する．

3.4.1 spike frequency adaptation

大脳皮質の regular spiking (RS) ニューロンはサドル・ノード分岐を行うタイプのものが多いと考えられている．この場合前節で見たように，低頻度の発火（すなわち分岐点近傍）の場合はとくに位相差ゼロで同期を行うのは困難である．一方，数多くの同期発火の例が報告されているが，それとは矛盾しないのであろうか？ RS ニューロンの中には，一定電流を加えた条件下で徐々に振動数が低く（スパイク間隔が長く）なる特性 (spike frequency adaptation) を示すものが一定の割合で含まれている．これは時定数の遅い Ca^{2+} 依存性 K チャネルが原因であると考えられているが，同期特性を解析するとこのチャネルが存在することで同期解が安定化していることがわかる (Crook et al., 1998)．一見このイオンチャネルの役割は spike frequency adaptation という入力に対する単純な慣れの現象を引き起こす受動的なものに見えるが，位相縮約法により同期解の安定化という積極的な側面が明らかになる点が興味深い．ただし，spike frequency adaptation の神経基盤であるイオンチャネルが異なったり（たとえば M カレントなど），他のイオンチャネルの存在の有無などにより，必ずしも同期傾向になるとは限らないこともわかっている (Ermentrout et al., 2001)．

3.4.2　ギャップ結合とシナプス結合の共存

ニューロンの結合様式としては，今まで議論してきた化学シナプス以外の結合として「ギャップ結合 (gap junction)」[25]がある．これは，細胞と細胞の接触部位（多くは樹状突起）で小孔を通して細胞間の連絡を行うチャネルで，コネキシン 6 分子から構成されるコネクソンが実体である．小孔であるので，電位は拡散的に相互作用（すなわち，両者のニューロンの電位が同じになろうとする効果）を行う[26]．ギャップ結合自体は無脊椎動物や下等な脊椎動物で多く見つかっており，高等動物の高次の神経系などではあまり報告が無かった．しかし，近年大脳皮質の抑制性ニューロン間に広く存在することがわかり，その機能的役割に注目が集まっている (Galarreta & Heston, 1999; Gibson et al., 1999; Galarreta & Heston, 2001)．高次の神経系に見つかっているギャップ結合の特徴として次のような興味深い事実が判明している．まず，興奮性ニューロン間や，興奮性ニューロンと抑制性ニューロンとの間にギャップ結合はほとんど見られず，同種の抑制性ニューロン間に存在する．抑制性ニューロンの種類はかなり多様であるが，典型的な抑制性ニューロンとして，その活動電位の特徴などから分類されている fast spiking (FS) ニューロンや low threshold spiking (LTS) ニューロンがある．抑制性ニューロン間でも FS と LTS 細胞はそれぞれのグループ内でギャップ結合とシナプス結合の両者を介して，それぞれが別の回路網を構成しているとの報告がある．いずれにしても，このような抑制ニューロンのネットワークは，表舞台が興奮性ニューロンの活動パターンであるとすれば，その舞台を支えている裏方のような役割を果たしていると考えられ，今も精力的に研究が進められている (Bem & Rinzel, 2004; Chow & Kopell, 2000)．

ここでは，ギャップ結合の電気的性質に限定して，今までにわかっている理論的知見を述べよう．数理モデルの観点からは，ギャップ結合は単純な電位差による結合と考えられ，その誘起する電流は

$$I_{\text{gap}} = -g_{\text{gap}}(V - V_{\text{pre}}) \tag{3.38}$$

と書ける．ここで，V はニューロンの膜電位，V_{pre} はギャップ結合先の相手の

---

[25] 電気シナプス (electrical synapse) とも呼ばれる．
[26] Ca^{2+} や他の重要な物質もギャップ結合を通ると言われているが，その効果は現時点では不明である．

ニューロンの膜電位である．この式からただちに，ギャップ結合は一般に同期を促進する（電位が同じになる）ことが予想できる．この直感的なわかりやすさもあり，ギャップ結合があることで，抑制ニューロンに同期的活動が生じ，それが神経系全体のリズムをつくり出しているという実験的検証の報告が多数存在する．しかし位相縮約を用いることで，ギャップ結合は同期促進以外に，以下で示すように必ずしも自明と思えない興味深い事実も明らかになっている．

(a) イオンチャネルの特性の違いの同期における重要性

抑制性ニューロンと興奮性ニューロンの違いは，相手先のニューロンに与える効果が抑制か興奮かということだけでなく，スパイク生成に関与しているイオンチャネル，とくにKチャネルに違いがあることが知られてい (Erisir et al., 1999)．たとえば，興奮性ニューロンにはKv1.3という種類のKチャネルがあり，その典型的なものはホジキン–ハクスレイモデルである．一方，抑制性ニューロンのうちFSニューロンはKv3.1/3.2系列のKチャネルをもっていることがわかっており，チャネルの開閉の時定数などがより速いゲートダイナミクスをもつことがわかっている．図3.13はギャップ結合で結合した2ニューロン系の同期特性が，イオンチャネルの違いでどのように変化するかを位相縮約の手法を用いて解析したものである．FSニューロン（Kv3系列）の場合，安定な位相差はゼロであり同期解が安定で，直感的にも自然な結果となっている．一方，ホジキン–ハクスレイモデル (Kv1.3) の場合，同期解 (in-phase) も安定であるが，半位相ずれた解 (anti-phase) も同時に安定であり，初期条件に依存して in-phase と anti-phase のどちらかが実現する．anti-phase 解は，直感に反するように思えるが，実は leaky integrate-and-fire ニューロンでは anti-phase のみが安定であるような結果が得られており，そういうこともありうるのである．両者とも結合は同じであるので，内在するイオンチャネルの差，すなわち，位相応答関数の差が，同期特性の違いを生み出していると考えられる．以上の結果から，抑制性ニューロンが特徴的にもっているKチャネルは，ギャップ結合により in-phase のみを安定化することに寄与しており，抑制ニューロンのネットワークが同期して発火する機構の下地になっていると考えられる (Nomura et al., 2003)．

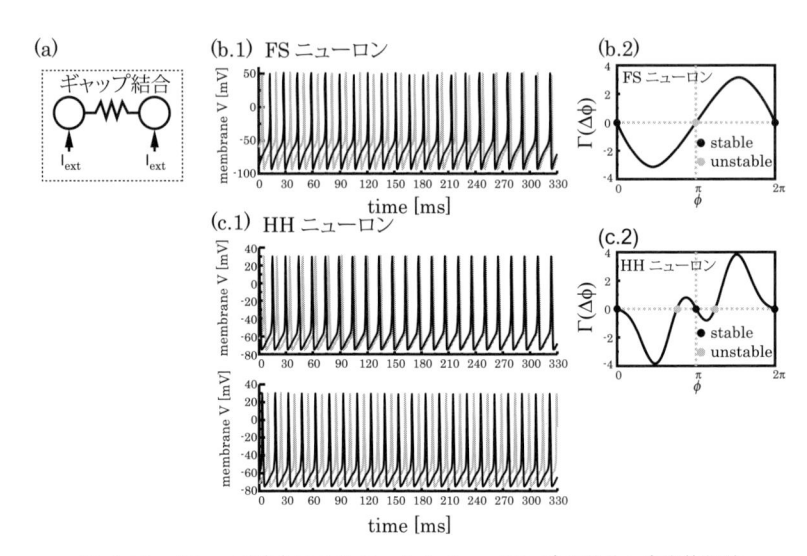

図 3.13 ギャップ結合でつながった 2 ニューロン系の挙動と安定位相差
(a) 概念図 同一の注入電流 I_{ext} を入れる．(b.1) Fast spiking neuron の場合は位相差ゼロの同期解が安定に実現する．(b.2) 対応する相互作用関数 $\Gamma(\Delta\phi)$ の形状．黒は安定点，灰色は不安定点を表す．(c.1) ホジキン–ハクスレイモデルの場合は，位相差ゼロの解と半位相ずれた解の 2 つが双安定となる．(c.2) 対応する相互作用関数 $\Gamma(\Delta\phi)$ の形状．

(b) 興奮性ニューロンとギャップ結合

一方，大脳皮質において興奮性ニューロン間にギャップ結合は見られない．この本当の理由は謎であるが，数理モデルにより解析することで，その理由の一部を示唆する興味深い結果も見つかっている (Kopell & Ermentrout, 2004; Pfeuty et al., 2005; Nomura et al., 2003)．大脳皮質の興奮性ニューロンは，低い発火頻度も可能なサドル・ノード分岐を示す性質があると考えられている．それを満たす RS ニューロンのモデルを用い，ギャップ結合と興奮性シナプス結合が共存している 2 ニューロン系を考えよう．ギャップ結合に対するシナプス結合強度の相対比率を変化させたとき，どのような発火パターンが安定化するか，FS ニューロンと比較してみたのが図 3.14 である[27]．RS ニューロンの場合は，シナプス結合強度比を変化させても，in-phase かほとんど位相差がゼロの解のみが安定であり，単調な相図になっている（図 3.14(b)）．一方，FS

---

27) 通常の位相縮約による解析は，弱い結合の極限を考えた解析のため，通常結合強度の依存性は議論できない．しかしこの例のように，2 種類以上の結合がある場合，その相対的な強度比の依存性を調べることは可能である．当然ではあるが，その場合でも，強度比を保ったまま全体の結合強度を強くしていった場合の非線形性の影響を調べることはできない．

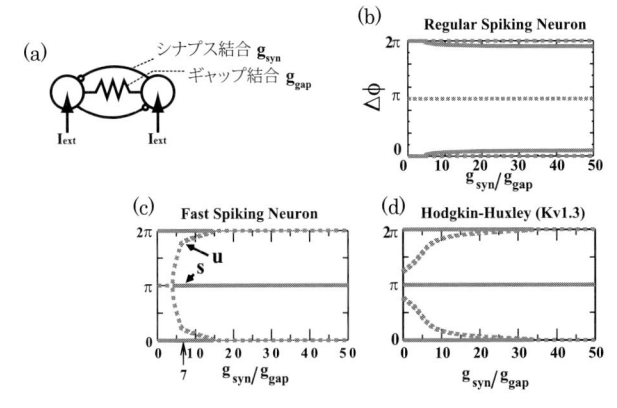

図 3.14　ギャップ結合とシナプス結合の共存

(a) ギャップ結合とシナプス結合が共存している 2 ニューロンモデル．ギャップ結合の強度 g_{gap} を固定し，シナプス結合強度 g_{syn} を変化させたときの安定位相差を調べる．(b) RS ニューロンが興奮性シナプス結合している場合．カリウムチャネルはホジキン–ハクスレイニューロンと同じものを用いている．基本的にほぼ位相差 0 の解が全域にわたって安定である．これは，学習などによりシナプス結合強度を変化させても，同期解のバラエティは変化しないことを意味する．(c) FS ニューロンが対称に抑制シナプス結合している場合．この抑制性ニューロンに特徴的なカリウムチャネル Kv3.1/3.2 系列のダイナミクスを用いている．シナプス結合強度を増やすにつれて，安定解が位相差が 0 の同期解から半位相ずれた解に変化する．その途中には双安定な領域が存在する．(d) ホジキン–ハクスレイニューロンが対称に抑制シナプス結合している場合．興奮性ニューロンに特徴的なカリウムチャネル Kv1.3 のダイナミクスを用いている．ギャップ結合だけの場合でも，同期解と半位相ずれた解が双安定になっている．シナプス結合が強くなれば，同期解のみが安定性を失う．(c) の例と異なり，同期解のみが安定な領域が無い点に注意．

ニューロンでは，シナプス結合の強度比に応じて，in-phase と anti-phase，またはその双安定状態が実現している（図 3.14(c)）．これは，学習などによりシナプス結合強度比を変化させることで，多様な同期状態を実現可能なことを意味し，ギャップ結合の存在が多様性を実現する基礎になっている．逆に，興奮性ニューロンでは，たとえギャップ結合があっても，同期状態の多様性には寄与せず，その意味でギャップ結合の存在意義は少ないと言える．双安定状態の抑制ニューロンのネットワークは，初期状態（外部から与えられる）に応じて，同期や非同期状態（2 体系で anti-phase が安定なこの例の場合，多体系ではランダム一様位相が安定となる; 3.5 節参照）が実現できる（図 3.16(a)）．以上の事実から 1 つの推測として，ギャップ結合は多様な同期状態実現のため抑制性ニューロン間にのみ存在する，ということが言えるかもしれない．上の 2 つの理論解析は，同期という現象に限ってもイオンチャネルや結合様式の意味を新

たな側面から見ることができる良い例である[28]．

最後に，leaky integrate-and-fire ニューロンにギャップ結合を用いる際に注意すべき点を挙げておく．式 (3.38) を単純に加えれば良さそうに思えるが，g_{gap} が小さい場合は同期解は不安定であり，半位相ずれた解が安定となる (Lewis 2003)．一見不思議に思えるが，V の差を小さくしようとする効果とともに，リセットメカニズムによる不連続な変化の結果，電位差はむしろ広がろうとする効果もある．根本的な問題は，leaky integrate-and-fire ニューロンの V はスパイクの発火部分の変化はシミュレートしていないことである．リセットの際に活動電位の変化として δ 関数的な項を V に加えると，同期解が安定化する (Lewis & Rinzel, 2003)．これは integrate-and-fire ニューロンの特異性を示す一例でもあり，物理的な意味をよく考えてモデルを組まないと陥る落とし穴と言える．

3.4.3 バーストニューロンと同期・非同期の切り替わり

ある種のニューロンはバーストとよばれる周期的高頻度発火を示すが，そもそもバースト発火にはどのような機能的意義があるのであろうか？ 単純には，信号の伝達の信頼性向上という役割が考えられる．しかし，それなら学習により十分なシナプス強度を獲得する方が，反応の速さという点でも良さそうである．これから述べる例は，そのバースト発火が周期的であるとき，同期という観点から意外な側面が発見でき，バースト発火の存在意義を考えるうえで興味深いものである (Aoyagi et al., 2003)．

大脳皮質ではいろいろなリズム活動が現れては消える．この事実は，至る所でさまざまなニューロンが他のニューロンと同期・非同期的振る舞いを切り替えていることを示している．ニューロン間の発火活動の同期・非同期を切り替えているメカニズムはいったい何であろうか？ 課題遂行中における大脳新皮質で，状況依存の同期活動が報告されているが，しばしば γ 周波数帯 (30–70 Hz) の振動現象が伴っている．その振動的活動の源は長らく不明であった．その源として最近発見され注目されているのが大脳皮質に存在する chattering cell と呼ばれる

---

[28] ただし，最後に注意すべき点を挙げておく．現時点では FS ニューロンの数理モデルは，ほとんどすべてタイプ 1 の振動数ゼロから発火が始まる性質を持っている．しかし，電流を加えるとある周波数で急に発火が始まるタイプ 2 の特徴を示すとの実験もある (Tateno et al., 2004)．その場合は，位相応答関数はホジキン–ハクスレイモデルと同様のタイプかもしれず，今述べた性質は少し変わるかもしれない．

3.4 同期特性から見たイオンチャネルや結合の機能的意義   81

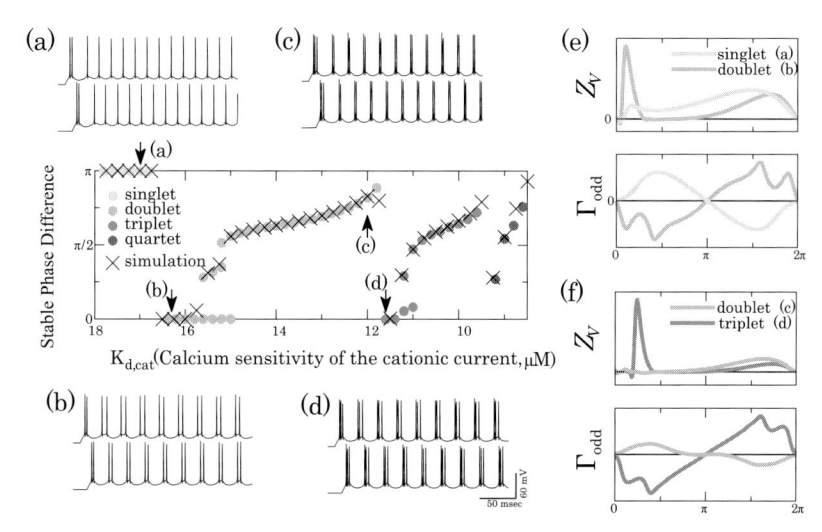

図 3.15 バースト発火と同期特性の切り替わり

左側の中央にある大きな相図はバーストモードの変化と安定位相差の関係を示している．横軸がバーストモードをコントロールするパラメータ（増加するほど 1 周期当たりのスパイクの本数が増える），縦軸は安定位相差を表す．丸印は位相縮約の結果を示してあり，濃淡はバーストモードの違いを表す．×印は数値計算の結果である．各矢印の部分 (a),(b),(c),(d) に対応した 2 ニューロン系の実際の発火状態を上下に示してある．また，(e) は singlet から doublet に変化したときの位相応答関数と Γ_{odd} を示す．(f) は同様に doublet から triplet に変化したときの様子である．

錐体細胞であり，特徴的な高頻度のバースト発火を示す (Gray & McCormick, 1996; Steriade et al., 1998)．しかし，生理学的に妥当な数理モデルを用いて 70 Hz までの高頻度のバースト発火を引き起こすことは困難であった．最近，このバースト発火のメカニズムに関して新しいタイプのカルシウム依存性カチオンチャネル（反転電位が $-40\,\mathrm{mV}$ のスパイク発生の閾値付近である点が特徴）を導入することで，安定に高頻度のバースト発火を生成することが可能であることが示された (Kang et al., 1998; Aoyagi et al., 2002)．興味深い点は，外部からの電流の強さはバースト発火の周波数を，カチオンチャネルのカルシウム感受性はバーストモード（1 バースト当たりのスパイク数）を制御していることである．さらに，2 つのニューロンを興奮性結合させた場合の挙動を解析した結果，バースト当たりのスパイク数が 1 つ増加する（すなわちバーストモードが変化する）際，非同期状態から同期状態へ切り替わることが非常に一般的な状況下で見られるということが判明した（図 3.15 参照．1 周期に 1 スパイクの

singlet から 1 周期に 2 スパイクの doublet になったときは同期するが，triplet になる直前は同じ doublet ではあるが同期せず半位相ずれる）．生理学実験によると，ある種の神経伝達物質によりカチオンチャネルのカルシウム感受性を変えることが可能であり，その結果バーストモードを変化させて同期特性を制御できる．このことから，たとえ同じシナプス入力を受けていても，神経伝達物質により同期・非同期を切り替えることが可能であり，注意の切り替えや情報統合のメカニズムとして有用であると想像を膨らますこともできる．ネットワークレベルでの解析では，このようなメカニズムで素早い同期・非同期の切り替えが可能であることも示されている（図 3.16(b)）．

　以上の研究から，バースト発火は同期・非同期の切り替えに有用な発火様式であることが言えそうである．また，従来のネットワークレベルのモデル化では十分考慮されていなかった神経伝達物質に関して，同期特性の切り替えに有効な役割を果たす可能性を示唆した点は興味深い．神経系ネットワークのモデルにおいて，従来シナプス結合以外の相互作用はあまり考慮されてこなかった．しかし，現実の脳を知ると，多様な神経伝達物質からなる高度な情報処理のための化学装置という見方もでき，その部分を取り込んだモデル化は今後重要性を増すと考えられる．

3.5　多数の周期発火したニューロンのネットワーク

　今まで2ニューロン系に関してさまざまな状況を考え，そこから多体系のニューロンのネットワークの性質を暗に推し量って議論してきた．実際，2ニューロン系で位相差ゼロの同期解が安定であれば，多体系のネットワークでも同様にすべてのニューロンが位相差ゼロで同期する状態が安定である．しかし，2ニューロン系で半位相ずれた解が安定な場合，多体系のネットワークでは同様にすべてのニューロンどうしが半位相ずれた状態になることは不可能である．結果として，2ニューロン系でゼロでない有限位相差が安定な場合，多体系のネットワークでは2クラスター状態や一様ランダム位相状態，非定常なダイナミックな状態など，さまざまな状態が出現する．どれが実現するかを知るには以下に

述べる解析を行う必要がある[29]．

3.5.1 多体系のネットワークの位相記述

N 個の周期発火するニューロンが弱く相互に結合している系は，位相縮約法を適用すると 2 体系と同様の議論で一般に次のようなダイナミクスに従うことが示せる．

$$\frac{d\phi_i}{dt} = \omega_i + \sum_{j=1}^{N} \Gamma_{ij}(\phi_i - \phi_j) \tag{3.39}$$

ここで，ϕ_i および ω_i は i 番目のニューロンの位相と自然振動数である．理論的に解析可能な結果を得るために Γ_{ij} に関して特別な形を仮定したモデルが解析されている．たとえば，2 ニューロン系の位相縮約で得られた $\Gamma(\phi)$ を用いて，同様のニューロン N 個が結合したネットワークを考える場合は，$\Gamma_{ij}(\phi) = N^{-1}\Gamma(\phi)$ と仮定するのが自然である[30]．したがって，モデル方程式は

$$\frac{d\phi_i}{dt} = \omega_i + \frac{1}{N}\sum_{j=1}^{N} \Gamma(\phi_i - \phi_j) \tag{3.40}$$

となる．

(a) クラスター状態と一様ランダム位相状態

まず最初に，振動数 ω_i が同一の場合を考えよう．2 体で同期解 $\Delta\phi = 0$ が安定な条件では，多体系でもすべてのニューロンの位相がそろった同期状態はやはり安定である．直感的には，2 体系で位相差ゼロが最も安定な配置である場合，多体系でもすべてのニューロンが位相差ゼロを満足する配置を矛盾無く実現できることから納得できる．しかし，有限位相差が安定な場合はそれほど単純ではない．たとえば，ちょうど半位相ずれた状態が安定である場合，多体系ですべてのニューロンが互いに半位相ずれる配置は不可能である．結果的に出現する安定状態の典型的な例として，2 クラスターに分かれる状態や，互いに位

---

[29] 2 ニューロン系と同様に，leaky integrate-and-fire モデルや θ モデル等は解析的に取り扱いやすく，多体系のネットワークの解析に関して詳しい研究が行われている．厳密にマップで解析する例もあるが，フォッカー–プランク方程式 (4.4 節参照) による位相の分布関数を解析する手法もある．後者では，抑制性ニューロンと興奮性ニューロンの 2 つの集団が相互作用している系で，周期的な活動が見られる場合，そこに位相縮約を適用して解析する例などがある (Kanamaru, 2006)．

[30] N^{-1} はニューロン数が増加しても結合の項の大きさが一定になるための規格化定数である．これは，ニューロン数の細かな差によらないユニバーサルな現象を見るためには自然な仮定であろう．

相差が一様になるよう分布する状態などがある．ここで2クラスター状態とは，半々に同期した2グループに分かれ，グループ間の位相差がπずれた状態である[31]．この場合，半数のニューロンとは半位相ずれた配置を実現しているが，残りの半数とは同期状態である．2ニューロン系で同期解は不安定であるが，一種の妥協案として条件によってはこの状態が安定となる場合もある．すなわち，半数の相手とは半位相ずれた条件を満足して，残りの相手と同条件を満たすことはあきらめるのである．厳密に言えば，2クラスター解以外に複数クラスター解もあるが，それが実現する領域は狭いことが多い．一方，一様ランダム位相分布（ランダムに位相が分布した状態，いわゆる非同期状態）は，痛み分けの配置として，平等に満足できない度合いをみんなで分かち合う妥協案である．すなわち，全ニューロンと半位相ずれるのは難しいので，みんな一様に散らばって位相差を均等に分布させるのである．この一様位相分布の状態は，ノイズが存在する条件下で典型的に見られる安定状態である．別の言い方をすれば，ノイズの強度が増加すれば，一様位相分布がクラスター状態の不安定化を経て出現することが多い．また，そもそも定常状態にならないダイナミックな振る舞いを示す場合もある．たとえば，結合関数の性質によっては，ヘテロクリニック軌道を巡る複雑な振る舞いを示す場合も存在する (Kori & Kuramoto, 2001)．具体的に計算をしてみた例を図3.16に示した．前節で解析した2ニューロン系を多体系にした場合，どのようなことが起こるか数値計算で調べた結果である．この場合，2ニューロン系での半位相ずれた安定解が，多体系では一様ランダム位相に近い状態（ノイズが無い場合はNクラスター状態）になっていることがわかる．

どのような状態が安定に出現するかは，クラスター状態に関しては式 (3.40) の線形安定解析で固有値を調べることでわかる．一方，一様位相分布状態に関してはノイズを考慮して式 (3.40) に対応するフォッカー–プランク方程式により位相分布関数の定常解を解析することでわかる．具体的には，各ニューロンの位相にランダムなノイズ $\xi(t)$ が加わった場合を考え，位相の分布関数が従うフォッカー–プランク方程式を解析する．簡単のため振動数はすべて等しい ($\omega_i = \omega_0$) として，$\varphi = \omega_0 t + \phi$ により一様回転している座標系の位相分布関

---

[31] もちろん，必ずしも均等に分かれるとは限らず，一般にある範囲内であれば，異なる比率に分かれても安定である場合が多い．その場合はグループ間の位相差は π からずれる．

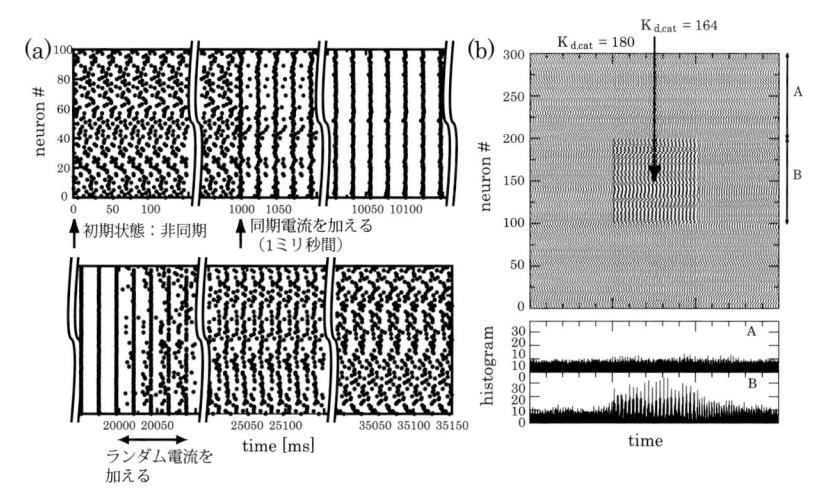

図 3.16 ネットワークにおける同期・非同期の切り替え

(a) ギャップ結合とシナプス結合が共存している抑制ニューロンのネットワーク．両者の結合強度比は，2 ニューロンの場合に位相差 $\Delta\phi = 0$ と $\Delta\phi = \pi$ の解が安定になる値を用いた（図 3.14(b)）．この場合，多体ネットワークでは同期解と，位相が一様にばらつく非同期解が双安定な系になる．非同期解の状態にあっても，外部から同期スパイクを入れることにより，同期解に遷移する．また，逆に非同期スパイク入力を入れると，同期解から非同期解へ遷移する．(b) バースト発火するチャタリングニューロンモデル（図 3.15 参照）のネットワーク．この場合，singlet で発火している 2 ニューロン系では半位相ずれた解が安定であるが，多体系では位相が一様に散らばる非同期解が安定となる．部分的にパラメータを変えて，バーストモードを singlet から doublet に切り替えると，その場所のニューロン（B で示した範囲）だけ同期して発火する．

数 $n(\varphi, t)$（時刻 t で位相 φ をとるニューロンの割合）を考えると，次のフォッカー – プランク方程式に従うことがわかる．

$$\frac{\partial n(\varphi, t)}{\partial t} = -\frac{\partial}{\partial \varphi} \int_0^{2\pi} \Gamma(\varphi - \theta) n(\theta, t) n(\varphi, t) d\theta + D \frac{\partial^2 n(\varphi, t)}{\partial \varphi^2} \quad (3.41)$$

ただし，ノイズの性質に関しては平均ゼロ（$\langle \xi(t) \rangle = 0$）で自己相関が $\langle \xi(t)\xi(t') \rangle = 2D\delta(t - t')$ と仮定した．たとえば，一様ランダム位相分布状態の安定性は，$n(\varphi, t) = 1/2\pi$ の周りの摂動のダイナミクス（線形安定性）を見ることで解析できる (Kuramoto, 1984)．

(b) 振動数がばらついている場合の引き込み転移

振動数 ω_i がばらついている場合は，とくに $\Gamma_{ij}(\phi) = -K\sin(\phi)$ を仮定した

モデルは「蔵本モデル」と呼ばれ，理論的にその性質がよく調べられている[32]．無限系 ($N \to \infty$) ではある臨界結合強度 K_c が存在し，$K > K_c$ では有限の割合の振動子（N に比例したという意味）が同期（位相差はあるが振動数が等しい）することがわかっている．$K < K_c$ では同期している振動数の割合は N に比べて無視できる．これを「引き込み転移」と呼ぶ．振動数がローレンツ分布に従う特殊な場合は厳密に解ける．また安定性などについては中心多様体定理を用いた議論がある (Crawford, 1995)．以上の結果は，神経系に限定されない同期現象を幅広く含む基礎理論であり，多くの知見があるが詳しくは文献を参照されたい (Kuramoto, 1984; Acebron et al., 2005; Strogatz, 2000)．また，d 次元格子（d は整数）状に最近接結合をしている場合は，一般的には振動数が同じになる引き込み転移の方が，位相の引き込み転移よりも起こりやすいことも知られている．

3.5.2 発火タイミングに情報を埋め込む連想記憶モデル

ニューロンの発火タイミングに情報をコードすることは，位相縮約の枠組みではニューロン間の位相を一定に保つ位相パターンに情報をコードすることに対応する．複数の位相パターンをアトラクターとして安定解にできるのであれば，外部刺激に応じて複数のプロトタイプの位相パターンを想起することができ，一種の連想記憶モデルとなる．この「位相パターンの連想記憶モデル」として，周期関数である Γ_{ij} をフーリエモードの最低次で近似した $\Gamma_{ij}(\phi) = J_{ij} \sin(\phi + \beta_{ij})$ を用いるモデルがある．その際 J_{ij} と β_{ij} は後に学習則によって定めるパラメータで，ヘブ学習則を一般化したルールで決めることが可能である．とくに ω_i がすべて同じ場合には，統計物理の理論が適用可能で，記憶容量や引き込み領域等が理論的に解析されている (Aoyagi & Kitano, 1998)．ニューロン数が十分大きく，ランダムな一様位相分布をもつパターンに対しては，おおよそ $0.038N$（N はニューロン数）個のパターンが安定解として埋め込み可能である (Cook, 1989)．自己想起型連想記憶モデル（あるいはホップフィールドモデル）では平均発火率に情報をコードしていると考えているが，上のモデルはスパイクタイミングに情報をコードする最も単純な連想記憶モデルであるといえる．

---

[32] 一般の結合関数 $\Gamma(\phi)$ の形でも解析されている (Daido, 1994)．

3.6 今後の展望

最近話題のブレインマシンインターフェイスの実現には，マルチニューロンの解析が必須であり，必然的に複数のニューロンのシグナルを取り扱うことになる．その結果，ニューロン間の時間的関係性の重要性が再認識されるようになるだろう．その最も基本的なものは，規則的なリズム活動におけるニューロン相互の時間的関係と同期特性である．今後，神経科学においてリズム活動はいろいろな局面で重要な1つの研究トピックとなるであろう．しかし，将来何が重要となるかの予測は難しく，人の予測に頼って研究テーマを決めるのはやめた方が無難である．あくまで参考として以下に私個人が重要と思うテーマを述べる．

3.6.1 位相応答関数の実験による計測手法

これまでの研究でよく行われていたのは，まずニューロンの詳細なモデルを構築し，それが正しいという前提条件の下で位相縮約法を適用して，ネットワークの同期特性を調べると見通しよく理解できるというものであった（図3.1A,B）．しかし，しばしば問題になるのは，モデル化の正確さが十分保証できず，そのためネットワークレベルの挙動を正確に予言するのが困難となる点である．たとえば神経修飾物質のニューロンへの影響を調べる場合，関連するすべてのイオンチャネルへの影響を正確にモデルに反映するには，膨大な電気生理学的実験が必要である．未知のイオンチャネルなどもあるかもしれない．しかし，リズム現象に限れば，実験で直接位相応答関数を計測し，縮約した力学系をそこから構築することで，未知のイオンチャネル等の効果も織り込み済みの数理モデルを構築できる（図3.1C）．神経伝達物質の影響を位相応答関数の変化として捉え，少なくとも同期現象に関する限り正しく力学系を構築できるというわけである．

以上のような観点もあり，近年盛んに位相応答関数の実験的計測が行われるようになってきている (Oprisan et al., 2004; Reyes & Fetz, 1993; Gutkin et al., 2005; Preyer & Butera, 2005)．位相応答関数の計測方法は従来，周期発火しているニューロンにさまざまな位相で短いパルス状の摂動電流を加えて計

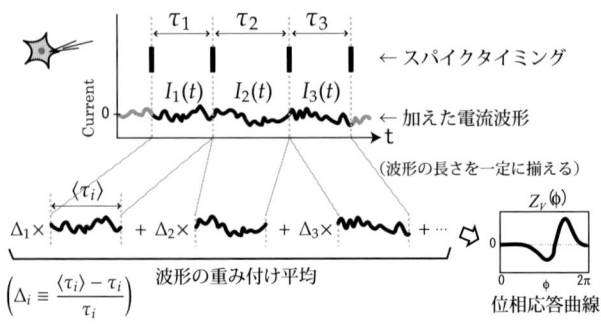

図 3.17 揺らぐ電流と発火周期の揺らぎから位相応答関数を抽出する実験手法 (Ota et al., 2009)

実験では，周期発火するニューロンに，相関時間が周期に対し小さい平均ゼロの揺らぐ電流を加える．そのときの発火時刻と注入した電流の変化波形を記録しておく．その後，電流をスパイク発生時刻で切り取り，平均スパイク間隔に揃えるように時間方向に伸縮する．そのようにしてリスケールされた電流波形を，対応する周期のずれで重みをつけ平均すると位相応答関数が得られる．

測する手法がよく用いられてきた．しかし，実際にはノイズが大きく位相応答関数の形が十分な精度で得られることはまれである．たとえば周期が揺らいでいることにより，摂動を加えるタイミングの位相の精度が不正確になることも一因である．そのようなノイズに埋もれたデータから位相応答関数を推定するために，統計学的手法を活用する研究も報告されている (Galán et al., 2005; Aonishi & Ota, 2006).

一方，そもそもノイズで揺らいでいる信号と揺らぐ発火周期の情報から，位相応答関数をもう少し洗練した手法で求めることはできないであろうか？ 実は最近，揺らいでいる電流刺激と発火周期のずれから直接位相応答関数を推定する手法が開発されている (Ermentrout et al., 2007; Ota et al., 2009). 具体的には図 3.17 にあるような手順に従えば良い．まず，加えた揺らぐ電流とスパイクの時刻を正確に記録しておく．その後，スパイクを目印に揺らぐ電流信号を切り分け，それぞれの信号の長さを平均周期（平均スパイク間隔）に揃える．このようにして切り分けて長さを揃えた各電流波形を，対応するスパイク間隔の平均からのずれを重みとして平均すると位相応答関数が抽出できる．正しく抽出できることは理論的にも導出できるが，直感的には，周期を短くするのにもっとも適した入力信号は位相応答関数の形をしているため，そのような相関を利用して統計的に位相応答関数の形を抽出していると説明できる．具体

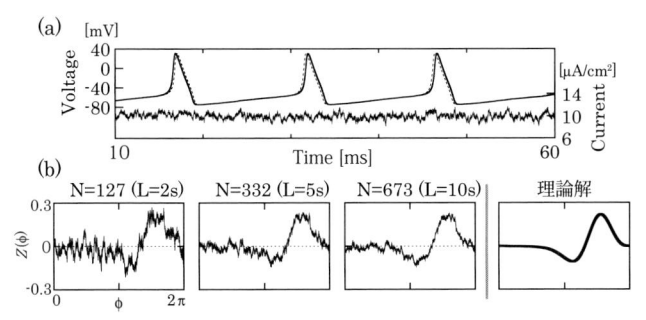

図 3.18 ホジキン–ハクスレイモデルで重み付きスパイクトリガー平均の手法により求めた位相応答関数

(a) 約 68 Hz で周期発火しているホジキン–ハクスレイモデルに揺らぐ電流を加え，データを生成した．(b) 計測時間 L が長くなるにつれて，正しい位相応答関数（adjoint 法で計算した理論解）に収束していくことがわかる．図の上部 N はスパイクの総数（すなわち平均のサンプル数，多少の揺らぎがあるが計測時間 ÷ 平均周期にほぼ等しい）を示す．この場合，10 秒程度計測すれば十分な精度を確保できているのがわかる．

的に数値計算から求めた例を図 3.18 に示した．ニューロンのモデルとしてホジキン–ハクスレイモデルを用い，入力電流に平均ゼロの揺らぎ（この例では Ornstein-Uhlenbeck 過程）を用いている．数値実験ではあるが，約 68 Hz で発火しているニューロンから，10 秒程度の計測で位相応答関数が正確に浮かび上がって来る様子が見て取れる[33]．この手法は，従来のパルス刺激を加える測定においては厄介者であった揺らぎを，積極的に有効な情報として利用しており，実験の容易さからも今後活用されると期待できる．

3.6.2 シナプス結合可塑性とネットワークダイナミクス

神経ネットワークの最も顕著な特徴として，シナプス結合強度がニューロン活動に応じて適応的に変化し，ネットワーク構造を変えるという性質（シナプス可塑性）がある (Hebb, 1949; Bi & Poo, 1998)．このシナプス可塑性は学習や記憶など，神経ネットワークが高度で柔軟な情報処理を実現するための基盤であり，活発に研究が行われているテーマである．たとえば，シナプス可塑性として spike-timing dependent plasticity (STDP) という，シナプス前後のニューロンの発火順序に依存して伝達効率が変化する現象が報告されている (Bi & Poo, 1998)．このようなシナプス可塑性のルールに応じて，神経ネットワー

---

[33] 使用する刺激の揺らぎが小さすぎると不可避の環境ノイズにデータが埋もれてしまい，逆に強すぎると非線形の効果が出て位相縮約の近似が悪くなることがわかっている．

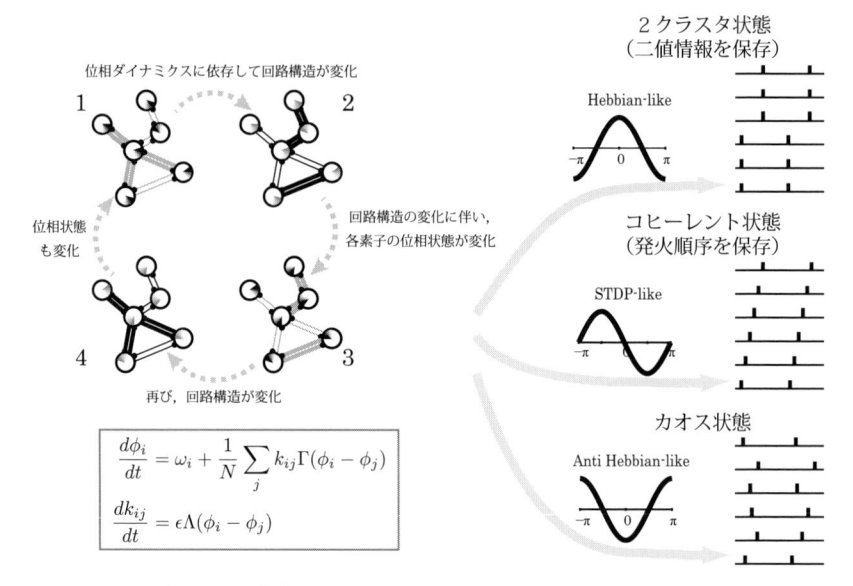

図 3.19 神経活動に依存して結合が動的変化するリカレントネットワーク
リカレントネットワークにおいてシナプス可塑性により結合が常時変化し続ける系を考えよう．このような系は神経活動が結合変化の影響を受ける一方，神経活動に依存して結合もまた時間変化することで多様な振る舞いを示す．このとき，周期的神経活動に限定すれば，位相記述を用いた統一的記述ができ，理論的解析が可能になる．この場合，学習ルールを規定する $\Lambda(\phi)$ や結合関数 $\Gamma(\phi)$ の形に依存して典型的には3つの状態が構造安定に出現する．

$$\frac{d\phi_i}{dt} = \omega_i + \frac{1}{N}\sum_j k_{ij}\Gamma(\phi_i - \phi_j)$$

$$\frac{dk_{ij}}{dt} = \epsilon\Lambda(\phi_i - \phi_j)$$

クはどのように形成され，またいかにして学習・記憶といった機能を獲得することになるのか？ 神経ネットワークのダイナミクスとして，シナプス可塑性の効果を議論することは重要である．近年大規模な神経ネットワークの数値計算に基づく回路構造形成や自発神経活動の解析など，こういった方向の研究が数多く行われるようになってきた (Izhikevich et al., 2004; Morrison et al., 2007; Cateau & Fukai, 2007).

このような系の特質として，ニューロンの発火状態に応じてシナプス結合の変化が生じ，またその結合構造の変化がニューロンの発火状態に影響を与える，ダイナミクスの再帰構造がある．すなわち図3.19に示すように，シナプス可塑性は再帰的な作用を通じて，神経ネットワークのダイナミクスを変化させていく．このとき，いかなる状態が最終的に出現するのか，その状態はいかなる機能を果たしうるのか，理論的に解明することは重要な課題である．ここで，周

期的な神経活動に限定すると，系の振る舞いを図 3.19 の式のように一般的に記述することができる．これにより，学習ルールを規定する $\Lambda(\phi)$ や結合関数 $\Gamma(\phi)$ の形に依存して，系の動的振る舞いを系統的に調べ上げることが可能となる．現在までの成果として興味深いことに，学習関数 $\Lambda(\phi)$ の形に応じて 3 つの典型的な状態が構造安定に出現することがわかっている (Aoki & Aoyagi, 2009)．学習関数 $\Lambda(\phi)$ をヘブ的，すなわち近い状態のニューロン間の結合は強化し，異なる状態のニューロン間の結合は減弱するルールにすると，最終的に 2 クラスター状態が出現する．学習関数 $\Lambda(\phi)$ が非対称 STDP 的，すなわち発火タイミングに強く依存する場合，最終的に発火順序パターンを保持するコヒーレントな定常状態に落ち着く．さらに学習関数が反ヘブ的な場合には，系は定常状態に収束せず，かつカオス状態となる．上記 3 状態において，初期状態との相互情報量に基づきニューロン集団の保持する情報量を調べると，コヒーレントな状態が一番情報量が多く，次に 2 クラスター状態となり，カオス状態では情報量はほぼゼロとなる．これらの結果より系の可能な機能的役割に関して，ヘブ的な学習ルールの場合は二値記憶と同等の記憶能力があり，STDP 的な学習ルールでは時間的シーケンスが記憶可能であることを示している．以上の結果は，個別的に調べられてきた今までの知見を見直し，今後の研究にも重要な指針を与えることが期待できる．

3.6.3 その他のトピック

その他に最近注目されている話題として，周期発火しているニューロンに対するノイズの効果がある．実験でニューロンに一定の電流を加える場合より，わずかな揺らぎを加えた電流を用いた場合の方が，試行ごとのスパイクタイミングのバラツキが少なくなる (Mainen & Sejnowski, 1995)．これは，共通ノイズを入力した安定リミットサイクル解の同期現象として知られている (Teramae & Tanaka, 2004)．今後，ネットワークの場合にはどうなるかなど理論的展開が期待される．また，ニューロンは常にきれいな振動的活動をしているわけではなく，たとえばカオス的な振る舞いのなかに同期現象が見られることがある．そのような非定常な場合でも同期特性の解析が可能な理論の構築も望まれる．最後に，数理モデルを構築し解析することの最終的な目的は，神経活動のリズムの機能的役割を解明することである．リズムや同期の機能的役割に関してはい

くつかの理論的研究 (Malsburg & Schneider, 1986; Hopfield & Brody, 2001; Engel et al., 2001; Aoki & Aoyagi, 2007) はあるが，現時点で広く受け入れられているコンセンサスはない．生理学実験により観察されている神経系にみられるリズム活動や同期・非同期の遷移現象に関して，その機能的役割や高次機能との関連を解明することは今後の大きな課題である．そのようなリズム現象が絡んだ脳の機能解明を行おうとしたとき，本章が読者にとって少しでも役立てば幸いである．

謝辞

最後に，執筆にあたり研究室のメンバーにはいろいろ協力していただいた．とくに，太田絵一郎氏には図や文献データの作成に関して，野村真樹氏，青木高明氏，田中琢真氏には原稿の校正に関して，随分助けていただいた．なお，紹介した研究内容の一部は複数の共同研究者との成果に基づいている．

参考文献

[1] Acebron JA, Bonilla LL, Vincente CJP, Ritort F and Spigler R (2005) The kuramoto model: A simple paradigm for synchronization phenomena. *Rev Mod Phys* **77**: 137–186.

[2] Acker CD, Kopell N and White JA (2003) Synchronization of strongly coupled excitatory neurons: Relating network behavior to biophysics. *J Comput Neurosci* **15**: 71–90.

[3] Aoki T and Aoyagi T (2007) Synchrony-induced switching behavior of spike pattern attractors created by spike-timing-dependent plasticity. *Neural Comput* **19**: 2720–2738.

[4] Aoki T and Aoyagi T (2009) Co-evolution of phases and connection strengths in a network of phase oscillators. *Phys Rev Lett* **102**(3): 034101.

[5] Aonishi T and Ota K (2006) Statistical estimation algorithm for phase response curves. *J Phys Soc Jpn* **75**(11): 114802.

[6] Aoyagi T, Kang Y, Terada N, Kaneko T and Fukai T (2002) The role of Ca^{2+}-dependent cationic current in generating gamma frequency rhythmic bursts: Modeling study. *Neuroscience* **115**(4): 1127–1138.

[7] Aoyagi T and Kitano K (1998) Retrieval dynamics in oscillator neural networks. *Neural Comput* **10**: 1527–1546.

[8] Aoyagi T, Takekawa T and Fukai T (2003) Gamma rhythmic bursts: Coherence control in networks of cortical pyramidal neurons. *Neural Comput* **15**: 1035–1061.

[9] Bem T and Rinzel J (2004) Short duty cycle destabilizes a half-center oscillator, but gap junctions can restabilize the anti-phase pattern. *J Neurophysiol* **91**: 693–703.

[10] Bi GQ and Poo MM (1998) Synaptic modifications in cultured hippocampal neurons: dependence on spike timing, synaptic strength, and postsynaptic cell type. *J Neurosci* **18**: 10464–10472.

[11] Bressloff PC and Coombes S (2000) Dynamics of strongly coupled spiking neurons. *Neural Comput* **12**: 91–129.

[12] Brown E, Moehlis J and Holmes P (2004) On the phase reduction and response dynamics of neural oscillator populations. *Neural Comput* **16**: 673–715.

[13] Cateau H and Fukai T (2007) Local synchrony formed by spike-timing-dependent plasticity working on asynchrony-favoring neurons. *Neurosci Res* **58**: S53.

[14] Chow CC and Kopell N (2000) Dynamics of spiking neurons with electrical coupling. *Neural Comput* **12**: 1643–1678.

[15] Coenena A, Zajachkivskyb O and Bilskic R (1998) In the footsteps of Beck: the desynchronization of the electroencephalogram. *Electroencephalography and Clinical Neurophysiology* **106**: 330–335.

[16] Cook J (1989) The mean-field theory of a Q-state neural network model. *Journal of Physics A* **22**: 2057–2067.

[17] Crawford JD (1995) Scaling and singularities in the entrainment of globally coupled oscillators. *Phys Rev Lett* **74**: 4341–4344.

[18] Crook SM, Ermentrout GB and Bower JM (1998) Spike frequency adaptation affects the synchronization properties of networks of cortical oscillators. *Neural Comput* **10**: 837–854.

[19] Daido H (1994) Generic scaling at the onset of macroscopic mutual entrainment in limit-cycle oscillators with uniform all-to-all coupling. *Phys Rev Lett* **73**: 760–763.

[20] Destexhe A, Mainen Z and Sejnowski T (1994) An efficient method for computing synaptic conductances based on a kinetic model of receptor binding. *Neural Comput* **6**: 14–18.

[21] Engel AK, Fries P and Singer W (2001) Dynamic predictions, oscillations and synchrony in top-down processing. *Nat Rev Neurosci* **2**: 704–716.

[22] Erisir A, Lau D, Rudy B and Leonard CS (1999) Function of specific K^+ channels in sustained high-frequency firing of fast-spiking neocortical interneurons. *J Neurophysiol* **82**: 2476–2489.

[23] Ermentrout B (1996) Type I membranes, phase resetting curves, and synchrony.

Neural Comput **8**: 979–1001.

[24] Ermentrout B, Pascal M and Gutkin B (2001) The effects of spike frequency adaptation and negative feedback on the synchronization of neural oscillators. *Neural Comput* **13**: 1285–1310.

[25] Ermentrout GB, Galán RF and Urban NN (2007) Relating neural dynamics to neural coding. *Phys Rev Lett* **99**: 248103.

[26] Fries P (2005) A mechanism for cognitive dynamics: Neuronal communication through neuronal coherence. *Trends Cogn Sci* **9**(10): 474–480.

[27] Galán RF, Ermentrout GB and Urban NN (2005) Efficient estimation of phase-resetting curves in real neurons and its significance for neural-network modeling. *Phys Rev Lett* **94**: 158101.

[28] Galarreta M and Hestrin S (1999) A network of fast-spiking cells in the neocortex connected by electrical synapses. *Nature* **402**: 72–75.

[29] Galarreta M and Hestrin S (2001) Electrical synapses between GABA-releasing interneurons. *Nature Reviews Neuroscience* **2**: 425–433.

[30] Gibson JR, Beierlein M and Connors BW (1999) Two networks of electrically coupled inhibitory neurons in neocortex. *Nature* **402**: 75–79.

[31] Gray CM, König P, Engel AK and Singer W (1989) Oscillatory responses in cat visual cortex exhibit inter-columnar synchronization which reflects global stimulus properties. *Nature* **338**: 334–337.

[32] Gray CM and McCormick DA (1996) Chattering cells: superficial pyramidal neurons contributing to the generation of synchronous oscillations in the visual cortex. *Science* **274**: 109–113.

[33] Guckenheimer J and Holmes P (1997) *Nonlinear oscillations, dynamical systems, and bifurcations of vector fields* (3rd Ed). Springer-Verlag.

[34] Gutkin BS, Ermentrout GB and Reyes AD (2005) Phase-response curves give the responses of neurons to transient inputs. *J Neurophysiol* **94**: 1623–1635.

[35] Hammond C, Bergman H and Brown P (2007) Pathological synchronization in parkinson's disease: Networks, models and treatments. *Trends Neurosci* **30**(7): 357–364.

[36] Hansel D, Mato G and Meunier C (1995) Synchrony in excitatory neural networks. *Neural Comput* **7**: 307–337.

[37] Hebb DO (1949) *The organization of behavior: A neuropsychological theory*. Wiley, New York.

[38] Hodgkin AL and Huxley AF (1952) A quantitative description of membrane current and its application to conduction and excitation in nerve. *J Physiol* **117**: 500–544.

[39] Hopfield JJ and Brody CD (2001) What is a moment? Transient synchrony as a collective mechanism for spatiotemporal integration. *PNAS* **98**: 1282–1287.

[40] Izhikevich EM (2006) *Dynamical systems in neuroscience - the geometry of excitability and bursting*. The MIT Press.

[41] Izhikevich EM, Gally JA and Edelman GM (2004) Spike-timing dynamics of neuronal groups. *Cereb Cortex* **14**(8): 933–944.

[42] Kanamaru T (2006) Analysis of synchronization between two modules of pulse neural networks with excitatory and inhibitory connections. *Neural Comput* **18**: 1111–1131.

[43] Kang Y, Okada T and Ohmori H (1998) A phenytoin-sensitive cationic current participates in generating the afterdepolarization and burst afterdischarge in rat neocortical pyramidal cells. *Eur J Neurosci* **10**: 1363–1375.

[44] Kopell N and Ermentrout B (2004) Chemical and electrical synapses perform complementary roles in the synchronization of interneuronal networks. *PNAS* **101**(43): 15482–15487.

[45] Kori H and Kuramoto Y (2001) Slow switching in globally coupled oscillators: robustness and occurrence through delayed coupling. *Phys Rev E* **63**: 046214.

[46] Kuramoto Y (1984) *Chemical oscillations, waves, and turbulence*. Springer-Verlag.

[47] 蔵本由紀（編）(2005)『リズム現象の世界』(非線形・非平衡現象の数理 1) 東京大学出版会.

[48] 蔵本由紀 (2007)『非線形科学』集英社新書.

[49] Kuznetsov YA (2004) *Elements of applied bifurcation theory* (3rd Ed). Springer.

[50] Laurent G (2002) Olfactory network dynamics and the coding of multidimensional signals. *Nat Rev Neurosci* **3**: 884–895.

[51] Lewis TJ (2003) Phase-locking in electrically coupled non-leaky integrate-and-fire neurons. *Discrete and Continuous Dynamical Systems-Series B* **Supplement**: 554–562.

[52] Lewis TJ and Rinzel J (2003) Dynamics of spiking neurons connected by both inhibitory and electrical coupling. *J Comput Neurosci* **14**: 283–309.

[53] Mainen ZF and Sejnowski TJ (1995) Reliability of spike timing in neocortical neurons. *Science* **268**: 1503–1506.

[54] Von der Malsburg C and Schneider W (1986) A neural cocktail-party processor. *Biol Cybern* **54**: 29–40.

[55] Morrison A, Aertsen A and Diesmann M (2007) Spike-timing-dependent plasticity in balanced random networks. *Neural Comput* **19**: 1437–1467.

[56] Nomura M and Aoyagi T (2005) Stability of synchronous solutions in weakly coupled neuron networks. *Progr Theoret Phys* **113**(5): 911–925.

[57] Nomura M, Fukai T and Aoyagi T (2003) Synchrony of fast-spiking interneurons interconnected by GABAergic and electrical synapses. *Neural Comput* **15**: 2179–2198.

[58] O'Keefe J and Recce ML (1993) Phase relationship between hippocampal place units and the EEG theta rhythm. *Hippocampus* **3**: 317–330.

[59] Oprisan SA, Prinz AA and Canavier CC (2004) Phase resetting and phase locking in hybrid circuits of one model and one biological neuron. *Biophys J* **87**: 2283–2298.

[60] Ota K, Nomura M and Aoyagi T (2009) A weighted spike-triggered average of a fluctuating stimulus yielding the phase response curve. *arXiv.org*: 0811.1329.

[61] Palva S and Palva JM (2007) New vistas for α-frequency band oscillations. *Trends Neurosci* **30**(4): 150–158.

[62] Pfeuty B, Mato G, Golomb D and Hansel D (2005) The combined effects of inhibitory and electrical synapses in synchrony. *Neural Comput* **17**: 633–670.

[63] Preyer AJ and Butera RJ (2005) Neuronal oscillators in aplysia californica that demonstrate weak coupling *in vitro*. *Phys Rev Lett* **95**: 138103.

[64] Rall W (1967) Distinguishing theoretical synaptic potentials computed for different soma-dendritic distributions of synaptic input. *J Neurophysiol* **30**: 1138–1168.

[65] Reyes AD and Fetz EE (1993) Effects of transient depolarizing potentials on the firing rate of cat neocortical neurons. *J Neurophysiol* **69**: 1673–1683.

[66] Riehle A, Grün S, Diesmann M and Aertsen A (1997) Spike synchronization and rate modulation differentially involved in motor cortical function. *Science* **278**: 1950–1953.

[67] Skaggs WE, McNaughton BL, Wilson MA and Barnes CA (1996) Theta phase precession in hippocampal neuronal populations and the compression of temporal sequences. *Hippocampus* **6**: 149–172.

[68] Steriade M, Timofeev I, Dürmüller N and Grenier F (1998) Dynamic properties of corticothalamic neurons and local cortical interneurons generating fast rhythmic (30–40 Hz) spike bursts. *J Neurophysiol* **79**: 483–490.

[69] Stopfer M, Bhagavan S, Smith BH and Laurent G (1997) Impaired odour discrimination on desynchronization of odour-encoding neural assemblies. *Nature* **390**: 70–74.

[70] Strogatz SH (2000) From kuramoto to crawford: Exploring the onset of synchronization in populations of coupled oscillators. *Physica D* **143**: 1–20.

[71] Tateno T, Harsch A and Robinson HPC (2004) Threshold firing frequency-current relationships of neurons in rat somatosensory cortex: Type 1 and type 2 dynamics. *J Neurophysiol* **92**: 2283–2294.

[72] Teramae JN and Tanaka D (2004) Robustness of the noise-induced phase synchronization in a general class of limit cycle oscillators. *Phys Rev Lett* **93**: 204103.

[73] Van Vreeswijk C, Abbott LF and Ermentrout GB (1994) When inhibition not excitation synchronizes neural firing. *J Comput Neurosci* **1**: 313–321.

[74] Winfree A (2001) *The geometry of biological time* (2nd Ed). Springer-Verlag, New

York.

[75] De Zeeuw CI, Hoebeek FE and Schonewille M (2008) Causes and consequences of oscillations in the cerebellar cortex. *Neuron* **58**: 655–658.

第4章

神経ダイナミクスと確率過程

4.1 序論

4.1.1 確率過程とは何か？

確率過程とは一言で言えばランダム現象が時間軸上に並んでいるものである．"サイコロを100回振って3の目が何回出るか"という問いでは，1秒に1回ずつ一定のペースで100回振ったのか，そのときの気分に任せて100回振ったのか，はたまた同一のサイコロを100個買ってきて一度に振ったのか，という区別はまったく気にしないので確率過程とは呼ばない．一方で，"サイコロの出た目を次々と足してゆくときその和が初めて200を超えるのは何回目か"という問いでは，"n回目"が時間の役割を果たし，確率過程論の範疇に入る問いである．

さて，脳細胞1つの膜電位$v(t)$を経時的に測定するとき，$v(t)$は試行度に異なる変動を示し，まさに確率過程のように見える．$v(t)$の複雑な変化が実際には多数の決定論的な過程の集まりで，真のランダムでないことを知っているとしても，"ある統計に従うランダム量だ"と言い切るほうが，対象を理解するために科学的方法として有効であろう．すべてを知るよりも観測者にとって必要なこと重要なことを知ることが大事ということは，古典物理学の大切な教訓である．

4.1.2 1粒子多数試行 vs 多粒子1試行

物性系への応用がそうであるように，神経活動の記述についても確率論は同一の多数の「物」または「事」の存在を想定して解釈される．「膜電位$v(t)$が

刺激後 50 ms 以内に発火する確率が 30%」の解釈は次の 2 つである．①十分に似た性質と境遇を持つと信じうる神経細胞が多数（N 個）存在するとき「N 個のうちで刺激後 50 ms 以内に発火するのは $0.3N$ 個である」，②単一の神経細胞の性質や境遇が十分長い時間変わらないと仮定するとき，「N 回の試行のうちで注目の細胞が刺激後 50 ms 以内に発火する回数は $0.3N$ 回である」．このように確率（過程）論では空間的または時間的な，ある程度の一様性を暗に期待することを注意しておく．

次に神経科学における確率統計論的方法の重要性を，物性系と類推できる部分と神経系独自な部分に分けて説明してゆく．

4.1.3 ミクロ vs マクロ

今，ピストンに入った気体の物理的記述を考える．「ピストンに入った気体が加熱によってどれだけ膨らむのか」，「半分に押し縮めるとどれだけ圧力が上がるのか」という巨視的で日常生活に有用な問いに答えるのがボイル–シャルルの法則である．一方，気体を構成する 1 つ 1 つの粒子の運動を記述するのがニュートンの運動法則である．

前者の巨視的な問いは実用的にも理論的にも興味深い．一方，たとえピストンの中を飛び回る 10^{23} 個の分子の運動方程式を解いてそれぞれの分子が各瞬間にどこへ向かって飛んでいるかを知ることができたとしても，そのようなミクロの知識は実用的でない．しかしながら，10^{23} 個の分子の運動の平均化操作によってマクロ法則のボイル–シャルルの法則が導かれることを示した気体分子運動論は物理学的方法の金字塔であろう．なぜなら気体分子運動論は，「ボイル–シャルルの法則がなぜ成り立つのか」という問いを持つ我々に対し，「この法則もまた宇宙の多くを支配するニュートンの運動法則の帰結にすぎない」という統一的世界像を与えるからである．このようなミクロレベルからマクロレベルを横断した秩序を与えることにより，物理学は 19 世紀から 20 世紀にかけて物質世界の理解を格段に進歩させた．

4.1.4 確率統計論的方法によるマクロ法則の脳科学での有用性

脳の情報処理機能の発現メカニズムを理解したいと思うとき，典型的な "脳の機能" は多細胞によって担われていると考えるのは次の理由による．

まず第1に情報処理の結果として筋肉を動かす段階では確かに多数の筋肉や運動神経が活動しており，それが物理的に必要である．もしその多数の運動神経の活動がほんの少数の中枢神経細胞の活動によって担われるならその段階で"多細胞"の視点は不要になるかもしれないが，それも考えにくい．なぜなら神経細胞素子（とくに興奮性細胞）の一般的な"仕様"として，個々のシナプス入力が引き起こす膜電位上昇は，細胞を発火させるのに必要な電位に比べて少なくとも1桁は小さく (DeWeese & Zador, 2006)，そのために，ある神経細胞が発火するためにはそれに入力をする少なくとも10個から100個の細胞が一時に発火していることを要する．まとまった数の細胞の同期的活動があってはじめて1つの細胞を発火させられるが，そのただ1つの細胞を発火させただけでは，次につながらない．まとまった数の細胞の同期発火が，さらにまとまった数ある必要がある．このように，多細胞活動が次の多細胞活動を引き起こすという構造が保証されて初めて神経発火活動としての"情報"は脳内を流れることができ，最終的に多数の筋肉を収縮できると考えられる．このように神経細胞の一般的仕様から考察するに脳内の活動伝播は「多数対多数」が一般的であると考えられる．したがって，脳が機能を発揮するメカニズムに迫りたいと考えるとき多細胞活動の動態の理解は必須であり，そのために確率統計論的方法が有用となる．

4.2 確率論・確率過程論の数学的な基礎

4.2.1 確率過程の数学的な定義

まず手始めに確率過程を学んでゆくための基本的な概念の定義を確認しておく．

冒頭で，確率過程とは「ランダム現象が時間軸上に並んでいるもの」と述べたが，より正確には次のように定義する．

連続時間で定義される確率過程 $\{X(t)\}$ とは，「与えられた任意の時刻の列 $t_1 < t_2 < \cdots < t_n$ に対して確率変数の列 $X(t_1), X(t_2), \cdots, X(t_n)$ が与えられていて，これらが特定の値 $x_1, x_2, \cdots, x_n$ をとる確率が $P(x_1, x_2, \cdots, x_n) dx_1 dx_2 \cdots dx_n$ のように与えられている」，と想定できるものである．

たとえば，スライス標本上の神経細胞1つの膜電位が，決まった電流入力に

反応してどのように変化するかを 1 秒間測定する，という実験を多数回行うとする．たとえば $t_1 = 10$ ms, $t_2 = 100$ ms, $t_3 = 500$ ms における膜電位を毎回測定しておけば，これらの時刻における膜電位がそれぞれ v_1, v_2, v_3 である確率 $P(v_1, v_2, v_3)dv_1 dv_2 dv_3$ を決められる．

原理的にこのような確率分布の存在が，任意の与えられた $0 < t_1 < t_2 < \cdots < t_n$ について想定できるので，膜電位 $\{v(t)\}_{0<t<1\text{sec}}$ は確率過程と言える．

一般に確率過程 $\{X(t)\}$ に対しその 2 次相関関数 $\langle X(t_1)X(t_2)\rangle$ とは時刻 t_1 と t_2 における $X(t)$ の値の期待値 $\int x_1 x_2 P(x_1, x_2) dx_1 dx_2$ を意味する．n 次相関関数 $\langle X(t_1)\cdots X(t_n)\rangle$ はこれの自然な一般化である．このようにして与えられた確率過程に対して相関関数を求められるが，逆に広い条件の下すべての次数の相関関数を定めると確率過程は一意に定まることが知られている．相関関数と同値なキュムラント $\langle\langle X(t_1)\cdots X(t_n)\rangle\rangle$ の定義は Appendix I を参照．2 次のキュムラントは偶発的相関を差し引いた真の相関であり，非常に良く用いられる．

$$\langle\langle X(t_1)X(t_2)\rangle\rangle = \langle X(t_1)X(t_2)\rangle - \langle X(t_1)\rangle\langle X(t_2)\rangle$$

（確率論・確率過程において特性関数・モーメントといった便利な道具についての解説はオンラインドキュメント (http://www.brain.riken.jp/jp/news/book01.html) Appendix I を参照されたい．）

4.2.2 ガウスシアンノイズ，ホワイトノイズ

本章で考える確率過程は以下である．

ガウス過程 (Gaussian process)，ガウシアンホワイト過程 (white Gaussian process)，カラードガウシアン過程 (colored Gaussian process)，ポアソン (Poisson) 過程，Ornstein-Uhlenbeck 過程 (Orstein-Uhlenbeck process)．

このうち最初の 3 つは通例に従って，ガウシアンノイズのように "ノイズ" の名前で呼ぶことにする．

まず，ガウシアンノイズ $Y(t)$ とは確率過程を定義する $P(x_1, x_2, \cdots, x_n)$ がつねにガウス分布関数で書けるものである．そして確率過程がホワイト（白色）であるとは，異なる時刻に対する確率変数 $Y(t_1)$ と $Y(t_2)$ が統計的に独立であるものをいう．ホワイトノイズ $Y(t)$ は標準化 $X(t) = (Y(t) - \langle Y(t)\rangle)/\sqrt{\text{var}(Y(t))}$

によって，以下を満たすようにできる．

$$\begin{cases} \langle X(t) \rangle = 0, \\ \langle X(t_1)X(t_2) \rangle = \delta(t_1 - t_2). \end{cases} \quad (4.1)$$

後者の δ 関数は $t_1 \neq t_2$ に対する確率変数の独立性（相関 $= \langle X(t_1) \rangle \langle X(t_2) \rangle = 0$ であること）と，$t_1 = t_2$ で自分自身との相関はゼロにはなりえないこと（自明）を同時に表している．ところで，δ 関数とはすべての異なる周波数の等荷重での線形和であることが知られている．一方，我々が目で見える "色" とは光の周波数のことであるが，すべての周波数の等荷重での足し合わせは白色であることから上記を満たすものがホワイトノイズと呼ばれるようになった．

ガウシアンノイズでありかつホワイトノイズであるものはガウシアンホワイトノイズと呼ばれ，確率過程のうちで最も基本的なものである．式 (4.1) を満たす確率過程は，正確には「標準化されたガウシアンホワイトノイズ」であるが，しばしば「標準化された」は略す．

このガウシアンホワイトノイズは次のように計算機実験で構成できる．まず時間軸に Δt ごとの目盛りを入れて時間点の列 $t_j = j\Delta t$ を考え，各 t_j に対する確率変数 $W(t_j)$ の値は平均ゼロ標準偏差 $1/\sqrt{\Delta t}$ のガウス分布に従う乱数として決める．このように構成すると，任意の n 個の時点 $t_{j_1} < t_{j_2} < \cdots < t_{j_n}$ に対する $W(t)$ のそれぞれの乱数値が $w_1, w_2, \cdots, w_n$ である確率は変数の独立性から積でかけて，この積は

$$G\left(\frac{w_1, 0, 1}{\Delta t}\right) G\left(\frac{w_2, 0, 1}{\Delta t}\right) \cdots G\left(\frac{w_n, 0, 1}{\Delta t}\right)$$
$$= \left(\frac{1}{2\pi/\Delta t}\right)^{n/2} \exp\left(-\frac{w_1^2 + \cdots + w_n^2}{2/\Delta t}\right)$$

のように多次元ガウス分布になる．すなわちガウス過程である．また定義から $\langle w(t) \rangle = 0$ であり，異なる t_j に対する $W(t)$ は独立なので $i \neq j$ に対し $\langle W(t_i)W(t_j) \rangle = 0$ は自明であるが，$i \neq j$ の場合も含めてクロネッカーの δ を使って $\langle W(t_i)W(t_j) \rangle = \delta_{ij}(1/\Delta t)$ と書けることも定義よりわかる．目盛り幅がゼロの極限では $\langle W(t)W(0) \rangle = \delta(t)$ であるので，上記のように構成した確率過程の極限は一般にガウシアンホワイトノイズに他ならない．

4.2.3 ホワイトだがガウシアンでないノイズ

平均ゼロのガウス過程 $X(t)$ は実は 2 次相関の値だけで一意的に決まることが知られている．実際 $X(t)$ の奇数次のすべて相関はゼロであり，またガウス過程では偶数次のすべての相関は 2 次相関の和で以下のように書けることが知られている．

$$\langle X(t_1)\cdots X(t_{2n})\rangle = \sum \langle X(t_{p_1})X(t_{q_1})\rangle \cdots \langle X(t_{p_n})X(t_{q_n})\rangle \tag{4.2}$$

ここで和は 1 から $2n$ までの数を 2 つずつに分ける方法のすべてにわたる．

ところで，ホワイトの条件 (4.1) は満たすが，ガウシアン条件を満たさない確率過程はもちろん考えられる．そのようなものの最もシンプルな例として以下を満たす確率過程がある (van Kampen, 1997)．

$$\langle\langle X(t_1)\cdots X(t_m)\rangle\rangle = \Gamma_m \delta(t_1-t_2)\delta(t_1-t_3)\cdots\delta(t_1-t_m)$$

ここで $\langle\langle \cdot \rangle\rangle$ はキュムラントと呼ばれる (Appendix I)．とくに 2 次のもの $\langle\langle X(t_1)X(t_2)\rangle\rangle = \langle X(t_1)X(t_2)\rangle - \langle X(t_1)\rangle\langle X(t_2)\rangle$ は自己共分散とも呼ばれる．この確率過程ですべての Γ_m が 1 に等しいものが後述のポアソン過程に他ならない．次の項でポアソン過程と白色ガウス過程の関係を説明する．

4.2.4 ポアソン過程と白色ガウス過程

確率的なシナプス入力電流のうちで最も単純な例を考えよう．時間幅がゼロのシナプス電流が "完全にランダム" に，単位時間平均 λ 個で到着する状況を考える．ここで "完全にランダム" とは，2 つの重なりのない時間窓 $[t_1, t_1+\Delta t_1]$，$[t_2, t_2+\Delta t_2]$ をとるとそれぞれの窓での入力数は統計的に独立，すなわち時間窓 $[t_1, t_1+\Delta t_1]$ に何個の入力電流が入ったかを知っても，時間窓 $[t_2, t_2+\Delta t_2]$ に何個シナプス電流が入るかについての予測精度をまったく上げられないことを意味する．このような確率的シナプス入力がポアソン過程である．

より正確に定義すると，レート λ のポアソン過程とは，

1. 十分小さい時間窓 $[t, t+dt]$ に入力電流が 1 つ来る確率は λdt であり，
2. オーバーラップしない 2 つの時間窓 $[t_1, t_1+\Delta t_1]$，$[t_2, t_2+\Delta t_2]$ に入る電流の入力の個数は統計的に独立．

この定義から，任意の大きさの窓 $[t, t+\Delta t]$ に n 個の入力電流が入ってくる確率はポアソン分布，$(1/n!)(\lambda \Delta t)^n e^{-\lambda \Delta t}$，で与えられることが示される．また，引き続く入力電流の間隔 $t_{j+1} - t_j$ の確率分布（待ち時間分布）が指数分布 $f(t) = \lambda \exp(-\lambda t)$ になることも示される．

4.2.5 ポアソン過程の構成

ポアソン過程を数値的に構成するのは容易である．数直線を十分細かいビンに区切り $(0, dt], (dt, 2dt], (2dt, 3dt], \cdots$ 各ビン内に入力電流があるかどうかを確率 λdt で決めてゆく．このようにすると，オーバーラップの無い2つの時間窓 $(n_1 dt, m_1 dt], (n_2 dt, m_2 dt]$ のそれぞれに入る入力電流の個数 N_1 と N_2 は明らかに統計的に独立であるから，これは上に定義したポアソン過程に他ならない．

入力電流の時刻を順番に $t_1, t_2, t_3, \cdots$ とする．実際のシナプス入力電流（大きさ a）は少なくとも 2–3 ms の時間幅があるが，細胞の膜の時定数（10–20 ms）に比べて十分短いと考え，以下のように δ 関数で置き換えて表す近似はよく用いられる．

$$I(t) = a \sum_j \delta(t - t_j) = a I_0(t)$$

ここで a は入力電流の大きさである．$a = 1$ とおいた電流 $I_0(t)$ を $(0, t]$ の区間で積分したもの $N_0(t) = \int_0^t I_0(t') dt'$ はその区間内に入る電流の個数だからポアソン分布に従う確率変数であり，その平均も分散もさらにすべての次数のキュムラントも λt である（ポアソン分布に対する全次数のキュムラントは等しい; Appendix I）．したがって $N_0(t) = a \int_0^t I_0(t') dt'$ のキュムラントは

$$c_1 = a\lambda t, c_2 = a^2 \lambda t, c_3 = a^3 \lambda t, \cdots \tag{4.3}$$

ということになる．

この確率変数 $N(t)$（固定された t に対しては $N(t)$ は確率過程でなく確率変数）とガウシアンホワイトノイズの $(0, t]$ での積分 $W(t) = \int_0^t w(t') dt'$（これも確率変数）を比べてみる．

$W(t) = \lim_{n \to \infty} \sum_{j=1}^n w(t_j) \Delta t$ は，ガウス分布 $N(0, \Delta t)$（一般に $N(\mu, \sigma^2)$ は平均 μ，分散 σ^2 のガウス分布を表す．同じアルファベットを使うが $N(t)$ とは無関係）に従う変数の n 個の和であるので，やはりガウス分布 $N(0, n\Delta t) = N(0, t)$

に従う．よって，$a\sqrt{\lambda}W(t)$ のキュムラントは $c_1 = 0$, $c_2 = a^2\lambda t$, $c_3 = 0$, $c_4 = 0$, $c_5 = 0$, $\cdots$（ガウス分布のすべての高次キュムラントはゼロ；Appendix I）である．$N(t)$ の高次キュムラントは $c_n = a^n\lambda t$ であったので，a が小さいときにはそれらを無視することにして $N(t)$ と $a\lambda t + a\sqrt{\lambda}W(t)$ の全キュムラントは近似的に一致する，ということができる．それに基づいて $N(t) \cong a\lambda t + a\sqrt{\lambda}W(t)$ という大まかな置き換えができる．そして，これの両辺を微分した式

$$I(t) \cong a\lambda + a\sqrt{\lambda}w(t) \tag{4.4}$$

すなわちポアソン過程は定数＋ガウシアンホワイトノイズで書けるという主張も（説明なしに）大変よく使われる．これがポアソン過程とガウシアンホワイトノイズの関係である．

式 (4.4) の両辺が同義語であるかのごとく頻繁に（断り書きなく）使われるが，正確にはあくまで 2 次までの相関（またはキュムラント）の一致を主張しているだけであることに注意する．a の値が大きく高次相関が重要になる場合には良い近似式ではない．

4.3 確率的シナプス入力を受ける単一細胞——ランジュバン方程式

ホジキン–ハクスレイ（Hodgkin-Huxley）型の方程式は神経細胞の膜電位の時間発展を非常に精密に記述するが，そこでは，膜電位の変化速度 dv/dt が，①膜電位のリークの効果，②ナトリウム，カリウムによる発火の効果，③シナプス入力の効果を表す 3 種類の項の和で表される．この方程式を簡単化して①と③だけで膜電位の時間変化を表すモデルを leaky integrate-and-fire（LIF：積分発火）モデルとよび，以下のように定式化される．

$$\frac{dv}{dt} = -\frac{v}{\tau_m} + \frac{I_{\mathrm{syn}}(t)}{\tau_m} \tag{4.5}$$

ここで $I(t)$ はシナプス入力電流に比例する量であるが，次元付きの係数がかかるので，その単位は mV となっている．また膜電位 v は静止電位（入力がゼロのときの電位）を基準にとっている．

4.3.1 シナプス入力の記述

次に式 (4.5) のシナプス入力電流の中身を考える．今，すべての興奮性入力とすべての抑制性入力をそれぞれ 1 つのシナプス入力源として代表させる簡単化をすると

$$I_\mathrm{syn} = -\bar{G}_E(t)(v - V_E) - \bar{G}_I(t)(v - V_I) \tag{4.6}$$

のように表せる．V_E と V_I が興奮性と抑制性電流の反転電位であり，シナプス前細胞が発火するたびにコンダクタンス (に膜抵抗 R_m をかけて無次元化したもの) $\bar{G}_E(t)$ または $\bar{G}_I(t)$ が一時的に正の値をとる．このそれぞれによって引き起こされる膜電位の一時的な高まりが興奮性/抑制性シナプス電位 (excitatory post-synaptic potential: EPSP/inhibitory post-synaptic potential: IPSP) である．対応する電流の流入が興奮性/抑制性シナプス電流 (excitatory post-synaptic current: EPSC/inhibitory post-synaptic current: IPSC). このシナプス電流は膜電位 v にあわらに依存するが，静止電位 $v = v_0 = 0$ での値に置き換える近似のもとで以下のように簡単化する．

$$I_\mathrm{syn} \cong \bar{G}_E(t)(V_E - v_0) - \bar{G}_I(t)(v_0 - V_I)$$

以下 $v_0 = 0$ となるように電位の基準点を選ぶ．シナプス電流をこのように簡略化した定式化を current-based formalism, 一方, 式 (4.6) の定式化を conductance-based formalism と呼ぶ[1]．

今，興奮性のシナプス前細胞の発火時刻 $\{t_j^E\}$ がポアソン過程で決まっており，各発火が指数関数 $\Theta(t)e^{-t/\tau_s}$ ($\Theta(t)$ はヘビサイドの階段関数で $t<0$ で $\Theta(t)=0$, $t \geqq 0$ で $\Theta(t)=1$) で記述される一過性のコンダクタンス変化を引き起こすと考える．

興奮性シナプス電流は

$$\bar{G}_E(t) = \bar{G}_E \times \sum_j \Theta(t - t_j^E) \exp\left(-\frac{t - t_j^E}{\tau_s}\right) = \tau_s \bar{G}_E \sum \alpha_s(t - t_j^E) \tag{4.7}$$

---

[1] ここではシナプス電流を指してこの言葉を使ったが，conductance-based formalism という言葉は神経細胞モデルがホジキン–ハクスレイ型の方程式で表現されていることを表すためにも使われる．

のように表される．抑制性シナプス電流も同様である．ここで，

$$\alpha_s(t) = \Theta(t)\frac{1}{\tau_s}\exp\left(\frac{-t}{\tau_s}\right) \tag{4.8}$$

である．$\tau_s \to 0$ の極限では $\alpha_s(t)$ が δ 関数で置き換わりシナプス電流の項は δ 関数の和でかけて，積分発火型モデルの方程式は

$$\frac{dv}{dt} = \frac{v}{\tau_m} + \frac{I_{syn}}{\tau_m} = -\frac{v}{\tau_m} + a_E\sum_j \delta(t-t_j^E) - a_I\sum_j \delta(t-t_j^I) \tag{4.9}$$

と表される．ここで $a_E = \bar{G}_E(\tau_s/\tau_m)(V_E - 0)$, $a_I = \bar{G}_I(\tau_s/\tau_m)(0 - V_I)$ はともに電圧の次元をもつ正の定数である（$V_I < 0 < V_E$）．

4.3.2　シナプス電流のガウシアンホワイトノイズによる表現

興奮性と抑制性のシナプス入力がそれぞれレート λ_E, λ_I のポアソン過程で表されるとき，総シナプス電流は式 (4.4) を使って以下のように 2 つの独立なガウシアンホワイトノイズ $w_E(t)$, $w_I(t)$ で近似的に表せる．

$$\frac{I_{\mathrm{syn}}(t)}{\tau_m} \cong a_E\lambda_E - a_I\lambda_I + a_E\sqrt{\lambda_E}w_E(t) + a_I\sqrt{\lambda_I}w_I(t) \tag{4.10}$$

これを拡散近似 (diffusion approximation) と呼ぶ．さらに式 (4.10) の右辺の最終 2 項はそれらの統計的独立性から

$$\frac{I_{\mathrm{syn}}(t)}{\tau_m} \cong a_E\lambda_E - a_I\lambda_I + \sqrt{a_E^2\lambda_E + a_I^2\lambda_I}w(t) \tag{4.11}$$

のようにまとめられる（式 (4.10) 最後の 2 項と式 (4.11) の最終項の平均値および 2 次相関が一致することを確認せよ）．

したがって式 (4.9) は最終的に以下のように簡略化して書ける

$$\frac{dv}{dt} = -\frac{v}{\tau_m} + \mu + \sigma w(t) \tag{4.12}$$

$$\mu = a_E\lambda_E - a_I\lambda_I, \quad \sigma^2 = a_E^2\lambda_E + a_I^2\lambda_I \tag{4.13}$$

式 (4.12) のように線形のリーク項とガウシアンホワイトノイズによって時間微分の決まる確率過程は Ornstein-Uhlenbeck (OU) 過程とよばれ，基本的な確率過程としてよく研究されている．また上記のように変数の時間変化が決定論的項とガウシアンホワイトノイズに比例する項の和で書かれている方程式を一般にランジュバン方程式 (Langevin equation) と呼ぶ．

4.3.3 ガウシアンだがホワイトでないノイズ

上記式 (4.5) 以下の議論ではシナプス時定数ゼロ ($\tau_s \to 0$) の近似を用い，シナプス電流は式 (4.10) のようにガウシアンホワイトノイズで表されたが，$\tau_s \cong 0$ の近似が妥当でない場合，シナプス電流

$$\frac{I_{\text{syn}}}{\tau_m} = a_E \sum \alpha_s(t - t_j^E) - a_I \sum \alpha_s(t - t_j^I) \tag{4.14}$$

はどのような確率過程と呼ぶべきであろうか？

簡単のために興奮性の電流に話を限る．δ 関数で書かれた単位サイズの電流を $I_{E0}(t) = \sum_j \delta(t - t_j^E)$ と表す．これのシナプス時定数がゼロでない場合の対応物 $I_{Ec}(t) = \sum_j \alpha_s(t - t_j^E)$ は，I_{E0} に単位 EPSC の波形 $\alpha_s(t)$ をたたみ込み（以下の積分で定義）したものとして表現できる：

$$I_{Ec}(t) = (I_{E0} * \alpha_s)(t) = \int_{\infty}^{t} I_{E0}(s)\alpha_s(t-s)ds$$

この量の平均を計算すると，

$$\langle I_{Ec}(t) \rangle = \int_{-\infty}^{t} \langle I_{E0}(s) \rangle \alpha_s(t-s)ds = \int_{-\infty}^{t} \lambda_E \alpha_s(t-s)ds = \lambda_E$$

のように τ_s に依らない．次に自己共分散を同様な方針で計算すると，

$$\langle\langle I_{Ec}(t) I_{Ec}(0) \rangle\rangle = \int_{-\infty}^{t} \langle\langle I_{Ec}(s) I_{Ec}(s') \rangle\rangle \alpha_s(t-s)\alpha_s(0-s')dsds'$$

$$= \lambda_E \int_{-\infty}^{t} \alpha_s(t-s)\alpha_s(-s)ds = \lambda_E \beta(t) \tag{4.15}$$

ここで，$\beta(t) = (1/2\tau_s) \exp(-|t|/\tau_s)$．すなわち幅が τ_s で決まる時間軸対称の指数関数である．

このように $\langle\langle I_{Ec}(t) I_{Ec}(0) \rangle\rangle$ の右辺が δ 関数でないので，$I_{Ec}(t)$ はカラードノイズということになる．すなわちシナプス電流 (4.14) は，統計的に独立なカラードノイズを 2 つ足したものである．一方で $a_E \sum \alpha_s(t - t_j^E) = a_E \int_{-\infty}^{t} I_{E0}(s)\alpha_s(t-s)ds$ は，近似的にガウシアン（式 (4.10)）な確率過程 ($a_E I_0(t)$) の線形和である．ガウシアン過程の和はガウシアン過程であるから $a_E \sum \alpha_s(t - t_j^E)$ も近似的にガウシアンということになる．すなわち式 (4.14) はガウシアンであるがホワイトでない確率過程の典型的な例となっている．

4.4 神経細胞の集団的記述法

4.4.1 フォッカー–プランク方程式

確率論的に時間変化する単一の膜電位の動きを記述する方法を紹介してきたが，この項では式 (4.12) で記述される多数の神経細胞集団を記述するフォッカー–プランク (Fokker-Planck: FP) 方程式を使う方法を紹介する．

式 (4.12) に従う多数の細胞の膜電位は同じ方程式には従うが，膜電位の値自身確率的バラツキを含み同じ値でなく，膜電位のヒストグラム $P(v,t)$ を使って記述するのが便利である．この $P(v,t)$ を計算するための偏微分方程式が下記のフォッカー–プランク方程式に他ならない[2]．

$$\frac{\partial P(v,t)}{\partial t} = -\frac{\partial (a(v,t)P(v,t))}{\partial v} + \frac{1}{2}\frac{\partial^2 (b(v,t)P(v,t))}{\partial v^2} \quad (4.16)$$

ここで 2 つの関数 $a(v,t)$, $b(v,t)$ は確率過程の変数の時間発展の確率論的でない部分と，確率論的部分の係数を表し，式 (4.12) の例では

$$\begin{cases} a(v,t) = -\dfrac{v}{\tau} + \mu, \\ b(v,t) = \sigma^2 \end{cases} \quad (4.17)$$

となる（このフォッカー–プランク方程式の導出はオンラインドキュメント Appendix II を参照されたい）．

(a) 拡散方程式，拡散近似

このようにランダム性のある時間発展を，式 (4.12) のような確率微分方程式で記述する代わりにフォッカー–プランク方程式という決定論的な偏微分方程式で記述することができる．

式 (4.16) の二階偏微分方程式で右辺第 1 項の無いものは物理学で頻繁に用いられる拡散方程式と呼ばれる，粒子の拡散，熱の伝導などを表す方程式と同一である．その場合 $b(v,t)$ が拡散係数または熱伝導係数に対応する．粒子群が方向性を持たずに広がってゆくブラウン運動は拡散方程式で記述されるが，重力等

---

[2] 正確には式 (4.12) は 2 種類の微妙に違う解釈，Itô 解釈と Stratonovich 解釈が可能で，後者の場合式 (4.16) を $a(v,t) \to a(v,t) + (1/2)b(v,t)\partial_v b(v,t)$ と修正する必要があるが，数値計算との対応を考えるときは Itô 解釈をとるべきであることから本章では式 (4.16) を用いる．

で一定の方向に押される傾向を合わせて持つときには式 (4.16) の右辺第 1 項も必要となる．樹状突起から細胞体に向かって伝わる電位変化を記述するケーブル方程式もこの形である (Tuckwell, 1988)．式 (4.16) の第 1 項をドリフト項，第 2 項を拡散項と呼ぶ．また式 (4.12) の過程を拡散過程と呼び，厳密には拡散過程でない式 (4.5) のような確率過程を式 (4.12) で近似することも拡散近似と呼ぶ．またフォッカー–プランク方程式の言葉では，上記のテーラー展開の議論で高次の項をゼロとみなすことを拡散近似と呼ぶ．

(b) 積分発火型モデルの集団的記述

前述のように式 (4.5) で定義される積分発火型モデルには神経細胞の発火と引き続くすばやい電位降下のダイナミックスが備わっていない．そこで膜電位が一定値に達すると発火したとみなして低い電位にリセットするというルールを式 (4.5) に追加することにする．

さてこのリセット機構はどのようにフォッカー–プランク方程式で表現できるだろうか？ それは以下のように δ 関数を使ってうまく表現できる．

$$\frac{\partial P(v,t)}{\partial t} = -\frac{\partial(a(v,t)P(v,t))}{\partial v} + \frac{1}{2}\frac{\partial^2(b(v,t)P(v,t))}{\partial v^2} + J(t)\delta(v - V_{\text{reset}}) \tag{4.18}$$

この δ 関数での記述はフォッカー–プランク方程式が，連続の方程式 (equation of continuity) の典型例であることに気づくと理解しやすい．

今長細いパイプの中を流れる無数の粒子を考える．パイプを Δx ずつに細かく区切り $[x, x+\Delta x]$ の区間にある粒子の個数が時刻 t において $f(x,t)$ であるとする．$[x+\Delta x, x+2\Delta x]$ の位置にある粒子の個数を $f(x+\Delta x, t)$ のように考える．さらに，x にある粒子群の流速を $J(x,t)$ で表すことにすると，個数の増減は流入量と流出量の差し引きで決まるから $\Delta f(x,t) = J(x-\Delta x, t) - J(x+\Delta x, t)$ であり，これを微分の記号を使って描いたものが連続の方程式である．

$$\frac{\partial f(x,t)}{\partial t} = -\frac{\partial J(x,t)}{\partial x} \tag{4.19}$$

これを式 (4.16) と比べると流速 J は

$$J(v,t) = a(v,t)P(v,t) - \frac{1}{2}\frac{\partial b(v,t)P(v,t)}{\partial v} \tag{4.20}$$

これは神経細胞群の膜電位の各電位での存在確率の"流れ"なので「確率流」とも呼ばれる．

v 軸上をうごめく膜電位（これが"粒子"に相当）は $v = \theta$ にある閾値に達したら発火したという解釈でリセット電位 $v = V_{\text{reset}}$ に引き戻すというのが，積分発火モデルの考え方である．それに対応して v 軸上を流れる確率流は $v = \theta$ にある"崖"を飛び越えると $v = V_{\text{reset}}$ に注入される，と表現されそれが式 (4.18) の δ 関数の項の意味である．

したがって式 (4.18) の $J(t)$ は閾値における確率流 $J(\theta, t)$ のことを表している．

閾値を超えるとはすなわち"発火"であるから，$J(t)$ は発火率に他ならない．多細胞描像では N 個の神経細胞のうち $N \times J(t)$ 個が発火すると解釈する．

(c) フォッカー–プランク方程式の定常解

フォッカー–プランク方程式のような偏微分方程式というものを解析的に（紙と鉛筆で）解いて時間変化する解 $P(v,t)$ を式で表すのは一般に非常に困難である．しかし定常的な入力のもとで得られる定常解 $P_0(v)$（膜電位ヒストグラム）は求めるのは一般に容易である．定常解 $P_0(v)$ は式 (4.19) の右辺をゼロと置いた常微分方程式の解であり，確率流が場所 (v) によらず一定であることを意味する．その一定値はリセット値以下では $J = 0$ であり (Appendix III)，リセット値以上では $J = J_0$ とおくと

$$P_0(v) = \begin{cases} \dfrac{2J_0}{\sigma^2} e^{-\frac{(v-\mu)^2}{\sigma^2}} \displaystyle\int_0^\theta e^{\frac{(x-\mu)^2}{\sigma^2}} dx \cdots v < 0, \\ \dfrac{2J_0}{\sigma^2} e^{-\frac{(v-\mu)^2}{\sigma^2}} \displaystyle\int_v^\theta e^{\frac{(x-\mu)^2}{\sigma^2}} dx \cdots v \geq 0 \end{cases} \quad (4.21)$$

と書ける（具体的導出はオンラインドキュメント Appendix III を参照されたい）．ここでリセット電位をゼロと置いた．そうでない場合に一般式は，上式から容易に得られる．この定常分布は図 4.1 のような形をしている．

上式からわかるようにこのヒストグラムは閾値より遠い部分ではガウス分布に他ならない．これは基となる確率過程が拡散過程であり，その分布は熱拡散と同様にガウス分布になるはずであるので自然である．上に注意したように，確率流はリセット電位より下ではゼロ，上では定数値 J_0 である．すなわち定常状態においてリセット電位より上に流れる確率流 J_0 は閾値より流れ出て，リセット電位に注入されるが，注入された確率流はリセット電位より下には流れず（ランダム現象なのでたまたまリセット電位以下に飛び出すものもあるが，

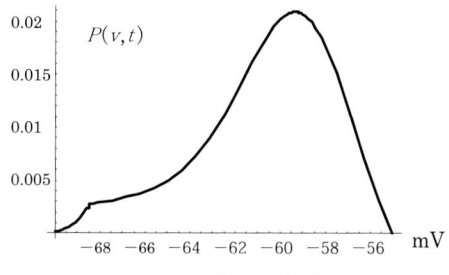

4.4 神経細胞の集団的記述法　113

図 4.1　膜電位のヒストグラム

総計として下に流れる確率流はゼロ），すべてがリセット電位以上の区間に流れることで，確率流が一定に保たれるしくみである．

このように確率流の値はリセット電位を境に不連続にゼロから有限値にジャンプするが，式 (4.20) を参照するとそのためにヒストグラムの傾き $\partial P_0(v)/\partial v$ が不連続に飛ぶことがわかる．図 4.1 で見えているヒストグラムの折り曲がりは確率流の注入を直接反映したものであることがわかる．

(d)　拡散近似が良くなる条件

ポアソン過程に従うシナプス入力を受ける膜電位に対し拡散近似が良くなる条件を考えてみる．そのためポアソン入力として興奮性と抑制性を両方含んだ式 (4.9) にあるものを考える．

$$\frac{I_{\text{syn}}(t)}{\tau_m} = \frac{I_E(t) + I_I(t)}{\tau_m} = a_E \sum_j \delta(t - t_j^E) - a_I \sum_j \delta(t - t_j^I)$$

このシナプス入力が式 (4.12) のように近似できて（拡散近似），それに従ってフォッカー–プランクの枠組みが使えるのはどのような条件下であろうか？式 (4.12) のようにガウシアンホワイトノイズで書けるためには高次キュムラントが無視できる必要がある (Appendix I)．$I_{\text{syn}}(t)/\tau_m$ を有限時間で積分したもののキュムラントは

$$c_1 = (a_E \lambda_E - a_I \lambda_I)t, c_2 = (a_E^2 \lambda_E + a_I^2 \lambda_I)t, c_3 = (a_E^3 \lambda_E - a_I^3 \lambda_I)t, \cdots$$

のように書ける (Appendix I)．

まず抑制性入力がない場合を考えると厳密な意味での拡散近似 ($c_3 = c_4 = \cdots = 0$) は決して成り立たない．なぜなら拡散近似が成立するためには $\lambda_E \to \infty$

とともに a_E を小さくして c_1 と c_2 のみが有限でそれより高次のキュムラントがすべてゼロに近づくようにする必要がある．c_2 の有限性から $a_E \approx 1/\lambda_E^{1/2}$ のペースで a_E を小さくするしかない．このペースで確かに $c_n = a_E^n \lambda_E \to 0 (n \geq 3)$ となる．しかしながらそのとき，c_1 が無限大に発散してしまう．すなわち興奮性入力だけで厳密に拡散近似を成り立たせることはできない．一方，興奮性入力と正確ににバランスする抑制性入力 $a_E \lambda_E = a_I \lambda_I$ が入るという非現実的な理想条件下では $\lambda_E, \lambda_I, \propto r$ かつ $a_E, a_I \propto 1/r^{1/2}$ というペースの $r \to \infty$ の極限で，厳密に拡散近似が成り立たせることができる．

いずれにしても厳密な拡散近似の成立は現実的でないが，近似的な意味では「サイズの小さな EPSP，IPSP が高頻度で入り，興奮と抑制が良くバランスしている場合に拡散近似に近い状況が生じる」と言ってよいし，その近似は広く使われている．

4.4.2 ファーストパッセージタイム分布

確率過程を確率分布（またはヒストグラム）で特徴付ける方法として上述の膜電位分布 $P(v,t)$ を使う方法と双対的な別の方法がある．時刻 $t=0$ に膜電位が v_1 にあるとしてそれが膜電位 v を最初 (first) に横切る (passage) まで時間が t である確率の確率分布をファーストパッセージタイム (FPT) 分布と呼び，$f(v_1, v, t)$ のように表す．ここに現れる v_1 と v をそれぞれリセット電位および閾値で置き換えたものは，発火間隔が t である確率に他ならない．その特殊な場合をもってファーストパッセージタイム分布と呼ぶことも多い．

この狭義のファーストパッセージタイム分布は細胞の発火間隔の分布に他ならないことから ISI 分布 (inter spike interval distribution) ともよばれる[3]．ISI 分布は生理実験で測定しやすいものであるからさまざまな標本で測定され，その分布の特性が調べられている (Tuckwell, 1988; Shinomoto et al., 2005)．

ISI 分布の 1 次モーメント（=1 次キュムラント）$T = \int_0^\infty t f(V_{\text{reset}}, \theta, t) dt$ は平均発火間隔であり，2 次のキュムラント $\sigma^2 = \int_0^\infty (t-T)^2 f(V_{\text{reset}}, \theta, t) dt$ は発火間隔の分散に他ならない．

ファーストパッセージタイム分布はもともと純粋に数学的な興味から定義さ

---

[3] この略語は神経科学において "inter stimulus interval 刺激提示間隔" としても使われるので注意を要する．

れた量でその計算法は数学の枠内で探求されてきているが，これがたまたま神経科学においても有用な特徴量であるという偶然は面白い．

ところで，理論的には永遠に発火できない可能性がある神経モデルも考えられ，その場合は確率の総和が 1 を下回る：$\int_0^\infty f(V_{\text{reset}}, \theta, t)dt < 1$.

さてこのファーストパッセージタイム分布はどのように計算できるだろうか？面白いことに膜電位 $P(v,t)$ の時間微分を記述するフォッカー–プランク方程式を

$$\frac{\partial P(v,t)}{\partial t} = DP(v,t) + J(t)\delta(v - V_{\text{reset}})$$

のように，微分演算子 $D = -(\partial/\partial v)(a(v)\cdot) + (1/2)(\partial^2/\partial v^2)(b(v)\cdot)$ を使って表すとき，$f(v_1, v, t)$ の時間微分は D の共役演算子 $D^\dagger = a(v)(\partial/\partial v) + (1/2)b(v)(\partial^2/\partial v^2)$ を使った以下の方程式の解であることが数学的に示される：

$$\frac{\partial f(v_1, v, t)}{\partial t} = D^\dagger f(v_1, v, t) = a(v)\frac{\partial (f(v_1, v, t))}{\partial v} + \frac{1}{2}b(v)\frac{\partial^2 (f(v_1, v, t))}{\partial v^2} \tag{4.22}$$

この方程式を解くときの境界条件は①確率の保存則 $\int_0^\infty f(v_1, v, t)dt = 1$[4] ②出発点＝終着点ならばゼロ以上の時間がかかる確率はゼロという条件 $f(v_1, v_1, t) = \delta(t)$ である．

ここで，式 (4.22) の両辺をラプラス (Laplace) 変換すると $\hat{f}(v_1, v, \alpha) = \int_0^\infty e^{-\alpha t}f(v_1, v, t)dt$ に関する次式を得る．

$$\alpha \hat{f}(v_1, v, \alpha) = a(v)\frac{\partial (\hat{f}(v_1, v, \alpha))}{\partial v} + \frac{1}{2}b(v)\frac{\partial^2 (\hat{f}(v_1, v, \alpha))}{\partial v^2} \tag{4.23}$$

すなわちファーストパッセージタイム分布自身は偏微分方程式の解であって解くのは難しいが，そのラプラス変換は線形の常微分方程式に従うので解ける可能性が高い．

ところでこのラプラス変換というのは数学的にはモーメントを求める道具として定義した"特性関数"と同じ形をしている．実際，特性関数で $u = i\alpha$ と置いたものがラプラス変換に他ならない．したがって上記常微分方程式を解いて $\hat{f}(v_1, v, \alpha)$ を求めることができれば，ファーストパッセージタイムの各次数の

---

[4] v_1 から出発して永遠に v 到達できない確率がゼロでない確率過程ではこの条件は成り立たない．

モーメントやキュムラントを計算する方法が得られて大変便利である．後の節でOU過程（式 (4.12)）に対する $\hat{f}(v_1, v, \alpha)$ の計算法を示す．

なお，$\mu > 0$ のOU過程については $f(v_1, \theta, 0) = \int_0^\infty f(v_1, \theta, t) dt = 1$ （いつか必ず発火）であることが証明できる．また最初から到達点にいるならファーストパッセージタイムは必ずゼロなことから $f(\theta, \theta, t) = \delta(t)$ となり $f(\theta, \theta, \alpha) = \int_0^\infty f(\theta, \theta, t) \exp(-\alpha t) dt = 1$ が従う．

4.5 フィードフォワード・ネットワーク

図 4.2 のように一方向的に信号が伝わる神経回路をフィードフォワード・ネットワークとよぶ．この上での発火活動の伝播を考える．理論神経科学ではこのフィードフォワード・ネットワークと，逆に方向性なくすべての細胞が全結合で（または一定確率でランダムに）つながったリカレントネットワークが頻繁に研究対象とされる．

実際の脳の中の神経結合は複雑であり，フィードフォワード・ネットワークは脳の一部を表すモデルとし不適当でないかと言われることがある．しかし，次のような例を考えてみると「不適当」と簡単に言い切れない．

図 4.3 に示した 2 つのネットワークはまったく同じニューロン数と結合数を持ち，見かけ上明らかな区別はできない．しかし，構成するニューロンを図 4.4 のように並べ替えてみると，左のネットワークは上記の定義にいうフィードフォワード・ネットワークである．一方，右のネットワークはどのように並べ替えても，結合が一方向的に描けない相互結合型ネットワークであることがわかる．

このように，与えられた神経回路の繋がり方を一見するだけでフィードフォワード型であるかどうかを容易に断定できない．言い換えると，複雑に繋がっている脳の神経回路の中にいくつものフィードフォワード型の回路が埋め込ま

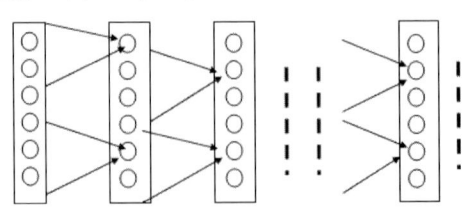

図 **4.2** フィードフォワード・ネットワーク

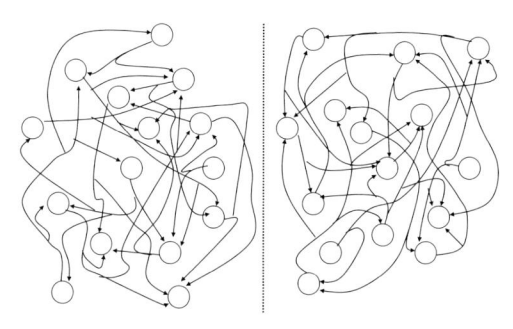

図 4.3 フィードフォワード・ネットワークと相互結合型ネットワーク
区別は自明でない．

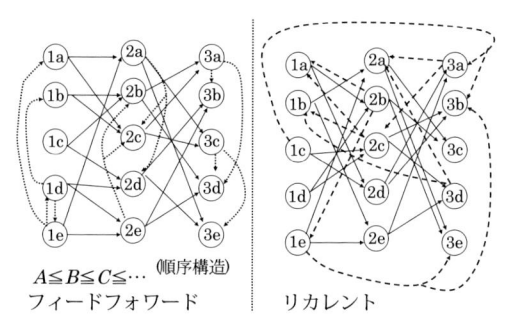

図 4.4 適切な並べ替えによって明らかになるタイプの違い
左の図は数学の用語でいうところの順序構造をもつ．

れている可能性は十分にある．そこで次のような作業仮説を取る立場で話を進めることにする．

> **作業仮説**：脳の中にはさまざまな領域があり，そのなかにはフィードフォワード・ネットワークが使われている領域もある．または，外部や他の領域からの電気的，化学的入力による修飾のためにフィードフォワード的に振る舞うモードに変化する領域もある．

4.5.1 同期発火の安定伝播の条件

(a) シミュレーション

以下，フィードフォワード・ネットワークに絞って話を進める．ここでは特に層内結合も持たない単純な図4.2のフィードフォワード・ネットワークを考

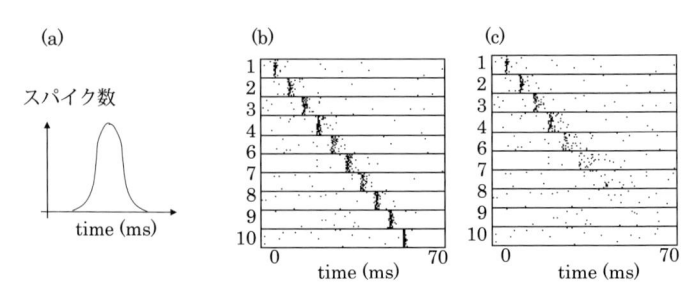

図 **4.5** パルスパケットの定義 (a), 同期発火の安定化 (b), 不安定化 (c)
((b)(c) は Diesmann et al., 1999 より改変)

える（狭義では層内結合がないもののみをフィードフォワード・ネットワークと呼ぶ）．

今，ネットワークの初めの層（左端）の細胞群が同期的に発火したとき，この発火の同期性は層を伝わるにつれてどのように変化していくだろうか？ この問題に対してなされたさまざまな理論的研究のうち，同期性の条件を明確にした Aertsen のグループのシミュレーション研究 (Diesmann et al., 1999) を紹介しよう．

各層が 100 個のニューロンから成るフィードフォワード・ネットワークを用意する．各ニューロンは前層のすべてのニューロンから入力を受けている．これらのニューロンは積分発火型でモデル化し，シナプス電流の他に相対不応期をつくるための電流を加える．さらに，自発発火率の高い *in vivo* の状況を再現するために，すべてのニューロンに興奮性および抑制性の電流入力 (EPSC, IPSC) を一定レートのポアソン過程として入れる（バックグラウンド入力）．

この設定の下，第 1 層にある 100 個のニューロンのうちの a 個が以下で表される時間経過にしたがって発火したとする（$I_{\text{in}}(t)$ が時刻 t に発火した細胞の個数）．

$$I_{\text{in}}(t) = a \times g(t, \sigma^2) \quad (4.24)$$

$$g(t, \sigma^2) = \frac{1}{\sqrt{2\pi\sigma^2}} \exp\left(-\frac{t^2}{2\sigma^2}\right)$$

このように，発火数の時間経過を表す波形を一般にパルスパケットと呼ぶ（図 4.5(a)）．

この発火に伴って次層のニューロンには興奮性シナプス電流が注入され始め

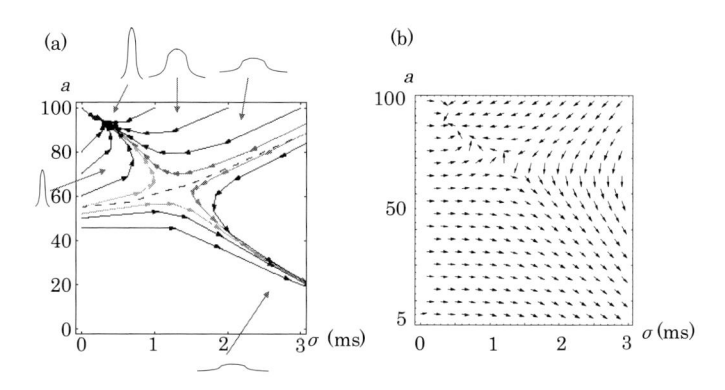

図 4.6 パルスパケットの形の変化を表す流れ図
(a) シミュレーションによる結果（Diesmann et al., 1999 より改変）, (b) フォッカー–プランク方程式による計算結果.

る．第 2 層を構成する各ニューロンも上述のように無相関ポアソンのバックグラウンド入力を受けているので，その膜電位は散らばっている．したがって同じ入力を前層からもらっても，たまたま閾値の傍にいたニューロンはすぐに，閾値から遠くにいたニューロンは遅れて，発火する．したがって第 2 層の細胞群の発火数の時間経過もパルスパケットで表される．このようにある層に注目したときその層への入力を引き起こすパルスパケット（上記の $a \times g(t, \sigma^2)$）を入力パケット，その層でつくられて出力信号となるパルスパケットを出力パケットと呼ぶことにしよう．

この第 2 層の出力パケットの方もガウス型 $a' \times g(t, \sigma'^2)$ でフィットすることにすると，パケットの形の変化をパラメータの組の変化 $(\sigma, a) \to (\sigma', a')$ によって表現できる．もし，層を追うたびに a が小さく σ が大きくなってパケットが消滅するなら，初期の同期性は伝播によって失われることになるし，層を追ってゆく過程で a と σ がある値に固定されてゆくならば，それはすなわち同期的発火が多層にわたって安定に伝わることを意味する（図 4.5(b),(c)）．

Diesmann ら (1999) はバックグランド入力を受けるニューロン 100 個からなる層を 1 つ用意し，それにパルスパケットを入力して，出力するパケットの形の変化 $(\sigma, a) \to (\sigma', a')$ を調べる数値実験（シミュレーション）をあらゆる (σ, a) の値の組について行った．そして，得られた各 (σ, a) の変化を 2 次元のベクトルで図 4.6 のように表した．

この図からわかるように，(σ, a) 平面は上下 2 つの領域に分かれ，下の領域の流れは最終的にパケットの消滅方向に向かうが，上の領域の流れは a が大きく σ が小さい特定の値の組（アトラクター）に収束してゆく．すなわち，初期パルスパケットが十分大きな a を持てばその同期性は永遠に保たれることをこの図は表している．

(b) 解析的方法——フォッカー–プランク方程式

上に紹介した Diesmann ら (1999) の研究結果は次のような疑問を生む．このフィードフォワード・ネットワークを構成する各細胞に与えられているバックグラウンドノイズ入力や，ニューロンがもつ不応期，EPSP の形などは，パルスパケットの伝播にどういった影響を及ぼしているのだろうか？

これら因子の役割は，ブラックボックス的なシミュレーションでは見えづらい．そこで，解析的な方法で同じ系を調べてみよう (Câteau & Fukai, 2001)．

まず，層内のニューロン達が受け取るシナプス電流のうち，興奮性および抑制性のバックグラウンド入力は細胞ごとに異なるポアソン入力である．一方，前層からの興奮性シナプス入力は決定論的電流である．なぜなら，フィードフォワード・ネットワークは全結合であり，どの細胞もまったく同じシナプス電流を前層の細胞群から受け取るからである．式 (4.24) に従って前層の細胞が発火し，それぞれの発火が式 (4.8) で表されるシナプス電流を次層の細胞に引き起こすならば，パルスパケットが引き起こすシナプス電流は総じて $(I_\text{in} * \alpha_s)(t) = \int_{-\infty}^{t} I_\text{in}(s) \alpha_s(t-s) ds$ のようなたたみ込みで表される．

したがって膜電位の方程式 (4.5) におけるシナプス電流は

$$I(t) = (I_\text{in} * \alpha_s)(t) + \mu + \sigma w(t)$$

(μ, σ は式 (4.13) で定義) となり，層内の細胞の膜電位分布の時間変化は以下のフォッカー–プランク方程式で表されることになる．

$$\frac{\partial P(v,t)}{\partial t} = -\frac{\partial}{\partial v}\left\{\left(-\frac{v}{\tau_m} + \mu + \left(I_\text{in} * \alpha\right)(t)\right) P(v,t)\right\} \\ + \frac{1}{2}\sigma^2 \frac{\partial^2 P(v,t)}{\partial^2 v} + J(t)\delta(v - V_\text{reset})$$

この方程式を解いて，与えられたインプットパケット $I_\text{in}(t)$ に対する $J(t)$ を求めれば，対応するアウトプットパケットが $I_\text{out}(t) = NJ(t)$ と求められる．

フォッカー–プランク方程式のこのようなしくみから,「フォッカー–プランク方程式は細胞内情報（細胞内記録によってのみでわかる情報）$P(v,t)$ と細胞外情報（細胞外記録でわかる情報）$I_\text{out}(t) = NJ(t)$ を結び付ける」ということもできる.

N 個の積分発火型ニューロンの方程式を解く必要のある Diesmann ら (1999) の方法に比べ，1 個のフォッカー–プランク方程式を解くこの方法では計算量は格段に軽減される．そしてフォッカー–プランク方程式の方法は Diesmann ら (1999) の得た結果をよく再現する（図 4.6(b)).

この解析的方法が一般に数値実験（シミュレーション）に比べて有利な点は以下の点である.

1. 各モデルパラメータの役割が明確になり，現象がより深く理解できる.
2. 計算量の軽減により，現象をより詳しく調べる余裕ができる.

具体的に今扱っている同期発火の伝播の例で説明すると，モデルの前提として用意した①バックグラウンド入力，②不応期，③単位 EPSC の具体的な波形，といったファクターのうち，ここでは①が最終的な結果図 4.6 にどのように影響を持っていたのかを考えてみる（他のファクターの役割については Câteau & Fukai (2001) を参照).

シミュレーションによる研究でこの問いに答えるには，バックグランド入力の様子，不応期の長さ，単位 EPSC の波形をさまざまに変えたシミュレーションを何度も繰り返すことで，それらの役割を推測することになる．しかし，バックグラウンドを規定するパラメータだけに注目してもすでに μ, σ の 2 変数があり，さらにそれに不応期の長さ等のバラエティが加わってくると，これらの値をさまざまに振ってシミュレーションを行うのは容易でない．一方で図 4.7 のような解析的方法に基づく描像を持っていれば，問題の見通しは格段に良くなる．まず，定常時の膜電位分布関数の $P_0(v)$ のピークの位置はほぼ $v = \mu$ であることが理論的にわかる（図 4.1）．これが，入力パケットによって急激に閾値方向に押される間，各時刻に閾値を超えるニューロンの割合は，押し出された $P_0(v)$ の閾値での切り口 AB の長さと $P_0(v)$ の押し出される速度の積だろうと予測できる（図 4.7 を見よ）．実際 $I_\text{out}(t) = P_0(v)$ が右に押し出される速度×線分 AB の長さという予測，すなわち

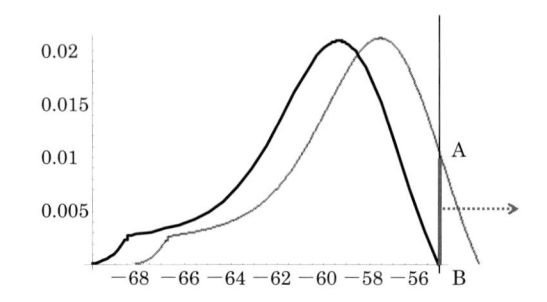

図 4.7 出力パルスパケットの波形
定常膜電位分布を右にずらすときの速度と切り口 AB の長さの積で近似できる．

$(\sigma, a) = (0.5, 90)$ $(\sigma, a) = (1.5, 90)$

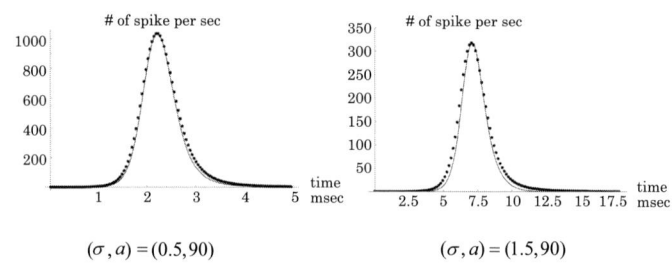

図 4.8 パルスパケットの形状を近似式で計算したもの（細い実線）とフォッカー–プランクで計算したもの（Câteau & Fukai, 2001 より改変）

$$I_{\text{out}}(t) = \text{const} P_0\left(\theta - \int_{-\infty}^{t} I_{\text{in}} * \alpha(s) ds\right) I_{\text{in}} * \alpha(t)$$

は，少なくとも図 4.6 のアトラクターの近くではよく成り立つことが確認できる（図 4.8；Câteau & Fukai, 2001）．線分 AB の長さは閾値の縦棒が右に押し出される $P_0(v)$ をなぞるに従って変化してゆくから $I_{\text{out}}(t)$ の波形を決めるのに元の $P_0(v)$ の形が本質的な役割を果たすことが明確に理解できる．特に $P_0(v)$ の幅が狭ければ $I_{\text{out}}(t)$ の波形も鋭くなるはずであること，$P_0(v)$ の幅が σ できまることから μ, σ の値が出力パケットの波形の決定にどのように影響するかが容易に理解できる．

4.6 非同期発火パターンの自発的同期化

4.6.1 シミュレーション

これまでの話では，初めの層に入れる発火パターンがある程度の同期性をもつ場合に，その同期性の変化を考えてきたが，今度は，初期発火パターンが完全に非同期な場合に，発火パターンは層を追うごとにどう変化してゆくかを考えてみる．この問題に関しては，ラットの皮質の細胞を用いた実験とコンピューターシミュレーションを融合したユニークな研究がある (Reyes, 2003)．この研究のアイディアは一言でいえば，図 4.2 の各細胞に積分発火型モデルを採用する代わりに本物のラットの皮質の細胞を使ってシミュレーションをするということである．しかし，図 4.2 に並んでいるような多数の細胞から同時記録するのは無理なので，代わりに 1 個の細胞から繰り返し測定した結果を用いて集団発火伝播を次のように再構成する．今，図 4.9 の中央に w 個並ぶ第 1 層目のニューロン群（黒丸）が図中 $AP_1, AP_2, \cdots$ で示されるように完全に非同期に発火しているとする．まず，これらの発火により第 2 層のニューロンに流しこまれるはずのシナプス電流を $PSC_{1,1}, PSC_{1,2}, \cdots, PSC_{1,w}$ で表されるように計算しておく（脳内の状況をより良く反映するために単位 EPSC のサイズも細胞ごとにばらつかせてある）．第 2 層の 1 番目のニューロンは第 1 層の w 個のニューロンのうちからランダムに選ばれた 10%のニューロンから入力を受けるとすると，その 10%にあたるニューロンに対応したシナプス電流 $PSC_{1,j}$ を足し合わせたもの $Sum_{1,1}$ が実際の入力電流となる，そこで $Sum_{1,1}$ を本物のニューロンにダイナミッククランプで入力してそのニューロンの発火時刻を記録しておく．同様に第 2 層の 2 番目のニューロンが受け取るはずの電流を $Sum_{1,2}$ のように計算しておいて，それを先ほどと同じ本物のニューロンに入力して再び発火時刻を記録する．この作業を w 回繰り返すと仮想的に構成した第 2 層のニューロンすべての発火時刻，すなわち第 2 層におけるパルスパケットの形が定まる．これを層ごとに繰り返してゆくことで，本物の細胞から再構成されたフィードフォワード・ネットワークを初期発火パターンがどのように伝わるかを調べた．その結果，発火パターンは非常に安定に同期化するという結論を得た．それを

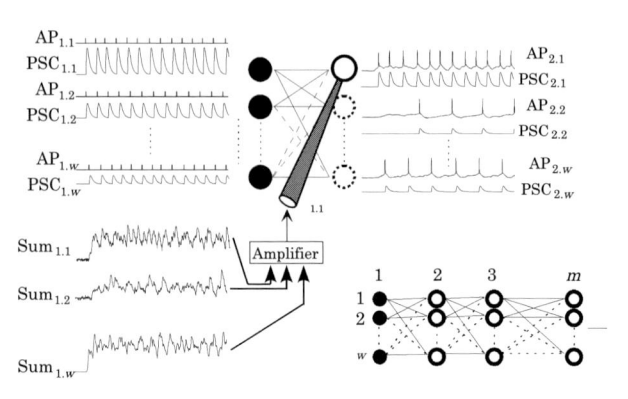

図 4.9　フィードフォワード・ネットワーク上での信号伝達を仮想的に構成する実験手法

示す代表的データが図 4.10 である．

さて，この非同期入力の自発的同期化の問題にもフォッカー–プランク方程式の方法は有効だろうか？　次の項でそれを調べる．

4.6.2　理論的考察

(a)　1 次元フォッカー–プランク方程式による試み

Diesmann ら (1999) のネットワークと違って各層の細胞はランダムなバックグランド入力を受けていない．しかしその代わりに，各細胞は前層からランダムに選ばれた 20 個の細胞の入力を受け，20 個の細胞の発火は無相関と考えられる（シミュレーションで確かめられる）ので，合計した入力はポアソン的なランダム性を持つと考えられる．まず，積分発火モデルを用いて各層の各時刻における発火数を計算してみると，結果図 4.11(a) は実験結果図 4.10 をよく再現している．次に上述のポアソン的な入力を決定論的項とガウシアンホワイトノイズの和で書くことにより，フォッカー–プランク方程式に移行できる．層ごとにフォッカー–プランク方程式を用意して，第 n 層の方程式を解いて定まる第 n 層の出力パケット $I_n(t) = NJ_n(t)$ を求め，これに単位 EPSC の波形をたたみ込んだものを第 $n+1$ 層への入力とする．シミュレーションでは時刻 $t=0$ で周波数 $\lambda = 20\,\mathrm{Hz}$ の発火を無相関に 20 個足した非同期的入力が始まる設定だが，それに対応してフォッカー–プランクの入力として $\lambda + \sqrt{\lambda}w(t)$ の形の入力を開始し，n 個のフォッカー–プランク方程式を解いた結果を図 4.11(b) に

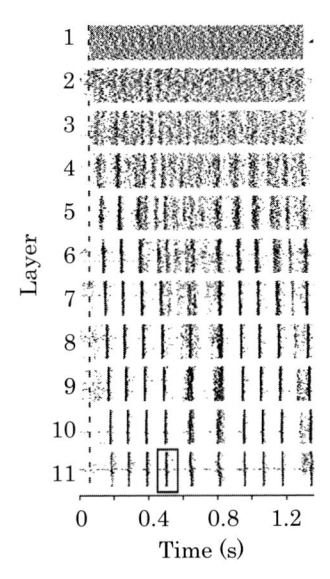

図 4.10 非同期発火の自発的同期化

示す.十分大きい持続的な入力なので,各細胞は繰り返し発火するはずであり,それに対応して発火数の山が引き続く時間経過が見られる.しかしシミュレーション結果と比べてみるとその山の鋭さは明らかに異なりこのフォッカー–プランク方程式が現象を正しくとらえていないことがわかる.

(b) 無相関混合は非ポアソン性を消さない

そこでフォッカー–プランク方程式を導く議論を注意深く見直してみる.上の議論では,たとえ前層の各々の細胞の発火がポアソン的でなくても,それを多数混ぜ合わせた入力列はほぼポアソンとみなしてよいだろうと考えた.そして入力がポアソン的なのでそれは $\lambda + \sqrt{\lambda} w(t)$ の形で表現できるとした.実際,「多数混ぜ合わせた入力列はほぼポアソン」という仮定は頻繁に使われ一見正しいように見える.しかし以下の単純な計算でこれは正しくないことが示される.

今 n 個の細胞 1 つ 1 つの発火はポアソン的でないとすると,自己共分散関数は δ 関数でなく,$\langle\langle s_j(t) s_j(0) \rangle\rangle$ は一般に $t > 0$ でもゼロでない値を持つ.さてこのようなスパイク列の「多数の混合がポアソン的である」ためには n が十分大きいとき

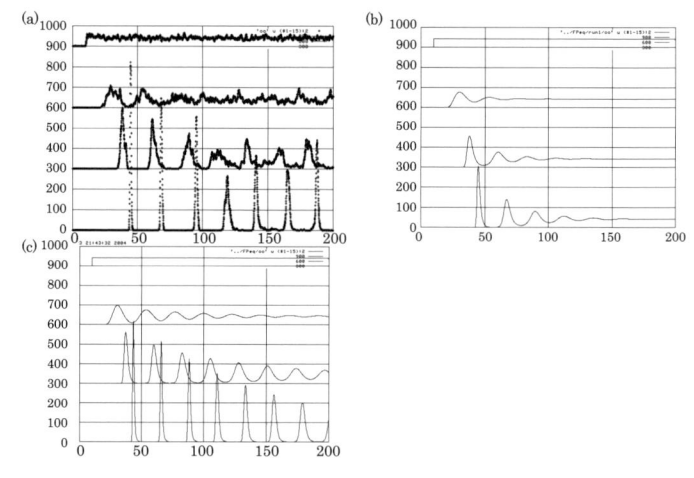

図 **4.11** 非同期発火の自発同期化
(a) 積分発火モデルによるシミュレーション,(b) ガウシアンホワイトノイズ,
(c) カラードガウシアンノイズ,に基づくフォッカー–プランク方程式を解いた結果.

$$s(t) = \sum_{j=1}^{n} s_j(t)$$

の自己共分散関数が δ 関数に近づかなければならない.しかし,$\langle\langle s(t)s(0)\rangle\rangle$ を以下のように $\langle\langle s_j(t)s_j(0)\rangle\rangle$ から計算してみると,異なる細胞のスパイク列が無相関という仮定から,クロスタームは消えて,下記最右辺のようになる.

$$\langle\langle s(t)s(0)\rangle\rangle = \sum_{j=1}^{n}\langle\langle s_j(t)s_j(0)\rangle\rangle + \sum_{i\neq j}\langle\langle s_i(t)s_i(0)\rangle\rangle = \sum_{j=1}^{n}\langle\langle s_j(t)s_j(0)\rangle\rangle$$

すなわち混合スパイク列の自己共分散は個々のスパイク列の自己共分散の和であり,δ 関数でないものをいくつ足し合わせても一般に δ 関数にならないことから,多数の非ポアソン列の無相関混合がポアソン的になるという直感は間違いであることがわかる.

多くの神経細胞モデルの定常発火はポアソン過程よりもガンマ過程とよばれるものでよく記述できる.そこで,ガンマ過程を用いて,スパイク列の自己共分散関数を(偶発的な相関を差し引いて)計算すると以下のようになる(詳しい導出はオンラインドキュメント Appendix IV を参照されたい).

$$\langle\langle s_1(t)s_1(0)\rangle\rangle = \langle s_1(t)s_1(0)\rangle - \langle s_1(t)\rangle\langle s_1(0)\rangle = \lambda(\delta(t) + Q(t) - \lambda) \text{ と書け}$$

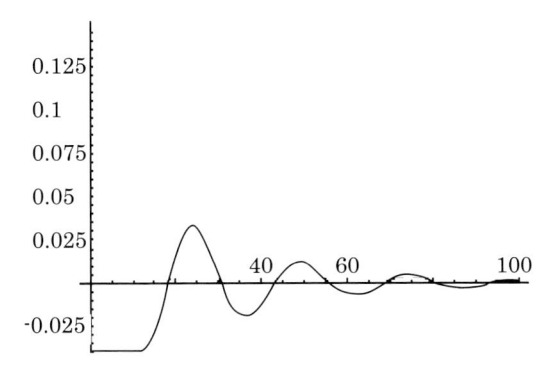

図 4.12 ガンマ過程の自己共分散関数
図では表現できないが $t=0$ の場所に $\gamma(t)$ に起因する無限大の値を持つ.

る．ここでガンマ分布 $p(t) = \{1/(\kappa-1)!\}v(vt)^{\kappa-1}e^{-vt}$ の n 個分のたたみ込みをすべて足し合わせたものが $Q(t) = \sum_{n=1}^{\infty} p_n(t)$ である.

ところで，平均がゼロの確率過程については自己相関=自己共分散であるので後者の言葉はあまり使われない.

発火の統計（今の場合は (v,κ) の値）が同じ N 個の細胞が第 2 層に入力を送るとき受け手側の見る発火列の自己共分散は以下のように書ける.

$$\langle\langle s(t)s(0)\rangle\rangle = \sum_{j=1}^{N}\langle\langle s_j(t)s_j(0)\rangle\rangle = N\lambda(\sigma(t) + Q(t) - \lambda)$$

図 4.12(a) に右辺の形を図示する.

この表式から，単純な $N\to\infty$ の極限でなく，$N\to\infty$ と同時に $\lambda\to\infty$ とする 2 重極限をとることではじめて混合スパイク列はポアソンに近づくことがわかる．実際 $\lambda\to 0$ の極限で $\hat{Q}(x)$ がゼロに近づくことは上述の解析的表式から確かめられる．$\lambda\to 0$ とは個々の細胞の発火間隔が果てしなく長くなるので混合スパイク列の ISI に個々の細胞の発火間隔が反映しなくなることを意味し，その極限で混合がポアソン的になることは直観的にもわかりやすい.

(c) 2 変数化によるカラードノイズの記述

このように Reyes (2003) における第 2 層の細胞への確率論的入力はガウシアンホワイトノイズで表せず，入力電流の自己共分散関数は $t=0$ での δ 関数ピークに減衰しながら波打つ部分を加えたものになる．したがって入力の確率

的部分はホワイトでなくカラードノイズである．さてこのカラードノイズの性質を最もシンプルにとらえるために，この自己共分散関数の特徴的な部分である δ ピークのすぐ横にあるマイナス部分のみを取り入れて次式で近似をしてみる（図 4.12(b)）．

$$\text{autocorrelation} = \delta(t) - \frac{\beta}{2\tau_n} \exp\left(\frac{-|t|}{\tau_n}\right)$$

この関数のマイナス部分は発火の近似的周期性の反映として一度発火したすぐ直後に発火できないことを表しており，今考えている近似は「不応期の効果を取り入れた」ということもできる．

この形の自己相関関数を持つカラードノイズ $L(t)$ は実は以下のようにしてホワイトノイズから構成できる．

$$\begin{cases} L(t) = w(t) - \alpha X, \\ \dfrac{\tau_n dX}{dt} = -X + w(t) \end{cases} \quad (4.25)$$

実際，2 番目の式を解いて，$X(t) = (1/\tau_n)\int_{-\infty}^{t} dt' w(t') \exp(-(t-t')/\tau_n)$ と書くと，$\langle X(t)w(0)\rangle = \Theta(t)(1/\tau_n)\exp(-t/\tau_n)$, $\langle X(t)X(0)\rangle = (1/2\tau_n)\exp(-|t|/\tau_n)$ であることから，$\langle L(t)L(0)\rangle = \delta(t) - (\beta/2\tau_n)\exp(-|t|/\tau_n)$, $\beta = 1 - (1-\alpha)^2$ が結論される．式 (4.25) の構成法で，1 行目と 2 行目に同じホワイトノイズが現れるところがみそである．もし $w(t)$ と統計的独立なホワイトノイズが式 (4.25) の 2 行目にあるとすると，X と $w(t)$ も統計的に独立になり，そのために $L(t)$ の自己相関を $w(t)$ と $X(t)$ の相関から計算するときにクロスタームが現れず $\delta(t) + \alpha^2 \exp(-|t|/\tau)$ のように指数関数の係数は正にしかなれない．しかしながら，いま必要なのは負の部分を持つ自己相関であり，そのためにはクロスタームが生き残る必要がある．式 (4.25) の構成法によって第 2 層の細胞の膜電位の方程式は

$$\begin{cases} \dfrac{dv}{dt} = -\dfrac{v}{\tau_m} + w(t) - \alpha X, \\ \dfrac{\tau_n dX}{dt} = -X + w(t), \end{cases} \quad (4.26)$$

のように，見かけ上（陽には）カラードノイズを含まないように書けるが，実はこれがフォッカー–プランク方程式に移行するのに必要な条件である．カラー

ドノイズを含む確率微分方程式ではフォッカー–プランク方程式に移行できないので，式 (4.25) のようなトリックを考えだす必要があったのである．

(d) 2 次元フォッカー–プランク方程式

式 (4.26) に対応するフォッカー–プランク方程式は一般論に従って以下のように構成できるので，これを数値的に解くことによって，図 4.13(b) に対応するカラードノイズを入力電流として受ける第 2 層の神経細胞集団の膜電位ヒストグラムの時間変化や集団発火率の時間変化を求めることができる．

この手法で第 2 層以降の各層の膜電位の時間変化を 2 次元フォッカー–プランク方程式を同時に解くことで計算すると，集団発火の伝播を計算できて，その結果，単一細胞モデルやスライスの実験で見られる自発的同期化はノイズの有色性を考慮することによって，記述の精度が格段に向上することがわかる（図 4.11(c)）．

4.7 同期発火伝播の機能的役割

これまで，さまざまな観点から同期的発火を調べてきたが，このような同期発火が脳においてどのような機能的意義を持つかを次に考えてみよう (Câteau & Fukai, 2001)．Diesmann ら (1999) の示したように初期のパルスパケットが弱く図 4.6 の下半分の領域に対応していた場合，パケットは伝播ともに消滅してゆく．図 4.13(a) は層ごとにパケットが減弱してゆく様子を示す．しかしながら，このような弱いパケットが，図 4.13(b) のように収束する 2 つの経路の入り口にほぼ同時に与えられた場合を考えると，2 つのパケットは出合った層で増強し，その形状パラメータが図 4.6 の上部領域にジャンプすることによって安定化できる（図 4.13(c)）．このパケットの安定化は衝突のタイミングに敏感で，衝突の時間差が 5 ms ではもはや安定化しない（図 4.13(d)）．すなわちこの機構によってパケットは同期検出の機能をもつことができる．

さて，今度は，図 4.13(b) の 2 つの経路に十分強いパケットをほぼ同時に入れた状況を考える．パケットは強いので単独では安定化してゆくが，ほぼ同時に入力したときには遅れて入ってきたパケットが不安定化されて信号が止まってしまう（図 4.14(a)）．これは，パケットの通過直後の各層の電位分布がリセット電位付近に偏っていることから理解できる．この偏りのために，細胞群は発

図 4.13 同時刻検出機能の実現

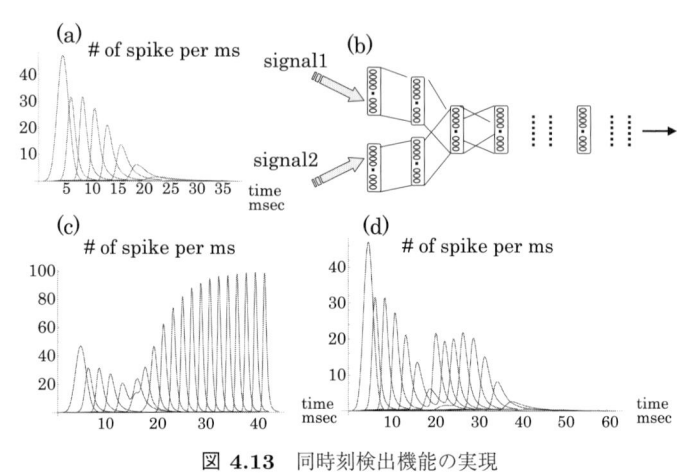

(a) 弱いパルスパケットの減衰する様子．(b) 合流するフィードフォワード・ネットワーク．(c) パルスパケットの同時刻衝突による安定化．(d) 同時性が不十分な場合．

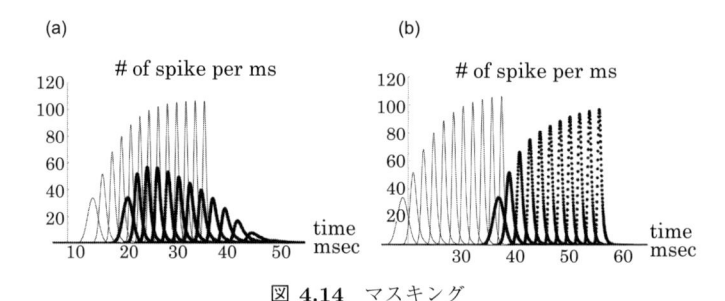

図 4.14 マスキング

(a) 先にきた信号がすぐ後にきた信号をつぶす．(b) 十分時間的に離れていればマスキングは起こらない．

火しにくい状況になっているので，すぐ後から来た十分強いパケットが不安定化されてしまうのである．この相互作用もタイミング依存的で，2 つのパケットが十分離れて入力すれば干渉無く独立に伝わる（図 4.14(b)）．初めに到着した信号が引き続く信号をブロックするので，これは情報マスキングの機能と考えることができる．このマスキングは単一ニューロンの持つ不応期を組み込んでいない単純なモデルに基づいたフォッカー－プランク方程式で実現されることに注意しておく．もちろん単一ニューロンの不応期を考慮すればこの効果はさらに強調される．

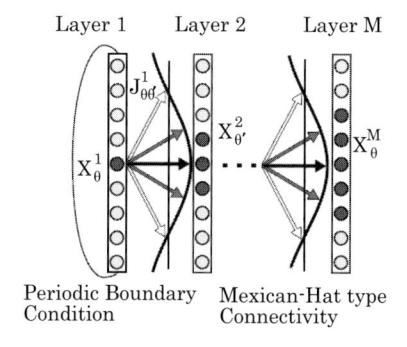

図 **4.15** メキシカンハットタイプの層間結合 (Hamaguchi et al., 2005)

4.8 同期発火の伝播についてのいくつかの研究

ここまでで，高度同期発火の伝播に関する筆者の研究を中心に紹介してきたが，この節では，高度同期発火に関する上記と異なる観点に基づくアプローチを国内の研究を中心にいくつか紹介する．

4.8.1 構造のあるフィードフォワード・ネットワーク上の伝播

これまで述べてきたフィードフォワード・ネットワークは最も単純なもので細胞間の距離の概念は何もなかった．Hamaguchi ら (2005) は第 L 層から第 $L+1$ 層への投射パターンをメキシカンハット型で決めることで（図 4.15），いわゆるトポグラフィックな層間結合を仮定した場合のフィードフォワード・ネットワーク上の高度同期発火の伝播をシミュレーションおよびフォッカー−プランク方程式を使って調べ，同じフィードフォワード・ネットワークで，一様発火，局所発火の 2 種類の独立な層内発火パターンが異なる伝播速度で安定に伝播することを示した．

ところで，リカレントネットワークの枠組みで広く研究された連想記憶モデル (associative memory model) における記憶パターンの埋め込み法を以下のようにフィードフォワード・ネットワークに自然に一般化できることが知られている．たとえば各層が 8 個の細胞を含むネットワークの，1 層目の発火パターンが $L1 = (10011010)$ ならば第 2 層目は $L2 = (01010110)$，第 3 層目は

$L3 = (01110001)$ と発火，というように層を追うごとの発火パターンをまとめて表した行列

$$\begin{pmatrix} 10011010 \\ 01010110 \\ 01110001 \\ \cdots \end{pmatrix}$$

の指定どおりに各層の細胞群が発火するように，層間の結合を設計することができる．この枠組みを使って Ishibashi ら (2006, 2007) は複数記憶表象と解釈できる複数のシンファイア・チェインを 1 つのフィードフォワード・ネットワークに伝送させられることをシミュレーションとフォッカー–プランク方程式で示した．また，Teramae & Fukai (2007a) はこのようなネットワークの記憶容量を解析的に計算した．一方，Teramae & Fukai (2007b) ではさまざまな神経標本で観察される神経雪崩現象 (neural avalanche) と呼ばれるシンファイア・チェイン様の現象 (Plenz & Thiagarajan, 2007) が，各層の細胞数を確率論的なアルゴリズムで選択して構築したフィードフォワード・ネットワークを使って再現できることを示した（詳しくは 7.1 節）．

4.8.2 シンファイアモードと非同期モード

前述のように Reyes (2003) は *in vitro* で仮想的に構築したフィードフォワード・ネットワークで非同期発火が同期化する傾向を持つことを見せたわけだが，それより先に Masuda & Aihara (2002) と van Rossum ら (2002) は独立に，バックグラウンドインプットの強度によって，フィードフォワード・ネットワークはシンファイアモードにも，レートモード（非同期発火によって発火率を忠実に伝えるモード）にもはたらくという提案を理論的研究で行っている．Litvak ら (2003) はこの問題に対してシミュレーションを使った詳細な研究を行い，レートモードでの伝送はできない，と異なる主張をしたが，一方 Kumar ら (2008) は，それまでの研究と違いリカレント型ネットワークに埋め込まれたフィードフォワード・ネットワークという枠組みで条件によりどちらのモードでもはたらきうると主張している．

4.8.3 リカレントネットワークを構成する振動子ネットワークの同期発火

フィードフォワード・ネットワークでなくリカレントネットワークでの神経細胞の発火の同期化の度合いを調べるためにもフォッカー–プランク方程式は有効である．リカレントネットワークを構成する神経細胞の各々が十分な入力を受けてほぼ一定の発火率で発火している状態を称して「細胞は振動子モード (oscillator regime) にある」または「細胞は閾値以上 (supra-threshold) の入力を受けている」という．これらの反対語は「積分子モード (integrator regime)」または「閾値下 (subthreshold) 入力」である．振動子モードにある神経細胞の膜電位は周期的運動の中のどの位相にあるか定まっている．結果として n 個の細胞の膜電位のダイナミクスは n 個の位相変数のダイナミクスに帰着できる．その場合，n 個の細胞の位相変数のヒストグラム $P(\theta,t)$ を考えるとそのヒストグラムの時間発展を記述するフォッカー–プランク方程式を立てることができる．この記述法では細胞群の発火の同期性は $P(\theta,t)$ がある特定の位相に高いピークを持つことで表現できる．Kanamaru (2006) は興奮性，抑制性それぞれの細胞集団に対する位相変数 $P_E(\theta,t)$, $P_I(\theta,t)$ のヒストグラムの時間発展をフォッカー–プランク方程式の数値的積分によって計算し，両細胞集団の発火の同期性を調べた．

4.8.4 ホジキン–ハクスレイタイプモデルに基づく同期発火伝播

ここまでは細胞モデルとしては積分発火モデルという最も単純なものに限り，ネットワーク効果に照準を当てて考察してきたが，細胞の生理的特性をよく取り込んだモデルを使って，その特性が高度同期発火の伝播に与える影響を調べることも興味深い．Shinozaki ら (2007) はホジキン–ハクスレイモデルを使ってパルスパケットの伝播を調べた結果，(興奮性の) パルスパケットがある層に到着する直前に抑制性の入力が入ると，パルスパケットの強度が増大することを示した (図 4.16)．抑制入力がパケットの強度を強めるという不思議な現象はホジキン–ハクスレイモデルが備えるカリウムチャネルに起因する．生理的な神経細胞モデルでは必ず，発火を止める機構が内在する必要があり，とくにそれは電位の高まりに反応して電位を下げるチャネルとして実装されている．皮質内の細胞は低レートながら自発的に発火していることから，弱く電位上昇して

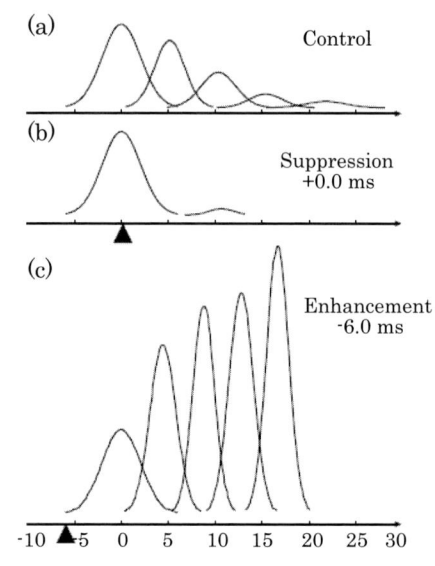

図 4.16 抑制入力によるパルスパケットの増強 (Shinozaki et al., 2007)
(a) 減衰してゆくパルスパケット列．(b) 同時刻抑制入力は減衰を加速する．
(c) 先んじた抑制入力は増強を導く．

いる状態にあるが，その状態でカリウムチャネルはすでに少し開き，電位が過度に電位上昇しないように安定させている．ところが抑制性入力が入って電位が下がるとカリウムチャネルが閉じて，細胞は一時的に興奮しやすい状態に入る．このことがパルスパケットの強度増大をもたらすのである．興奮しやすい状態は長くは続かないので，このパケット強度の増大現象は抑制入力とパケット入力のタイミングに大変敏感である．実際，タイミングを変えてゆくと，抑制入力はタイミングに応じてパケット強度を増大も減弱もできるので (図 4.17)，シンファイア・チェインの交通制御メカニズムとして優れている．興奮性入力ではほとんど増強しかできない．

4.8.5 バースト発火からなるシンファイア・チェイン

シンファイア・チェインの研究はバースト発火のしくみを持たない細胞モデルで調べられてきたが，後にふれる鳥の脳で見られるシンファイア・チェイン様の活動では，バースト活動する細胞群が同期発火を構成しているように見える（同期バースト）．Teramae & Fukai (2007) はバースト性を持つ神経細胞モ

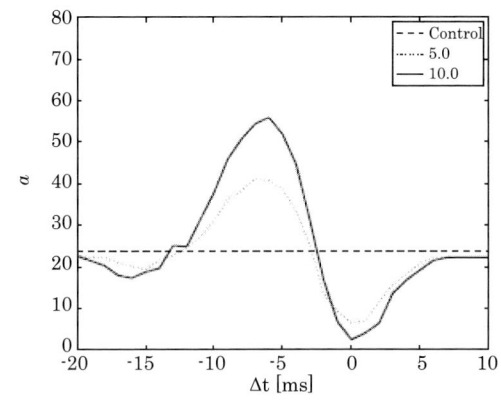

図 **4.17** パルスパケットの増強効果の抑制入力タイミング依存性 (Shinozaki et al., 2007)
横軸はパルスパケットが来る時刻を基準に計った抑制入力のタイミング．縦軸はパルスパケットの面積 a を表す．水平の点線は抑制がなかった場合の a の値．2 つの曲線は強さのちがう 2 種の抑制入力が入った場合．

デルを使い，バースト内スパイク間隔という新しい自由度により，同期発火の伝播速度を制御しうることを指摘した．

4.9 高度同期発火伝播またはシンファイア・チェインを支持する実験事実

これまで，高度同期発火の安定な伝播が理論的に可能なこと，非同期発火が自発的に高度同期発火に変換してゆくこともあることを，シミュレーション，フォッカー–プランク解析，*in vitro* 標本での集団発火パターンの再構成などで見てきた．このような高度同期発火活動の動物個体脳での存在をはじめて強く主張した Abeles はこのような発火の伝播をシンファイア・チェイン（synfire chian: synchronous firing chain からの造語）と呼んだ（7.1 節も参照）．「シンファイア・チェイン」は理論神経科学の専門家が好んでよく使う言葉だが，実験生理学者の間ではあまり知られた言葉でないし，もし知っていたとしても図 4.2 にある最も単純化，理想化された活動伝搬のイメージが個体脳の活動と結び付かないと考えられる場合が多い．そこで本節では個体動物（急性スライスや培養標本でなく）の脳内に高度に同期した発火の伝播があることを示唆する実験データをいくつか紹介する．

4.9.1 Abeles らの実験

サルの前頭前野から多電極測定で得た発火時刻のプロット（ラスター）をもとに3つの細胞 A，B，C 発火の2つの双対間隔が $t_{AB} = 151 \pm 1$ ms でありかつ $t_{AC} = 289 \pm 1$ ms である発火の3つ組イベントが偶然起こりうるよりはるかに多く観測された (Abeles et al., 1993)．注目すべきは3つの発火の間隔が 100 ms 以上と長いにも関わらずその誤差が異常に小さいことである．正確な時間間隔の3つ組発火が繰り返し起こることから3つの発火は因果関係を持ち，細胞 A の発火を起点として起こった活動伝播で B，C の発火が起こったと考えるのが自然である．しかしながら，3つの発火イベントの間隔は十分長く A から B，B から C に伝わる間には数多くのシナプス伝達が関係するはずである．この事実は，もし上記で考察したような高度同期発火が脳内を走っていると考えると自然に説明できる．

4.9.2 2点相互相関

相互相関の手法を神経科学に持ち込むことで機能的な結合を明らかにしてみせた歴史的な論文，Toyama ら (1981, 1982) では単シナプス性に結合する神経細胞対を示すデータとして，時間差が 2–3 ms の所にピークが立つ発火の相互相関関数を示している．しかし，細胞 A から細胞 B に単シナプス性の結合があるとしても，B は A からの単一の入力だけで発火するとは考えにくい．なぜなら神経細胞の発火には一般に少なくとも 20–30 のシナプス入力を要するからである．したがって，B の発火に 2–3 ms 先立って発火したのは細胞 A だけでなく観測しなかったが同時に発火した 20–30 個の細胞が背後にあったと考えるのが自然である．したがって Toyama ら (1981, 1982) のデータは高度同期発火の存在を支持すると考えられる．

4.9.3 巨大 EPSP

個体動物の脳 (in vivo) からホールセルパッチクランプ記録を行うのは大変困難であるが，現在では麻酔なしの状態でも測定に成功した例が報告されている．ナトリウムチャネルを内側から阻害して発火を止めることによって皮質 2/3 層の神経細胞の EPSP の形を正確に見たいくつかの報告 (Crochet & Petersen,

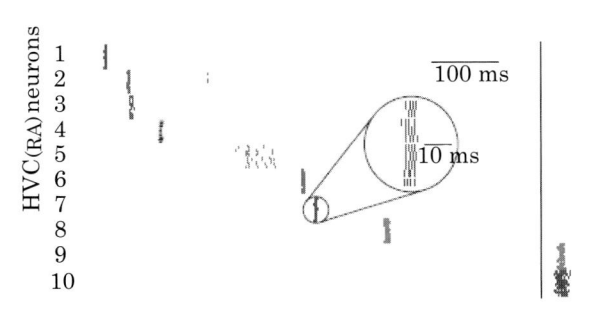

図 4.18 鳥の HVC で観測されるシンファイア・チェイン的活動 (Hahnloser et al., 2003)

2006; DeWeese & Zado, 2006; Okun & Lampl, 2008) では 10 mV 以上に及ぶ巨大な EPSP が頻繁に見られる．一方で *in vitro* の詳細な研究により皮質 2/3 層における単位 EPSP のサイズは 0.5 mV 程度にすぎないので (Oswald & Reyes, 2008)，巨大 EPSP は高度に同期して発火する細胞群がつくりだしたと解釈するのが最も妥当である（電位依存性電流による非線形増幅作用はコントロール実験で否定されている）．

4.9.4 鳥の脳に見られるシンファイア・チェイン様の活動

キンカ鳥の歌生成に関連する HVC(higher vocal center) と呼ばれる部位で観測される神経活動では (Hahnloser et al., 2003)，上記 Abeles の実験のように，100 ms 程度離れた発火活動（正確にはバースト）なのに時間間隔の試行ごとのばらつきがきわめて小さい（図 4.18）．これがシンファイア・チェインに参加する神経群からの記録だと考えると自然に理解できる．

4.10　spike-timing-dependent plasticity

フォッカー–プランク方程式を同期発火の伝播の研究に応用した例を前に述べたが，本節ではシナプス強度のヒストグラムの学習に伴う変化にも応用できることを示す．

神経細胞間の信号の伝達効率がある時間パターンの一時的信号に伴って長期持続的に増強 (long-term potentiation: LTP) したり，減弱 (long-term depression: LTD) するシナプス可塑性がさまざまな神経細胞のシナプスで見つかっ

ており，記憶学習の基礎過程であると考えられている．さらに近年，そのようなシナプス可塑性が，シナプス前細胞，シナプス後細胞の発火のタイミングに依存することが，海馬 CA1，大脳新皮質，電気魚の小脳様器官などの神経標本で観測されている (Abbott & Nelson, 2000)．その典型的なものは以下の式のように，シナプス後細胞と前細胞の発火時刻の差 Δt に依存してシナプス強度が以下の式によって変化するというものである (Song et al., 2000)[5]．

$$\Delta w = \begin{cases} A_+ \exp\left(-\dfrac{\Delta t}{\tau_+}\right) \text{ for } \Delta t \geq 0, \\ -A_- \exp\left(-\dfrac{|\Delta t|}{\tau_-}\right) \text{ for } \Delta t < 0, \end{cases} \quad (4.27)$$

すなわち，シナプス前細胞，後細胞の順で発火するときは $\Delta t > 0$ に対応して $\Delta w > 0$ であってシナプス強度増加，生理学的用語では LTP，逆順で発火するとき（非因果的）は $\Delta t < 0$ に対応して $\Delta w < 0$ となってシナプス強度減少，または LTD となる．

この可塑性は発火タイミング依存可塑性 (spike-timing-dependent plasticity: STDP) と呼ばれ，その機能的意義への関心が高まっている．上記の式 (4.27) で表されるものは海馬 CA1，大脳新皮質等で見られるもっとも典型的な STDP なので以後「標準的 STDP」と呼ぶことにする．

ここではまず 1 つの細胞の持つ多数のシナプスに対してフォッカー－プランク方程式を用いてシナプス集団に対する STDP の効果を明らかにしてゆく (Câteau & Fukai, 2003)．STDP が単一細胞上のシナプス集団に及ぼす効果については最初 Song ら (2000) がシミュレーションを使った研究によっていくつかの特色を見いだしたが，フォッカー－プランク方程式を使った研究は，前節の集団発火に対する応用がそうであったように，研究対象に対するより系統だった理解と簡便な計算法を与える．

4.10.1 フォッカー－プランク方程式による解析法

1 つの神経細胞モデルを考え，それが多数のシナプス前細胞からのシナプス結合を受けていると考える．簡単のためシナプス前細胞はすべて同じ発火率 λ

---

[5] この STDP の表現法は実は不正確でリカレントネットワークを考えるときには問題になることを後で述べる．以下の単一細胞に入る多数のシナプスを研究対象とする場合には問題でない．

のポアソン過程に従って発火するとする．

シナプス強度 w の分布 $P(w,t)$ の時間変化を規定するフォッカー – プランク方程式

$$\frac{\partial P(w,t)}{\partial t} = -\frac{\partial}{\partial w}(A(w)P(w,t)) + \frac{1}{2}\frac{\partial^2}{\partial w^2}(B(w)P(w,t)) \qquad (4.28)$$

がどのようなものになるかを，その係数のもともとの定義 (オンラインドキュメント Appendix I，式 A5) に立ち戻って考えてみる．

STDP によるシナプス強度の微小変化 $w \to w+r$ が起こる確率を $\bar{T}(w,r)$ とすると，ドリフト項 $A(w)$ と拡散項 $B(w)$ はそれぞれ，r の 1 次および 2 次モーメントであった．

$$A(w) = \int dr r \bar{T}(w,r), \qquad B(w) = \int dr r^2 \bar{T}(w,r) \qquad (4.29)$$

発火タイミング依存可塑性（STDP 学習）では，シナプス強度の変化幅はシナプス後細胞と前細胞の発火時刻との差 $t = t_{\text{post}} - t_{\text{pre}}$ で決まる：$r = G(t)$．この関数 $G(t)$ を，ウィンドウ関数と呼ぶことにする．海馬や皮質の標本で観察された最も標準的な STDP ではこのウィンドウ関数が指数関数で以下のように表される．

$$G(t) = \begin{cases} A_+ e^{-\alpha_+ t} & (t \geq 0), \\ -A_- e^{-\alpha_- |t|} & (t < 0) \end{cases} \qquad (4.30)$$

このように t と r が 1 対 1 対応のときには式 (4.29) の積分を時間積分に置き換えることが特に容易である．実際，"大きさ w のシナプス強度が $[r, r+dr]$ の範囲で変化する確率 $\bar{T}(w,r)dr$ は，$r = G(t)$ および $dr = G'(t)dt$ で定まる時間差の範囲 $[t, t+dt]$ で，該当するシナプスのシナプス前細胞とシナプス後細胞の発火が起こる確率 $T(w,t)dt$ と等しいはずである：$\bar{T}(w,r)dr = T(w,t)dt$．したがって式 (4.29) は時間積分に書き換えられる．

$$A(w) = \int dt G(t) T(w,t), B(w) = \int dt G(t)^2 T(w,t). \qquad (4.31)$$

なお遷移確率の間には $T(w,t) = \bar{T}(w, G(t))dG(t)/dt$ の関係がある．

上記の意味付けから，$T(w,t)$ シナプス前，後細胞の発火の相関関数に他ならない（正確には小さな補正項が付く (Câteau & Fukai, 2003))．

4.10.2 相関関数 $T(w,t)$ の計算法

上述の議論の示すように，相関関数 $T(w,t)$ がわかっていれば，フォッカー–プランク方程式の係数は任意のウィンドウ関数に対して計算できる．以下で積分発火モデルにおける相関関数の具体的な計算を紹介する．

まず，$t = t_\mathrm{post} - t_\mathrm{pre} < 0$ のとき，シナプス後細胞の発火はシナプス前細胞の発火とは直接の因果関係は無い．したがって，この場合の相関は，偶発的相関のみであり，シナプス前，後細胞の発火率 λ_in，λ_out の単純な積となる．

$$T(w,t) = \langle s_{pre}(0) s_\mathrm{post}(t)\rangle = \langle s_{pre}(0)\rangle \langle s_\mathrm{post}(t)\rangle = \lambda_\mathrm{in}\lambda_\mathrm{out}.$$

一方 $t > 0$ のときは，シナプス前細胞の発火によって，シナプス後細胞の発火が早められるという因果的効果を正しく取り入れる必要がある．今，強度 w のシナプスに注目し，それに入力を送るシナプス前細胞の発火から，後細胞の発火にいたる道筋を，場合分けして考える．シナプス前細胞の発火のちょうど t ms 後にシナプス後細胞が発火する確率は以下のように表される．

$$\begin{aligned}
T(w,t) = & [\text{前細胞が発火する確率}] \\
& \times \sum_v [\text{前細胞が発火した瞬間に後細胞の電位が } v \text{ である確率}] \\
& \times [\text{電位が } v \text{ の後細胞がシナプス入力を受けて } t \text{ ms 後に発火する確率}]
\end{aligned} \tag{4.32}$$

まず，前細胞が発火する確率は単純に λ_in である．次に，後細胞の膜電位は，多数のシナプスからの入力により常に確率的に変動しているが，それが v にいる確率は $\varphi(v)$ である．膜電位が v の状態からシナプス強度 w の入力を受けることで大きさ $v+w$ まで飛び，その後 t ms かかって θ までたどり着く確率はファーストパッセージタイム分布 $f(v+w,\theta,t)$ に他ならない．したがって以下のように書ける．

$$T(w,t) = \lambda_\mathrm{in} \int_{-\infty}^{\theta} dv\, \varphi(v) f(v+w,\theta,t) \quad \text{for } t > 0 \tag{4.33}$$

この表式で $w = 0$ と置くと，因果関係が無くなることに対応して，偶発的相関のみであり，$T(w,t)$ が $\lambda_\mathrm{in}\lambda_\mathrm{out}$ になる（後述）．したがって，因果性を表す項は

w の 1 次から始まる．ところで一般に，単一シナプス入力の大きさは EPSP の大きさにして 0.5 mV 程度であり，静止電位から閾値までの道のり (10–20 mV) に比べて非常に小さいので，$f(v+w,\theta,t)$ を w で展開するときの w の 2 次以上の項は無視しうると考えられる．この想定下で w のゼロ次と 1 次だけがあるので上式は $T(w,t) = \lambda_{\rm in}\lambda_{\rm out}(1+wC(t))$ と書いておく．ここで，

$$C(t) = -\frac{1}{\lambda_{\rm in}} \int_{-\infty}^{\theta} dv\, \varphi'(v) f(v,\theta,t) \tag{4.34}$$

である．これを式 (4.31) に代入して $A(w)$, $B(w)$ はそれぞれ次のように書き直せる．

$$\frac{A(w)}{\lambda_{\rm in}\lambda_{\rm out}} = \int_{-\infty}^{\infty} dt\, G(t) + w \int_{0}^{\infty} dt\, G(t) C(t)$$
$$\frac{B(w)}{\lambda_{\rm in}\lambda_{\rm out}} = \int_{-\infty}^{\infty} dt\, G(t)^2 + w \int_{0}^{\infty} dt\, G(t)^2 C(t) \tag{4.35}$$

このようにして $A(w)$, $B(w)$ が決まれば，フォッカー–プランク方程式 (4.29) を数値的に積分することにより分布の時間発展を具体的に計算できる．また，シナプス強度の最終的な分布は式 (4.29) の右辺をゼロと置いた常微分方程式の解として求まり，シナプス強度の最終分布は解析的に求められる (Câteau & Fukai, 2003).

(通常の積分発火モデルに無相関ポアソンの興奮性と抑制性の入力が入るという設定に対応する $C(t)$ の具体的な計算は，オンラインドキュメント Appendix V を参照されたい．)

4.10.3 解析表現の正当性の確認

前項で展開した数学的手法は論理展開のさまざまな段階で近似を用いているのでそれらの近似を正当化する必要がある．そこで以下ではまず，Song ら (2000) のシミュレーションで得られた STDP の基本的な性質がフォッカー–プランクに基づく方法で再現できること示すことによって，フォッカー–プランクの方法の正当性を確認する．Song ら (2000) の調べた単一指数関数型のウィンドウ関数の場合，$A(w)$, $B(w)$ は解析的に計算できる．実際，式 (4.35) の 2 式とも右辺第 1 項の積分は容易に実行できる (Appendix V).

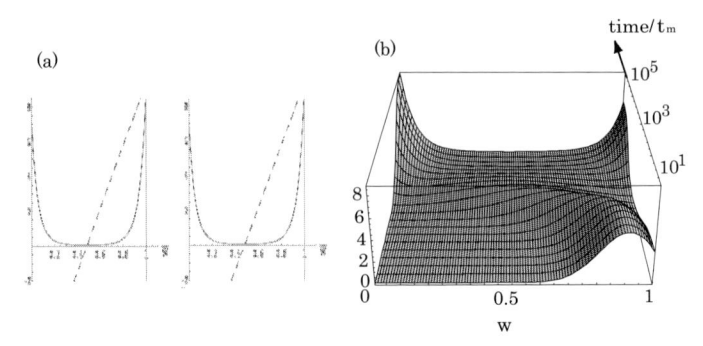

図 4.19 STDP によるシナプス分布の両極化 (Câteau & Fukai, 2003).
(a) シナプス分布のヒストグラムをフォッカー–プランク方程式の定常解として計算した結果．波線はドリフト項のプロット．(b) フォッカー–プランク方程式を時間方向に数値積分して得たシナプス強度分布の時間変化

$$\frac{A(w)}{\lambda_{\rm in}\lambda_{\rm out}} = -\frac{A_-}{\alpha_-} + \frac{A_+}{\alpha_+} + \frac{\sqrt{2}A_+ h(x_1, \alpha_+)}{s(\alpha_+ + 1)}w,$$
$$\frac{B(w)}{\lambda_{\rm in}\lambda_{\rm out}} = -\frac{A_-^2}{2\alpha_-} + \frac{A_+^2}{2\alpha_+} + \frac{\sqrt{2}A_+^2 h(x_1, 2\alpha_+)}{s(2\alpha_+ + 1)}w, \quad (4.36)$$

ここで, $h(x_1,\alpha)$ は $h(x_1,\alpha) = \int_0^\infty dy\, y^\alpha e^{-(y-x_1)^2/2} / \int_0^\infty dy\, y^{\alpha-1} e^{-(y-x_1)^2/2}$, $x_1 = \sqrt{2}(\theta - m)/s$ である．

これによって定まるフォッカー–プランク方程式を数値的に時間積分すればシナプス強度分布の時間変化が計算され，フォッカー–プランク方程式の右辺 $= 0$ と置いた常微分方程式を解析的に積分すれば，十分な学習の後のシナプス強度分布が求まる．その結果は，近似的に $P_{fin}(w) = n_0 \exp(a(w-w_0)^2)$ のように放物線が指数の肩に乗った形であり（ガウス関数と符号が逆），Song ら (2000) がシミュレーションで得た形とよく一致している（図 4.19）．シミュレーションとの整合性をさらに詳しく見るために，学習後の発火率 $\lambda_{\rm out}$ の入力の発火率に対するプロット，発火率 $\lambda_{\rm out}$ と発火間隔の CV 値（標準偏差/平均）をウィンドウサイズの比 A_-/A_+ に対してプロットしてみると（図 4.20），どの振る舞いも Song ら (2000) の得た結果とよく整合している．このことからフォッカー–プランク方程式を使う方法が正当化される．

次に，いままで詳しく調べられたことのないタイプの STDP をフォッカー–プランクの方法で，調べてみる．

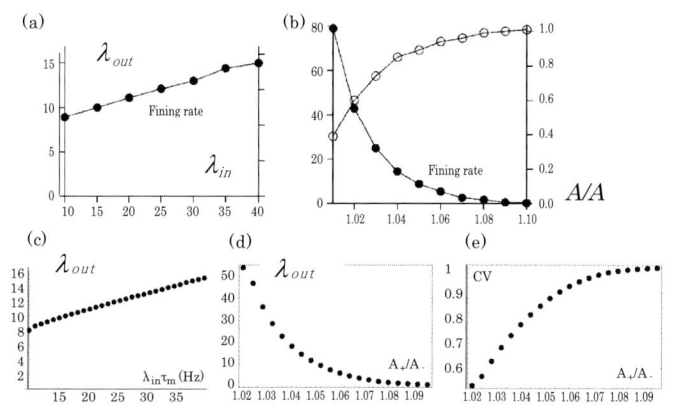

4.10 spike-timing-dependent plasticity 143

図 **4.20** シミュレーション (a)(b), とフォッカー−プランク方程式による結果 (c),(d),(e) の整合性
(a)(c) 出力発火率と入力発火率の関係（Song et al., 2000 より改変), (b)(d)(e) 発火の CV と出力発火率の A−/A+への依存性 (Câteau & Fukai, 2003).

4.10.4 CA1 型ウィンドウ関数

海馬の培養細胞では単一指数関数型のウィンドウ関数が見られるが, 抑制性細胞を含む回路がよく保存されているラットの CA1 スライス標本で STDP を調べると, 培養細胞の場合と若干異なり, 因果的領域 ($t_\mathrm{post} > t_\mathrm{pre}$) にも LTD の部分が現れる（図 4.21(a)）ことが Nishiyama ら (2000) によって示されている. そのウィンドウ関数（CA1 型と呼ぶ）の形は以下の式でうまく近似できる.

$$G(t) = \begin{cases} A_1 e^{-\alpha_1 t} - A_1 e^{-\alpha_1 t} & (t \geqq 0) \\ -\dfrac{A_2}{\sqrt{2\pi\sigma^2}} \exp\left(\dfrac{-(t+1)^2}{2\sigma^2}\right) & (t < 0) \end{cases} \quad (4.37)$$

($A_1 = 0.025$, $\alpha_1 = 1.5$, $A_1 = 0.012$, $\alpha_1 = 0.85$, $A_2 = 0.003$, $\sigma = 0.4$)（図 4.21(b)）.

前述のようにウィンドウ関数の $t > 0$ の部分が指数関数の線形結合で書かれていれば $A(w)$, $B(w)$ を解析的に計算できる. そこでこのウィンドウ関数で決まる STDP がどのようなシナプス強度分布に導くかを考えてみる.

まず, ドリフト項の傾きが正か負かを考えてみる. 式 (4.35) よりドリフト項の傾きはウィンドウ関数と $C(t)$ の積の積分だが, $C(t)$ がゼロの近傍で $1/\sqrt{t}$ の

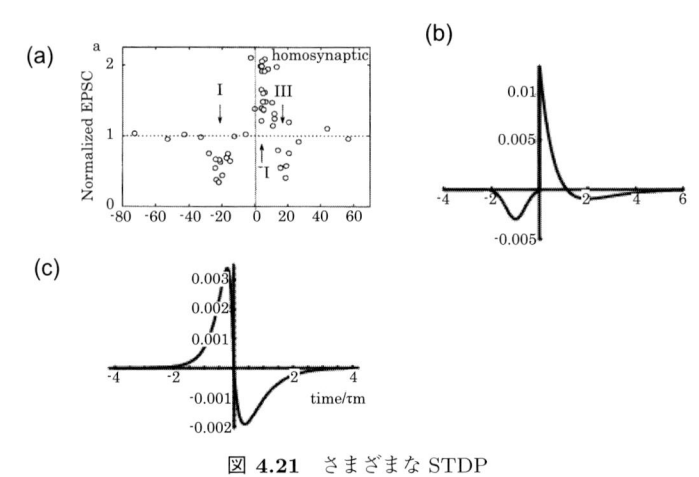

図 4.21 さまざまな STDP
(a) 海馬 CA1 スライス標本で見られる STDP (Nishiyama et al., 2000 より改変). (b) 前者を簡単な関数で表したもの, (c) 電位魚型の STDP ((b)(c) は Câteau & Fukai, 2003 より改変).

ように発散することがわかっているので（式 (4.18)），ウィンドウ関数の $t>0$ 部分のゼロ付近が傾きの値に大きな寄与をする．単一指数関数型でも CA1 型でもウィンドウ関数のその部分は正の値をとることから，$A(w)$ の傾きが正になることが理解できる．

次にドリフト項の切片を考えると，これは総 LTP 量と総 LTD 量の差，$\int_{-\infty}^{\infty} dt G(t) = \int_{G(t)>0} dt G(t) - \int_{G(t)<0} dt(-G(t))$, に等しい．これが大きすぎれば w の全域で $A(w)>0$ となって w の分布は $w=1$ に張り付き，逆に小さすぎれば w の分布は $w=0$ に張り付く自明な分布となる．その差があまり小さすぎない負の値になるときに限って w の両極分布が得られる．その事情は単一指数関数型でも CA1 型でもまったく同様である．このように，ウィンドウ関数の因果領域 ($t>0$) の $t=0$ の付近と［総 LTP 量］−［総 LTD 量］がシナプス強度分布の振る舞いを決めるうえで最も重要であり，その点で単一指数関数型と CA1 型の STDP は同じカテゴリーに属するということができる．

4.10.5 電気魚型ウィンドウ関数

次に電気魚の小脳様構造で観察されている STDP を調べてみる (Bell et al., 1997)．この細胞でのウィンドウ関数（図 4.21(c)）は因果的領域で負，非因果

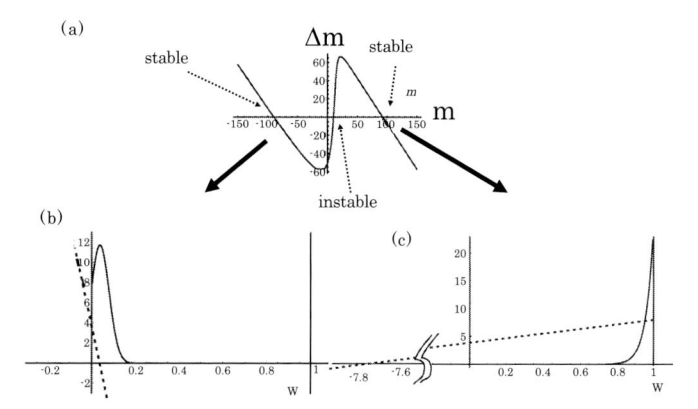

4.10 spike-timing-dependent plasticity 145

図 4.22 電気魚のシナプス強度分布の変化では全シナプス入力の平均 m が一意に決まらない（Câteau & Fukai, 2003 より改変）

(a) m の増加量を m に対してプロットすると，m は 2 つの値で安定なことがわかる．(b)(c) 各々の安定値に対応する最終のシナプス強度分布．

的領域で正という特異的な性質を持っている．この場合は，ドリフト項の傾きは負で，[総 LTP 量] − [総 LTD 量] がわずかに正の場合に限って非自明な分布が出ることが予想できる．さらに，この場合の非自明な分布はガウス型であると予想される．しかし，この場合のシナプス強度分布は少々予想に反する．その事情を理解するために，電気魚型ウィンドウ関数を以下のように表して $A(w)$, $B(w)$ を計算してみる．

$$G(t) = \begin{cases} A_1 e^{-\alpha_1 t} - A_1 e^{-\alpha_1' t} & (t \geq 0) \\ A_2 e^{-\alpha_2 |t|} - A_2 e^{-\alpha_2' |t|} & (t < 0) \end{cases} \quad (4.38)$$

($A_1 = A_1 = 0.005$, $\alpha_1 = 4.5$, $\alpha_1' = 1.5$, $A_2 = A_2 = 0.0026$, $\alpha_2 = 2.25$, $\alpha_2' = 0.75$)．

$A(w)$, $B(w)$ の計算の基礎となる膜電位の時間変化（式 (4.21)）は全シナプス入力の平均 m と分散 s^2 という 2 つのパラメータで決まる．ところでこの m, s^2 は，シナプス強度の分布 $P(w,t)$ に依存するが，一方で $P(w,t)$ の満たすフォッカー–プランク方程式の係数 $A(w)$, $B(w)$ が m, s^2 に依存するために結局，m, s^2 はそれぞれ $m = \gamma_1(m, s^2)$, $s^2 = \gamma_2(m, s^2)$ の形の自己整合方程式を満たすべきことがわかる．

単一指数関数型および CA1 型の場合，この方程式の解は実は一意であった．

しかし，電気魚型の場合，この方程式は 2 つの異なる安定解をもつことが $\Delta m = \gamma_1(m, s^2) - m$ 対 m の関係から示される（図 4.22）．1 つの不安定固定点とその両側に 2 つの安定固定点が現れることから，m の値は初期分布に応じてどちらかに決まることになる．m が小さいほうの固定点に定まった場合には，最終分布は図 4.22(b) のように最小値付近に集中したものになり，m が大きいほうの固定点に定まった場合は，最終分布は図 4.22(c) のように最大値に集中したものになる．

4.11　STDP による同期発火伝播の自己組織化

神経細胞は多数あり，シナプスも多数あるということに起因して確率，統計的な手法が細胞，シナプス，両者に対して有効であることを見てきたが，上記 2 つの応用を合わせて同期発火の伝播が多数のシナプスにはたらく可塑性によってどのように形成されてゆくかを調べた研究を以下に紹介する (Câteau et al., 2008; Kitano et al., 2002)．

前項では STDP が単一細胞上に存在するシナプス集団にどのようにはたらくかを調べ，シナプス強度分布が両極性になるという結果を紹介したが，STDP が神経細胞集団にはたらくとき，どのようにネットワークを組み上げるかという問題は STDP の機能的な意義を考えるうえで興味深い．

この問題を考えるにあたっては，フィードフォワード・ネットワークのように方向性のあるネットワークでなく空間構造の無い（あるいは等方的な）リカレント型のネットワークを出発点とする．

ところでリカレントネットワークのように信号が相互に何度もやり取りされるネットワークでは，発火の同期性を決めるのに位相反応曲線または位相応答曲線（phase response curve: PRC; phase resetting curve と呼ばれることもある）と呼ばれるものが重要な役割を果たす (Kuramoto, 1984)．前述の狭義のフィードフォワード・ネットワークでの発火の同期化では，層内の細胞たちはお互いに信号をやり取りすることによってではなく，共通の層からの入力を受けるという事実（したがって層内の 2 つの細胞が受けるシナプス入力は同一の分布からの 2 つの標本といえる）によって同期化が起こっていったこととは対照的である．

4.11 STDP による同期発火伝播の自己組織化

ところで，積分発火モデルの膜電位ダイナミクスは単純すぎて実際の神経細胞の持つ位相応答曲線の多様性は表現できない．そこで以下で述べるリカレントネットワークの研究では積分発火モデルに変数を1つ加えて最小限に拡張したIzhikevichモデルを用いる (Izhikevich, 2004)．

$$\begin{cases} \dfrac{dv}{dt} = 0.04v^2 + 5v + 140 - u + I, \\ \dfrac{du}{dt} = a(bv - u). \end{cases}$$

このモデルでは $v = 30\,\mathrm{mV}$ に達したときを発火とみなし，$(v, u) \to (c, u+d)$ なるリセットを行う．

以下では，パラメータ値の組を (I) $a = 0.02$, $b = 0.2$, $c = -50$, $d = 1.26$ と定めたモデルと (II) $a = 0.02$, $b = 0.2$, $c = -50$, $d = 40$ と定めたモデルを考える．今このようなモデル細胞を2つ用意し，一定入力と弱いガウシアンホワイトノイズ ($I = I_0 + \sigma\varsigma(t)$ with $I_0 = 30\,\mathrm{mV/ms}$, $\sigma = 1.5\,\mathrm{mV/ms}^{1/2}$) の和を入れるとほぼ一定の周期的発火をする．ここで，(I) のパラメータ値の細胞の場合には2つの細胞の発火は信号のやり取りの結果，非同期化する傾向を示し，(II) のパラメータ値の場合は同期化する傾向を示すので，前者を非同期型細胞，後者を同期型細胞と呼ぶ．結合した2つの細胞が非同期型化するか同期型化するかは，位相応答曲線 $Z(\theta)$, $0 \leq \theta < 2\pi$ に単位 EPSC の波形 EPSC(t) をたたみ込み，シナプス遅延の大きさだけ平行移動した実効的位相応答曲線[6]，

$$\Gamma_-(\theta) = \frac{1}{T} \int_0^T Z\left(\frac{2\pi t'}{T}\right) \mathrm{EPSC}\left(t' - \tau_d - \frac{T\theta}{2\pi}\right) dt' \tag{4.39}$$

によって決まる．図 4.23(a) のよう実効的位相応答曲線の $t = 0$ での傾きが正であれば非同期型細胞，図 4.23(b) のように負であれば同期型細胞であることがわかっている．

この非同期型細胞を50個全結合したリカレント型のネットワークを考えると，これらの細胞は完全に非同期に発火し続ける（図 4.24(a)）．しかしながら，ひとたびこれらの細胞の間のシナプス結合強度に標準的な STDP をはたらかせ始めるとやがて様相が大きく変化する．図 4.24(b) にあるように，細胞たちは

---

[6] 数学用語として正確には位相応答曲線 $Z(2\pi t/T)$ と EPSC($-t$) のたたみ込みである

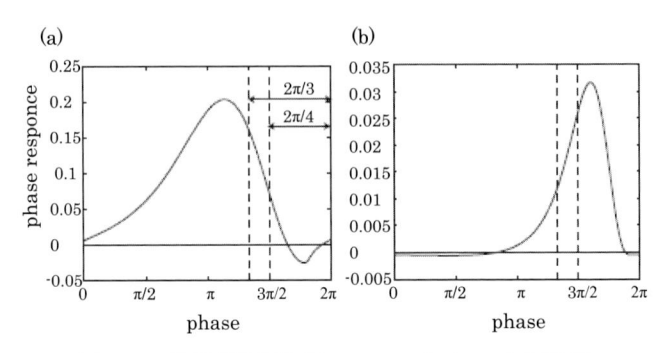

図 4.23 位相応答曲線 (Câteau et al., 2008 より改変)
(a) 非同期型細胞, (b) 同期型細胞.

自発的に同期発火するグループに分かれてくる．発火の順番に細胞の番号を付け替えてラスタープロットをすると図 4.24(c) のようになり細胞は自発的に 3 つの同期発火クラスターに分かれ，サイクリックに発火していることがわかる．続いて STDP のもたらしたシナプス結合強度の変化を調べるために細胞 i から細胞 j への結合強度 w_{ij} を強いほど濃い黒で表示してみると（図 4.24(d)），クラスター間の結合は図 4.24(f) の上部のようにサイクリックであることが確かめられる．この図 4.24(d) が示すもう 1 つ面白い特徴は対角ブロックの成分がすべて白であることである．これはクラスター内の結合がすべて STDP によって失われたことを意味する．クラスター内の細胞群は，同期的に発火しているにもかかわらず互いに結合が無いというのは奇妙に思える．しかしクラスター内の細胞たちは実は前のクラスターからの入力を共有している（図 4.24(d)）．つまりクラスター内の細胞の同期をもたらしているのは，相互結合でなく共通入力なのである．このように我々はリカレントネットワークからスタートしたのだが，STDP の結果として "狭義のフィードフォワード・ネットワーク（の入り口と出口をつなげたもの)" に到達したことになる．

このような内部結合の無いクラスター化は同種のシミュレーションでも典型的に見られる特色で，"ワイヤレスクラスタリング"（結合の無い集団化）と名付けることにする．

さてこのワイヤレスクラスタリングができるしくみを以下で調べる．まず 2 つの相互結合する細胞 A, B 間のシナプスにはたらく STDP の効果を考えてみる．式 (4.27) で定義される標準的 STDP は時間的に反対称である．そこで，2

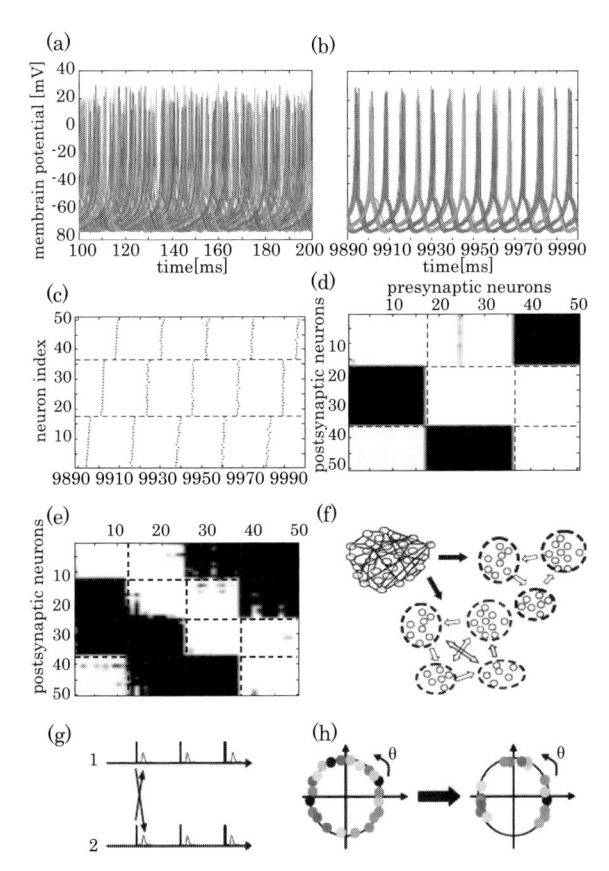

図 4.24 ワイヤレスクラスタリング（Câteau et al., 2008 より改変）
(a)50 個の非同期型細胞の膜電位の時間変化を異なる色で重ね書きしたもの．(b)STDP がはたらいてクラスター化した様子，(c) 同じものをラスタープロットで表示，(d)STDP によってつくられたシナプス強度行列（黒が強いシナプス），(e)STDP の高次ルールによって，4 クラスターできた例，(f) 自己組織化された接続構造の模式図，(g) 同期発火は双方向的に LTD を導く．(h)STDP のはたらく結果位相のクラスター化が起こる．

つの細胞 A, B が発火するとき A → B のシナプスに対する $\Delta t = t_{\text{post}} - t_{\text{pre}}$ が正ならば，B → A のシナプスに対する Δt は負であるので，結果として片方の結合だけが切れて一方通行の接続をつくるようにはたらくと考えられてきた．しかしながら，STDP の実験論文を注意深く読んでみるとほとんどの場合，Δt の定義は $\Delta t = t_{\text{post}} - t_{\text{pre}}$ でなく $\Delta t = t_{\text{post}} - t_{\text{post EPSC by pre}}$ すなわちシナプス後細胞の発火とシナプス前細胞の発火によって引き起こされるシナプス後

細胞での EPSP（の立ち上がりまたはピーク）との時間差である．シナプス前細胞の発火の後，後細胞に EPSP が立ち上がるまでには少なくとも $\tau_d = 2 \sim 3\,\mathrm{ms}$ 程度のシナプス遅延があることを考えると，もし細胞 A, B が完全に同期して発火しているならば A の発火は τ_d 遅れの EPSP を細胞 B に引き起こし，逆に細胞 B の発火は τ_m 遅れの EPSP を細胞 A に引き起こすので双方向的に $\Delta t < 0$ となり（図 4.24(g)），STDP は A と B の結合を双方向的に弱めてゆくことなる．したがって，同期発火している神経細胞どうしの結合が切れて行くというのは標準的 STDP の自然な帰結なのである．

次にこの標準的 STDP が 2 個の細胞でなく図 4.24(a) のように準周期的に発火を繰り返す多数の細胞にはたらく様式を調べてみる．STDP がはたらく前の状態では図 4.24(a) に見られるように 50 個の細胞の発火の位相（$0 \leq \theta \leq 2\pi$ で定義する）はバラバラであり，図 4.24(h) に表されるようにすべての位相に一様に分布している．細胞が非同期細胞であることを思い出すと，この図の円上で各細胞の発火位相を表す色つきの丸はお互いに反発する傾向にある．しかしながら，たくさんの丸を詰め込むのでどうしても近接の丸はできてしまう．そうした近接の丸の間には前述のしくみがはたらいて相互の結合を弱めるが，弱めることによって丸間の排斥力は弱まり丸間の距離は縮まる．すなわち同期度が高まる．それによって前述のしくみは一層精度良くはたらき，ますます両者の結合は弱まるというポジティブフィードバックがはたらく．その結果容易にクラスタリングが起こる．このようにして，何個のクラスターができるかという定量的な説明まではできないまでも，STDP が細胞集団にはたらいた結果クラスター化が起こることは定性的によく理解できる．

ところで，上でみたシミュレーションを同期性細胞で行うと結果は自明になってしまう．同期性細胞では STDP の有無にかかわらず細胞群全体が一斉に同期し，クラスタリングのように興味深い自己組織化が起こらない．単純に全体が同期しその結果，細胞間の結合はどれも弱くなるのでネットワークをつくっている意義が薄れてしまう結果になる．また細胞集団全体が同期するというのはいわばてんかん発作のような異常な状態であり，意味のある情報処理が行える状態とは考えにくい．

理論神経科学では細胞の発火の同期性がしばしば注目され，同期性の高い細胞が脳内での同期性を使った情報処理またはテンポラルコーディングの担い手

と考えられがちであるが，今考えているような状況ではむしろ同期的細胞は病的で，非同期的細胞がワイヤレスクラスタリングを通して獲得する同期性が意味のあるタイミング情報処理には有効に見える．

ところで，クラスター数は3個に限るわけでなく，たとえば高次のSTDPルールを適用することで図4.24(e)のようにクラスター数が多い例も得られる．それでは一般にn個のクラスターができる条件は何だろうか？ 面白いことに実効的位相応答曲線からnサイクルが安定にできるための必要条件が次のように得られる．n個のクラスターがサイクリックに発火しているとすると，引き続くクラスターの同期発火の位相差は$\Delta = 2\pi/n$である．循環的発火活動の安定性をヤコビアンを使った安定性解析で調べてみると，nサイクルが安定であるためには$2\pi - \Delta\theta$の点での実効的位相応答曲線の傾きが負である必要があることがわかる．図4.23(a),(b)にある非同期型細胞，同期型細胞の実効位相応答曲線について$n = 3, 4$に対応する傾きを調べてみると，前者では$n = 3, 4$とも安定，後者では両方とも不安定でシミュレーション結果と整合的であることがわかる．

このように，実効的位相応答曲線の形から許されるサイクルの長さの情報が得られるのは興味深い[7]．

以上，積分発火モデルを最小限に拡張して位相応答曲線の多様性を取り込むことのできるIzhikevichモデルを使って，STDPが興味深いネットワークの自己組織化を行うこと見いだしてきた．しかし，実際の神経細胞膜電位ダイナミクスをきわめてよく記述するとされるホジキン–ハクスレイタイプの神経細胞モデルでも本質的に同じ自己組織化が起こるだろうか？ 図4.24のシミュレーションは，①ノイズの少ない大変クリーンな状況で行われている，②ネットワークサイズが小さい，③ネットワークは抑制性細胞を含まない，といった点で不満足である．そこで，200個のホジキン–ハクスレイタイプの興奮性細胞と50個の抑制性細胞を加え，ノイズレベルも高い状況で行ったシミュレーションの結果が図4.25である．このシミュレーションは前回のシミュレーションに比べて格段に計算機負荷が高い．興味深いことにこのように生理的現実性が大きく改善されたこのネットワークシミュレーションでも図4.25(a)にあ

---

[7] ここで述べている安定性の条件は正確には必要条件であるが十分条件ではない．しかし記述の回りくどさを避けるためにここではその違いを厳密に書かない．

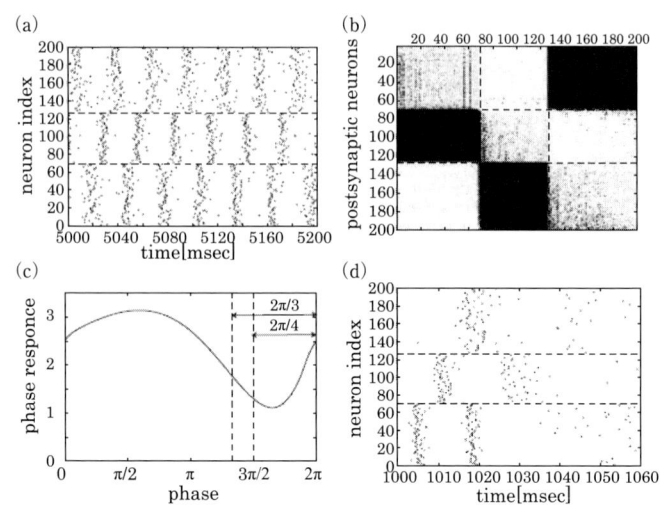

図 4.25 ホジキン–ハクスレイ型モデルによるワイヤレスクラスタリング
（Câteau et al., 2008 より改変）
(a)200 個のホジキン–ハクスレイ型モデルが 3 サイクルを自己組織した様子．
(b) シナプス結合行列．(c) ホジキン–ハクスレイ型モデルの位相応答曲線．(d)
クラスター内結合を切ると，同期発火伝播が途切れる．

るようにサイクリックな発火パターンが自己組織され，図 4.25(b) にあるように"ワイヤレスクラスタリング"が起こるのを見ることができる．さらに実効的位相応答曲線を調べてみると図 4.25(c) にあるように曲線の後半に傾きが負の部分があるために，サイクリック発火の安定性が保証されている．

実際には図 4.25 に示すシミュレーション研究は前述の Izhikevich を用いたものよりずっと前に行われ，その時点では実効的位相応答曲線に基づく数理的視点はなく図 4.25(a) の結果だけが実験的に得られていただけであった．系が複雑なのでシミュレーションが長時間を要するという事情のために，その時点では，自己組織化のしくみに迫るのは困難であった．とくに，なぜ3サイクルより長いサイクルがシミュレーションで出せないのかという疑問に対する糸口がまったく見つからなかった．しかし，n サイクルの安定性条件を簡略化したモデルで見いだした今となっては，その事情はよく理解できる．図 4.23(a) と図 4.25(c) の実効的位相応答曲線の傾き負の部分を比べると後者の方が前者に比べてより左方向に位置しているため，原理的に，後者では長いサイクルは安

定しにくい（n 大で $2\pi - 2\pi/n$ がより右に位置する）．図 4.25(c) をみると確かに $n=4$ に対応する部分の実効的位相応答曲線の傾きはまだかろうじて負であるが，図 4.25(a) に見るようにノイズが大きい状況では $n=4$ のサイクルは容易に不安定化しうることが理解できる．

このように複雑なモデルに基づく計算機負荷の重いシミュレーションではまったく糸口のつかめなかった疑問に対して，簡略化したモデルを使った研究で大事なポイントが何かが見えてくるというのが理論的研究スタイルの真髄であろう．

ところで，上述のリカレント型ネットワークでの STDP による同期発火生成の研究の基礎になっているのは，Nowotny ら (2003)，Zhigulin ら (2003)，Masuda & Kori (2007) が行った，フィードフォワードやリカレント型ネットワークの枠組みでの STDP による周波数同期[8]の促進に焦点を当てた研究である．実際，周波数同期が達成された後ではじめて位相同期を議論できるのでこれらの研究は重要である．一方，位相同期の重要性はそれが，見かけ上大きな EPSP をつくりだせる点にある．前述（4.9 節）のように単位 EPSP は大変小さいので，n 個の細胞が同期して実効的に n 倍のサイズの EPSP をつくりだすことは信号伝達に重要な意味を持つと考えられる．

図 4.25(a) のシミュレーションよりも早くに行われた積分発火型細胞を使った STDP による自己組織化の研究 (Levy et al. 2001) を振り返ってみる．上記の考察で位相応答曲線の重要性を見たあとでは，位相応答曲線が実際の細胞と大きく異なる積分発火モデルは STDP によるネットワークの自己組織化の研究に不適であろうと予測されるが，実際この不備がどのような問題を起こしたかを見ていく．

Levy ら (2001) では長いサイクルが得られていたが，奇妙なことにクラスター間の活動の時間差がシナプス遅延時間 τ_d に等しいという高速度限界での伝播パターンしか得られなかった．活動の伝播 τ_d しかかからず，シナプス電流を積分して閾値まで昇っていく時間がゼロということである．この病的な振る舞いの理由を考えてみる．積分発火型細胞の位相応答曲線は $\theta = 0$ から $\theta = 2\pi$ まで指数関数的に増加するので常に正の傾きを持つ．位相応答曲線は周期関数として定義されるので $\theta = 2\pi$ のあと $\theta = 0$ へ行くときに位相応答の値が不連続に

---

[8] 複数の振動子の周波数が揃うことをこう呼ぶ，周波数同期の上で位相も揃うことを位相同期と呼ぶ．

小さい値に飛ぶと解釈する．その解釈のもと $\theta = 2\pi$ から $\theta = 0$ に戻るその 1 点で位相応答曲線はマイナス無限大の傾きを持つとみなされる．この位相応答曲線から実効的位相応答曲線（式 (4.39)）をつくるときに単位 EPSC 波形のたたみ込みで，この傾きマイナス無限大のスロープが少しなまって有限な傾きになり，さらにシナプス遅延 τ_d に相当する位相の分だけ負の傾きの場所が後退する．すなわち唯一の負の傾きの部分が $\theta = 2\pi - 2\pi\tau_d/T$ に位置する（T=発火間隔）．n サイクルの安定条件は $\theta = 2\pi - \Delta\theta$ での位相応答曲線の傾きが負であるから，引き続くクラスター間の発火の位相差 $\Delta\theta$ が $\Delta\theta = 2\pi\tau_d/T$ に等しくなるサイクル活動だけが安定である．ところがこれは引き続くクラスター間の発火の時間差が τ_d に等しいことに他ならない．このようにサイクル活動を安定化させる位相応答曲線の負のスロープ部分を自然に持たない積分発火モデルは $\theta = 2\pi$ にある人為的な負のスロープを使ってかろうじて安定なサイクル活動を生成できるのである．このように PRC に基づいた定性的ながら解析的なアプローチは，実験的な数値的計算に基づく研究の結果の理解に大変有用である．

4.12 まとめ

　この章では，はじめ確率過程とは何者なのかを説明した後，確率的方法が脳科学で特に有用であると考える理由を述べた．続いて，特性関数など確率過程を理解するのに有用な道具を紹介した後，ガウシアンホワイトノイズ，ポアソンノイズなどの典型的で重要な確率過程について解説した．続く節で確率的シナプス入力を受ける神経細胞が確率微分方程式で表せること，とくに，拡散近似の考え方が有効なことを述べた．確率過程で有用なファーストパッセージタイムの考え方を紹介した後，理論神経科学の研究ツールとして頻繁に使われるフィードフォワード・ネットワークについて説明し，その上を伝わる同期発火の性質をシミュレーションおよびフォッカー–プランク方程式で解析する方法を解説した．また，STDP に従って変化するシナプス群の記述にもフォッカー–プランクの方法は有効であることを紹介した．引き続く節で，神経集団に STDP がはたらくときに前半で述べたフィードフォワード・ネットワーク上の高度同期発火の伝播が自然に生成されるしくみを解説した．これによって，後半の STDP の話が前半の同期発火伝播の話と，確率論的方法論を通じてつながった．

「神経細胞はたくさんあり，シナプスはたくさんある」という単純な理由に起因してこの章で述べた確率論的方法は脳科学の有用な武器となる．読者がこの武器を使って独自の視点から脳の機能に迫っていただければ幸いである．

謝辞

ファーストパッセージタイムの級数展開の計算では酒井裕准教授（玉川大学）の学位論文を大いに参考にした．また寺前順之助基礎特別研究員（理化学研究所 BSI）には原稿を精読の上有用なコメントをくれたことに感謝する．

参考文献

[1] Abbott LF and Nelson SB (2000) Synaptic plasticity: taming the beast. *Nat Neurosci* **3**: 1178–1183.

[2] Abeles M, Vaadia E, Bergman H, Prut Y, Haalman I and Slovin H (1993) Dynamics of neuronal interactions in the frontal cortex of behaving monkeys. *Concepts Neurosci* **4**: 131–158.

[3] Bell CC, Han VG, Sugawara Y and Grant K (1997) Synaptic plasticity in a cerebellum-like structure depends on temporal order. *Nature* **387**: 278–281.

[4] Bi G-Q and Poo M-m (1998) Activity-induced synaptic modifications in hippocampal culture, dependence on spike timing, synaptic strength and cell type. *J Neurosci* **18**: 10464–10472.

[5] Câteau H and Fukai T (2001) The Fokker-Planck approach to the pulse packet propagation in synfire chain. *Neural Netw* **14**: 675–685.

[6] Câteau H and Fukai T (2003) A stochastic method to predict the consequence of arbitrary forms of spike-timing-dependent plasticity. *Neural Comput* **15**: 597–620.

[7] Câteau H, Kitano K and Fukai T (2008) Interplay between a phase response curve and spike-timing-dependent plasticity leads to wireless clustering. *Phys Rev* **E77**: 051909.

[8] Crochet S and Petersen CC (2006) Correlating whisker behavior with membrane potential in barrel cortex of awake mice. *Nat Neurosci* **9**(5): 608–610.

[9] DeWeese MR and Zador AM (2006) Non-Gaussian membrane potential dynamics imply sparse, synchronous activity in auditory cortex. *J Neurosci* **22**; **26**(47): 12206–12218.

[10] Diesmann M, Gewaltig MO and Aertsen A (1999) Stable propagation of synchronous spiking in cortical neural networks. *Nature* **402**: 529–533.

[11] Hahnloser RH, Kozhevnikov AA and Fee MS (2003) An ultra-sparse code underlies the generation of neural sequences in a songbird. *Nature* **16**: 421(6920): 294.

[12] Hamaguchi K, Okada M, Yamana M and Aihara K (2005) Correlated firing in a feedforward network with Mexican-Hat type connectivity. *Neural Comput* **17**: 2034–2059.

[13] Ishibashi K, Hamaguchi K and Okada M (2006) Theory of interaction of memory patterns in layered associative networks. *J Phys Soc Jpn* **75**: 114803.

[14] Ishibashi K, Hamaguchi K and Okada M (2007) Sparse and dense encoding in layered associative network of spiking neurons. *J Phys Soc Jpn* **76**: 124801.

[15] Izhikevich EM (2004) Which model to use for cortical spiking neurons? *IEEE Trans Neural Netw* **15**: 1063.

[16] Kanamaru T (2006) Analysis of synchronization between two modules of pulse neural networks with excitatory and inhibitory connections. *Neural Comput* **18**(5): 1111–1131.

[17] Kanamaru T and Sekine M (2003) Analysis of the globally connected active rotators with excitatory and inhibitory connections using the Fokker-Planck equation. *Phys Rev* **E67**: 031916.

[18] Kitano K, Câteau H and Fukai T (2002) Self-organization of memory activity through spike-timing-dependent plasticity. *Neuro Report* **13**: 795–798.

[19] Kumar A, Rotter S and Aertsen A (2008) Click here to read links conditions for propagating synchronous spiking and asynchronous firing rates in a cortical network model. *J Neurosci* **14; 28**(20): 5268–5280.

[20] Kuramoto Y (1984) *Chemical Oscillations, Waves, and Turbulence.* Berlin: Springer-Verlag.

[21] Levy N, Horn D, Meilijson I and Ruppin E (2001) Distributed synchrony in a cell assembly of spiking neurons. *Neural Netw* **14**: 815–824.

[22] Litvak V, Sompolinsky H, Segev I and Abeles M (2003) On the transmission of rate code in long feedforward networks with excitatory-inhibitory balance. *J Neurosci* **1; 23**(7): 3006–3015.

[23] Masuda N and Aihara K (2002) Bridging rate coding and temporal spike coding by effect of noise. *Phys Rev Lett* **88**(24): 248101.

[24] Masuda N and Kori H (2007) Formation of feedforward networks and frequency synchrony by spike-timing-dependent plasticity. *J Comput Neurosci* **22**: 327–345.

[25] Nishiyama M, Hong K, Mikoshiba K, Poo M-m and Kato K (2000) Calcium stores regulate the polarity and input specificity of synaptic modification. *Nature* **408**: 584–588.

[26] Nowotny T, Zhigulin VP, Selverston AI, Abarbanel HDI and Rabinovich MI (2003) Enhancement of synchronization in a hybrid neural circuit by spike timing dependent plasticity. *J Neurosci* **23**(30): 9776-9785.

[27] Okun M and Lampl I (2008) Instantaneous correlation of excitation and inhibition during ongoing and sensory-evoked activities. *Nat Neurosci* **11**: 535-537.

[28] Oswald AM and Reyes AD (2008) Maturation of intrinsic and synaptic properties of layer 2/3 pyramidal neurons in mouse auditory cortex. *J Neurophysiol* **99**(6): 2998–3008.

[29] Plenz D, Thiagarajan TC (2007) The organizing principles of neuronal avalanches: cell assemblies in the cortex? *Trends Neurosci* **30**(3):101–110.

[30] Plesser HE and Tanaka S (1997) Stochastic resonance in a model neuron with reset. *Physics Letters* **A225**: 228–237.

[31] Press WH, Teukolsky SA, Vetterling WT and Flannery BP (1992) *Numerical Recipes in C: The Art of Scientific Computing.* 2nd ed., New York: Cambridge University Press.

[32] Reyes AD (2003) Synchrony-dependent propagation of firing rate in iteratively constructed networks *in vitro*. *Nat Neurosci* **6**: 593–599.

[33] Risken H (1996) *The Fokker-Planck equation*. New York: Springer-Verlag.

[34] Shinomoto S, Miyazaki Y, Tamura H and Fujita I (2005) Regional and laminar differences in *in vivo* firing patterns of primate cortical neurons. *J Neurophysiol* **94**: 567–575.

[35] Shinozaki T, Câteau H, Urakubo H and Okada M (2007) Controlling synfire chain by inhibitory synaptic input. *J Phys Soc Jpn* **76** 044806.

[36] Song S, Miller KD and Abbott LF (2000) Competitive Hebbian learning through spike-timing-dependent synaptic plasticity. *Nat Neurosci* **3**: 919–926.

[37] Teramae JN and Fukai T (2007a) Sequential associative memory with nonuniformity of the layer sizes. *Phys Rev E* **75**: 011910.

[38] Teramae JN and Fukai T (2007b) Local cortical circuit model inferred from power-law distributed neuronal avalanches. *J Comput Neurosci* **22**(3): 301–312.

[39] Toyama K, Kimura M and Tanaka K (1981) Cross-correlation analysis of interneuronal connectivity in cat visual cortex. *J Neurophysiol* **46**: 191–201.

[40] Toyama K, Kimura M and Tanaka K (1982) Organization of cat visual cortex as investigated by cross-correlation technique. *J Neurophysiol* **46**: 202–214.

[41] Tuckwell H (1988) *Introduction to Theoretical Neurobiology*. Cambridge Univ Press.

[42] Van Kampen NG (1997) Robustness and enhancement of neural synchronization by activity-dependent coupling. *Stochastic Processes in Physics and Chemistry*. Amsterdam: Elsevier.

[43] Van Rossum MC, Turrigiano GG and Nelson SB (2002) Fast propagation of firing

rates through layered networks of neurons. *J Neurosci* **22**: 1956–1966.

[44] Zhigulin VP, Rabinovich MI, Huerta R and Abarbanel HDI (2003) Robustness and enhancement of neural synchronization by activity-dependent coupling. *Phys Rev E* **67**: 021901.

第5章

意思決定とその学習理論

5.1 序論

　人間や動物は絶え間なく意思決定を行う．意思決定は，人間/動物を，まさしく人間/動物らしくしている究極の機能といえるだろう．意思決定の脳内機構の研究は，今までも，そしてこれからも神経科学研究の大きな目標の1つである．脳の意思決定の数理研究は現在急速に発展しつつあり，本章では，2つのタイプの研究——集団符号の研究と，価値に基づく意思決定の研究——の概要を紹介する．

　本巻が数理/計算論的神経科学（以下，数理/計算論的神経科学をまとめて理論脳科学と呼称）の研究を概観するように構成されている中で，本章は，生物の行動と脳メカニズムをより直接的に対応づける研究（しばしばトップダウン的研究と呼ばれる）に重点をおいた．この種の研究では，何のために，どのようにして，研究を進めるかを理解することが重要である．改めて理論脳科学とは何かをまとめておこう．

　第1に，「理論的（数理的/計算論的）視点」は，脳機能の理解に本質的な深さを要求する．とりあえず，この視点を情報処理を理解するための視点と読み換えよう．脳部位への入力と出力を考え，入力情報と出力情報は何であり，入出力の間で行う情報処理は何か，その処理はいかに実現されるか？　出力される情報は，脳全体の情報処理でどのような役割を果たすか？　これらの大切な問いかけをもとに，実験条件を工夫して，できるかぎり外乱がないようにしてさまざまな実験が行われる．その積み重ねから，脳部位の機能理解，たとえば「大脳皮質の脳領野の中で，第一次運動野は，運動制御のコマンドをつかさどり

ます」などといった言明ができあがる．あるいは，運動制御に関する各領野の機能を説明するラベルと，その領野間の関係を示す矢印による機能理解のダイアグラムができあがる．

　このような言明やダイアグラムは，私たちの脳機能の理解を格段に進歩させてきた．しかし，ここで注意したいのは，先ほどのような言明は，「言語的に記述したモデル」だし，ダイアグラムはよくよく考えればそれは単なる絵にすぎない．自動車のモデルを言語で記述することと，それが動くかはまったく別問題である．そもそも自動車のモデルの言語的記述がそれを実際に動かせるほど記述できているか，十分な理解を反映した記述かをチェックすること自体，難しい作業ではないか．理論的（数理的/計算論的）研究は，この「モデル」や「ダイアグラム」を「"実際に動かすことができる" モデル」にすること，そして，モデルやダイアグラムの説明が実際に実現可能か検証することを重視する．計算の実現性を問うことで，「計算（情報処理）という具体性」をもって，脳機能を深く，本質的に理解することを求める．これには，数理的理解とそのモデル構築が重要で，理論的視点が必要不可欠である．

　第2に，「計算論的視点」，言い換えると，計算理論とアルゴリズムの観点の重要性である．脳機能の情報処理の理解には，情報処理システムを理解するための固有の困難さが伴う．この点においては，David Marr の著書『ビジョン』の序章と第1章は必読の価値がある (Marr, 1983)．この困難さの克服のために Marr は，3つのレベル，①計算理論（何を，なぜ，制約条件，実行可能な方略の論理），②表現とアルゴリズム（入力と出力の表現は何か，その変換のためのアルゴリズムは何か），③ハードウェアによる実現，にまたがって脳機能を研究する重要性を説いた．たとえば，情報処理する計算機（パソコン）を理解することと，情報処理（計算）を理解することは同じことではない．またある情報処理を実現するための表現とアルゴリズムは，一般に複数に存在しうる．あるアルゴリズムを実現するためのハードウェアも必ずしも1つに決まらない．このように不定性がある．同時に，情報処理を物理的実体として実現するには，その情報処理の目的を知るだけでは不十分で，それが表現され，アルゴリズムとして実現可能であり，物理的実体に実現される必要がある．このように各々は互いに相補性をもつ．一方で，ハードウェアがわかっても，それが表現するアルゴリズムは必ずしもわからない．そして，表現やアルゴリズムの理解から，

その情報処理の目的の理解に至るまでは，もう一段深いレベルの理解が必要である．各々の理解は互いにある程度の独立性も持つ．これらが情報処理システムを理解する困難さにつながっている．「計算理論」と「表現とアルゴリズム」という2つの観点は，脳という複雑な振る舞いをするハードウェアを前にしたとき，しばしば後回しにされがちである．脳の「計算論的」研究が重要というときには，脳機能の「深い理解」には，この2つの観点が必要不可欠であることを指している．

第3に，「数理的視点」，言い換えると脳機能の深い理解を実現するための言語としての数理の重要性である．脳機能の数理モデル研究では，そのモデルが「実際のプロセス」をそっくり写し取る「鏡」である必要は必ずしもない．むしろ積極的にいえば，「鏡」であるよりは，本質を抉り出す捨象をするほうがよいことがしばしばある．この点においては，理論脳科学の優れたテキストである『Theoretical Neuroscience』の著者のPeter DayanとLarry Abbott (Dayan & Abbott, 2005) は，彼らの著書の序文で3つのモデルの区別を述べている．記述的モデル (Descriptive models) は，多くの実験的知見をコンパクトに記述できるモデルのことで，この種のモデルの目的は，現象の記述であり，現象を説明する（現象がどのようにして起きるかを解き明かす）ことではない．一方，機械的モデル (Mechanistic models) は，現在までの実験的知見から，神経機構のはたらき方の機械的なメカニズムをモデル化することを目的とする．この種のモデルの長所は，しばしば異なるレベルで提案される記述的モデルをつなげる役割を果たす．一方，解釈的モデル (Interpretive models) は，数理的原理，たとえば計算論や情報理論などの原理，に基づいて，神経システムのもつ行動や認知におけるはたらきを理解し，解釈することに主眼がある．このようにモデル構築には，アプローチや主要な関心によってその目的が異なる．いずれのモデルでも，モデルが十分に簡潔かつ具体的で，異なるレベルの理解を結びつけることが重要である．これら異なるタイプのモデルは，脳機能の理解に各々違った形で貢献する．各々の長所を十分味わうことが大切であろう（同時に，各々の短所を認識することも大切である）．最終的には，これらのタイプのモデルが統合された脳機能の本当に「深い理解」へつながることが望ましい．

「数理」は，脳の深い理解への伴走者であり道しるべである．脳の数理的研究は，深い理解のための想像力であり言語でもある（甘利俊一の『神経回路網の

数理』(甘利, 1978) はそれを生き生きと伝えている).これは,言語としての数理が,脳機能の計算という具体的かつ本質的な理解を制約することも意味する.それゆえ,脳機能から触発された数理の新たな展開へも努力し,新たな数理が脳機能の理解を深めることも目指す「数理的」研究の重要性はそこにある.

以上をまとめると,理論脳科学とは,脳機能の「具体的」な理論的記述を発展させることにより,脳機能の「具体的」(本質的) な理解を目指す研究といえる.それは「深さ」を大切にする研究姿勢ともいえる.

いうまでもないことだが,脳の実態を観る作業つまり実験を忘れてはならない.新しい現象＝発見は,実験から得られるし,理論の検証は,観ることを通じて得られる.上では「理論」の重要性を説いたが,それは実験の重要性なしにはありえない.実験と理論が絶えず手をとりあうことが最も重要である (この点は,マーの著作に強い影響を受けて書かれた川人光男『脳の計算理論』の序章,第 1 章が参考になる (川人, 1996)).

「理論脳科学」の個々の具体的な研究では,実際にはある側面に重点が置かれることが多い.本章で述べる 2 つの研究は,比較的「計算理論」の側に軸足を置き,比較的解釈モデルに近い (それがトップダウン的と称される所以である). 1 つ目に紹介するのは,「集団符号」の研究である.神経細胞の集団活動の情報処理の簡潔なモデルをつくろうとする研究である. 2 つ目は,「価値に基づく意思決定」の研究である.近年発展著しい大脳基底核回路の情報処理の研究と,その理論的背景にある強化学習理論を紹介する.各々は,独立にでも読めるように配慮した.相対的に見て, 1 つ目の研究は数理的な香りがより強く, 2 つ目はより生物学的知見に近い.どちらも,本巻の特徴を反映して数理的観点を中心にした.適時文献を挙げたが紙面の限りから最小限にせざるをえなかった.レビュー論文などをもとに原著論文に当たることを薦めたい.私の研究室の HP(http://www.itn.brain.riken.jp) にも参考情報を載せておいた.

5.2 神経細胞集団符号の情報処理

5.2.1 序

本項では集団符号 (ポピュレーション・コーディング：population coding) の研究アプローチを紹介する (Pouget et al., 2002). 外界からの刺激入力は,

脳の多数の神経細胞の発火活動を引き起こす．この多数の神経細胞集団活動の情報処理の特性を見極めることがこの研究アプローチの中心的課題である．集団活動の平均発火頻度に情報が載るという立場，いわゆる発火頻度符号（レート・コーディング：rate coding）の立場の研究を主に紹介する．5.2.2, 5.2.3 項で基本的定式化を説明し，5.2.4項で基本的な諸課題を説明し，それ以降の数項でいくつかの研究を紹介し，最後に今後の展望についてふれる．

5.2.2 符号化の基礎

たとえば，ある方向をもったある程度の大きさの線 (orientation bar) を提示すると，初期視覚野では，各々の細胞の特性に応じて神経細胞がスパイク発火活動を行う．ある一定期間その活動を観測すると，各々の神経細胞が活動したスパイク数を数えられる．そのスパイク数を，観測時間で割ると，発火頻度が得られる．もう一度，同じ刺激を次の試行として，提示してみると，得られる発火頻度は，前回の試行で得られた発火頻度とはふつう異なっている．これはスパイク発火活動に統計的ゆらぎがあるからである．試行を繰り返すと，さまざまな発火頻度が得られるが，各神経細胞について平均的な発火頻度が見当をつけられるようになる．このような事象を定式化しよう．

神経細胞の総数を N 個として，各神経細胞を $i = 1, 2, ..., N$ と番号づける．各神経細胞発火活動を，r_i で表し，細胞集団全体では $\boldsymbol{r}$ と表す．ここで，r_i は，観測時間内のスパイク数としても，あるいはその観測時間でスパイク数を割った発火頻度（スパイク頻度）を表すとしても良い．また，t 回目の試行を強調するときには $r_i(t)$（集団全体では $\boldsymbol{r}(t)$）と書こう．提示する刺激あるいは外界入力を s，その入力の集合全体を S として，$s \in S$ に対して $P(s)$ という入力の確率分布を想定する．

ある刺激 s に対して，試行を T 回繰り返すと，i 番目の神経細胞の発火活動，$r_i(1), r_i(2), r_i(3), ..., r_i(t), ..., r_i(T)$ が得られる．この発火頻度の平均を $\bar{r}_i(s)$ とする．異なる刺激を与えると，この $\bar{r}_i(s)$ は刺激に応じて変化する．したがって，$\bar{r}_i(s)$ は刺激 s の関数である．この $\bar{r}_i(s)$ を，今後は $f_i(s)$ と表記し，細胞集団全体では $\boldsymbol{f}(s)$ と表記する．$f_i(s)$ は，チューニング・カーブと呼ばれ，その曲線の形は，一般には脳の部位や神経細胞の種類によって異なる．多くの場合で典型的には，ガウシアン・チューニング・カーブと呼ばれる，

$$f_i(s) = r_{\max} \exp\left(-\frac{(s-c_i)^2}{2\sigma_i^2}\right) \tag{5.1}$$

で記述できることが多い．本章では，簡単のために，以下この関数を利用して議論することにしよう．式 (5.1) から，$s = c_i$ で，神経細胞 i はもっともよく反応することがわかる．この c_i は，神経細胞 i の特徴刺激 (preferred stimulus) と呼ばれる．

チューニング・カーブ s は刺激の平均発火 $\boldsymbol{f}(s)$ を表すだけで，実際の発火 $\boldsymbol{r} = \boldsymbol{r}(s)$ は統計的ゆらぎを含んでいる．この発火活動の確率分布を，$p(\boldsymbol{r} \mid s) = p(\boldsymbol{r} \mid \boldsymbol{f}(s))$ と書こう．

確率分布 $p(\boldsymbol{r} \mid s)$ として，もっともよく用いられるのはポアソン分布とガウス分布（正規分布）である．ポアソン分布の場合，各神経細胞の発火確率 $p(r_i \mid s)$ は，

$$p(r_i \mid s) = f_i(s)^{r_i} \frac{e^{-f_i(s)}}{r_i!}$$

であり，各神経細胞の発火は互いに独立なので，集団発火活動の確率は，

$$p(\boldsymbol{r} \mid s) = \prod_i^N p(r_i \mid s) = \prod_i^N f_i(s)^{r_i} \frac{e^{-f_i(s)}}{r_i!} \tag{5.2}$$

と書ける．発火確率が互いに独立の場合は，さまざまな理論解析が容易になり，諸々の解析の出発点になる．その平均 $E[r_i]$ と分散 $V(r_i)$ は

$$E[r_i] = f_i(s), \quad V[r_i] = f_i(s)$$

で与えられる．つまり $E[r_i] = V[r_i]$ が成立する．

実際の実験データと比べたとき，スパイク数の分布がポアソン分布でかなりよく近似できること，そして，平均と分散の関係もおおむね似た傾向が見られること，さらに 2 つの神経細胞間のスパイク数の相関がそれほど強くないことがしばしば実験的に観測されていることが，ポアソン分布がしばしば利用される背景となっている．ただし，あくまで近似としてよいということであり，より精度の高い実験結果などを見ると，より精緻な分布を用いたほうがよいことも知られている．なお，ポアソン分布では，r_i は観測時間内のスパイク数を表すのに対して，ガウス分布を用いるときには発火頻度を表すとしている．ガウス分布については後に詳述する．

式 (5.2) を見ればわかるように，確率分布 $p(\boldsymbol{r}\mid s)$ は，刺激 s に対する発火活動を表すモデル，つまり，神経細胞集団発火活動 $\boldsymbol{r}$ による刺激 s の符号化モデル (encoding model) を表している．刺激を集団発火活動で表現するのが符号化ならば，脳の情報処理はその $\boldsymbol{r}$ をもとにして刺激 s に対する何らかの反応を決定することと見なすと，その処理プロセスは，広い意味での復号 (decoding) と考えることができる．

5.2.3 復号の基礎

復号のうち，もっとも単純で基本的なのは，集団発火活動 $\boldsymbol{r}$ から，もとの刺激をどの程度推定できるかという問いである．この $\boldsymbol{r}$ から s の推定はまさしく（狭義の）復号そのものである．以下，この復号問題，集団活動 $\boldsymbol{r}$ から刺激 s の推定，を考える．推定される刺激を $\hat{s}=\hat{s}(\boldsymbol{r})$ と書こう．

ここで，私たちは，脳の情報処理として必ずいつも $\hat{s}=\hat{s}(\boldsymbol{r})$ がつくられる必要があると考えているわけではない（もちろん，$\hat{s}$ を脳が推定するときだってしばしばあるが）．推定問題として $\hat{s}$ を考えるのは，脳の復号の能力を調べるためのベンチマークと見なすのが自然である．以下，2 つの代表的な復号を見ていこう．

(a) 集団ベクトル

この復号の手法の研究は，集団符号化のさきがけとなった．各神経細胞 i が各特徴ベクトル $\boldsymbol{v}_i$ に対応すると考える．先ほどの例でいえば，ベクトル $\boldsymbol{v}_i$ が各神経細胞の特徴刺激 c_i に対応すると考える．この手法では，集団活動 $\boldsymbol{r}$ が与えられたときに，集団全体で符号化しているのは，集団ベクトル（ポピュレーション・ベクトル）を考えて，

$$\hat{\boldsymbol{v}} = \sum_{i=1}^{N} \frac{r_i \boldsymbol{v}_i}{\sum r_i}$$

で与えられるとする．この集団符号化で，今までに，たとえば第一次運動野の神経細胞集団活動から，腕の運動方向が比較的よく推定できることが示された．

しかし，この手法は，周期的変数の符号化にしか基本的に対応できない．また，この手法は，神経細胞がすべての刺激に対して満遍なく均等に分布していることを前提とする．さらに，この手法は集団活動の相関の情報を無視するの

で，相関のタイプによっては推定の正確さがかなり落ちてしまうことがある．推定の正確さという基準からは，この推定方法が以下に述べる最尤推定より劣ることが知られている．

(b) 最尤推定

最尤推定量 $\hat{s}_{ML}$ は，

$$\hat{s}_{ML}(\boldsymbol{r}) = \arg\max_s p(\boldsymbol{r} \mid s)$$

と表される．この推定量は，符号化モデルの確率分布 $p(\boldsymbol{r} \mid s)$ を直接利用する．これは，集団ベクトルの場合と著しい違いである．このため，神経細胞発火活動の相関の情報を取り込むことが，この最尤推定量では可能になる．後に述べるように，最尤推定量はある一定の意味での最適性をもつ．

最尤推定で確率分布 $p(\boldsymbol{r} \mid s) = p(\boldsymbol{r} \mid \boldsymbol{f}(s))$ を利用するには，$\boldsymbol{f}(s)$ の情報が不可欠である．言い換えれば，最尤推定量 $\hat{s}_{ML}$ の推定の良さは事前にどの程度よい $\boldsymbol{f}(s)$ の情報をもつかに依存する．そもそも一般に最尤推定量とは，パラメータ θ で表現される確率分布 $p(x;\theta)$ と，それに対するデータがあるときに，$p(x;\theta)$ を θ の関数（尤度関数と呼ばれる）とみなし，もっともらしい θ の値の推定量である．今のケースでも同様で，確率分布つまり尤度関数 $p(\boldsymbol{r} \mid s)$ は，刺激 s の条件付確率分布ではある．その一方で，ひとたび刺激 s が与えられれば，それは $\boldsymbol{f}(s)$ を通じて集団活動 $\boldsymbol{r}$ の確率分布に影響を及ぼす．先ほどのポアソン分布の例では，各 r_i に対して，$f_i(s)$ がパラメータとしての r_i 確率分布を決めている．つまり，最尤推定量 $\hat{s}_{ML}$ とは，チューニングカーブ $f_i(s)$ を経由した間接的なパラメータ s の推定となっている．

5.2.4 集団符号化の基本的諸課題

以上，集団符号の研究の最も基礎的な枠組を整理してみた．先に進む前に，しばし立ち止まって，山登りの途中休止で前方に連なって広がる大小の峰や山頂を眺めるようなつもりで，集団符号研究の基本的な諸課題を整理してみる．諸課題全般を見渡し，鳥瞰的理解を持つことは大切である．

集団符号でまず大切なのはその情報処理の性質を調べることである．集団活動により符号化された外界の情報を利用するにはそれを何らかの形で復号する必要がある．その復号の情報処理でまず大切なのはその正確さ（精度）の評価で

ある．前項で，(狭義の) 復号について基礎的な 2 つの復号方法を述べたが，その統計的性質から最も基本となるのは，最尤推定による復号である．その正確さの評価にはフィッシャー情報量を通じた評価が有用である (5.2.5 項)．フィッシャー情報量による評価によって，ある種の最適性に基づき正確さを評価できる．これは，情報統計学の観点から集団符号の正確さの評価について有用な視点を与える．

その一方で留意すべきは，情報統計学的な評価と，脳情報処理として実現可能な復号の正確さの評価は基本的には峻別して考えるべきことである．情報統計学的に最適な復号が脳情報処理として実現可能であれば両者の評価は一致するが，もし実現不可能であれば一致しない．この両者の評価を意識することは大切である．

正確さだけ考えれば，最尤推定による復号の方が，集団ベクトルの復号より明らかによい．それでも集団ベクトルが脳の情報処理としてそれなりに魅力があるのは，その計算の簡潔さによる．優れた正確さがあっても，脳の情報処理として実現するのにあまりに複雑すぎたら，そのような情報処理が脳で行われるとは考えづらい．正確さと簡潔さの両者のバランスが脳情報処理に適した復号はなにかというのは大切な問いである．

脳の情報処理として見なすと，たとえば最尤推定は，入力に使われた脳活動の確率分布が最終的に復号に利用される集団活動でも利用できると仮定することになる．ならば最尤推定よりは簡潔だが，それでも優れた復号は何かということになる．この点で非忠実なモデルによる最尤推定はその条件を満たしている (5.2.6 項)．

復号の性能は，復号方法だけでなく，そもそも符号の持つ性質にも依存する．つまり集団活動がもともと持つ性質である．集団活動の統計的相関構造にはさまざまな報告があり，異なる脳部位でその構造にある程度違いがあったりする．したがって，どの相関構造のときに，どのような正確さが得られるかを解明することが大切になる (5.2.7 項)．相関構造の影響は利用される復号方法で異なるので，それらの関係を理解するには，諸々の相関構造と異なる復号方法を同じ土俵で比べられると大変都合が良い．これには神経場モデルが大変役に立つ．

もっと翻って考えると，さらにいくつもの諸課題がある．今まで述べてきた集団符号とは，発火頻度に基づく統計的性質をもつ集団活動による入力刺激の

復号，であった．しかし，実際の脳では集団活動はダイナミクスを持つ．それでは集団符号の復号は，脳活動のダイナミクスとしてどのように実現可能だろうか（5.2.8項）．脳は，また入力だけでなくその内部状態をもつし，私たちの日常生活を考えても，その内部状態は予測的能力を脳に与えている．このような脳情報処理を理解するにはベイズ推論のアプローチが役に立つ（5.2.9項）．またその推論による復号の評価を考えることも大切である（5.2.9項）．さらにさまざまな研究から，脳情報処理は発火頻度だけでなく，スパイク列を利用することでも行われていることが知られている．いわゆる時間符号 (temporal coding) である．これを理解するのに情報幾何の視点は大いに役立つ（5.2.10項）．

5.2.5 フィッシャー情報量

ある刺激入力 s による集団発火活動に，その刺激入力の何らかの情報が埋め込まれていると考えるのは自然なことである．復号という観点は，この自然な直観の定量的評価を促す．集団発火活動から，もとの刺激入力をどの程度正しく推測できるのか，その推定量 $\hat{s} = \hat{s}(\boldsymbol{r})$ の正確さの程度は異なる復号の方法でどう違うか，そして，これらの問いの出発点として，最適な復号の方法でどの程度の正確さが得られるのだろうか？

ここで紹介するフィッシャー情報量 (Fisher information) と呼ばれる統計量は，最適性を議論するときにきわめて有用である (Amari & Nagaoka, 2000)．クラメル–ラオの下界 (Cramêr-Rao lower bound) という不等式を通じて，フィッシャー情報量はある種の最適な復号の手法で実現されうる正確さを示すことができる．推定の正確さを評価するために素直な1つの統計量は，推定量 $\hat{s}$ の分散，

$$V[\hat{s}] = E[(\hat{s} - E[\hat{s}])^2]$$

を考えることだろう．分散が大きければ，それだけ不正確ということになる．分散を求めるには，平均，つまり $E[\hat{s}]$ の値が必要になるが，以下，簡単のため推定量が不偏，すなわち $E[\hat{s}] = s$（つまり不偏推定量）と仮定して説明する（この不偏の仮定を外すことは可能ではあるが，不偏の場合に絞るほうが見通しが良い）．この場合，$V[\hat{s}] = E[(\hat{s} - s)^2]$ となる．このとき，クラメル–ラオの下界不等式は，

$$E[(\hat{s} - s)^2] \geqq \frac{1}{I_F(s)}$$

と表される．この右辺の $I_F(s)$ がフィッシャー情報量である．ここで左辺の推定量 $\hat{s} = \hat{s}(\boldsymbol{r})$ は，集団活動 $\boldsymbol{r}$ を基にどのような復号の方法（ただしここでの議論では不偏推定量になる方法に限る）を用いて推定してもかまわない．どんなにがんばっても，その推定の分散は，フィッシャー情報量 $I_F(s)$ の逆数より小さくなることはない，というのが上の式の意味である．最適な復号方法の推定の分散は，もし実現可能であれば，$1/I_F(s)$ に等しくなるし，実現不可能であれば，$1/I_F(s)$ よりは大きくなる．このようにフィッシャー情報量は，最適な復号の正確さを定量的に評価するのに役立つ．

刺激入力 s に対するフィッシャー情報量は，

$$I_F(s) \equiv E_p\left[\left(\frac{d}{ds}\log p(\boldsymbol{r}\mid s)\right)^2\right]$$

と定義できる．後の議論の便宜上，ここでは期待値 $E[\cdot]$ をとる確率分布 p を E_p と明示し，またフィッシャー情報量も I_F と明示した（ここの F は，faithful, 忠実な，モデルという意味を指す; 5.2.6 項参照）．

フィッシャー情報量は，より一般にはパラメータ θ の値で確率分布 $p(x;\theta)$ が指定されるときに，

$$I(\theta) \equiv E\left[\left(\frac{d\log p(x;\theta)}{d\theta}\right)^2\right]$$

と定義される．ちなみに，パラメータ $\boldsymbol{\theta}$ がベクトルのときには，フィッシャー情報行列

$$I(\theta) \equiv E\left[\left(\frac{\partial \log p(x;\boldsymbol{\theta})}{\partial \boldsymbol{\theta}}\right)\left(\frac{\partial \log p(x;\boldsymbol{\theta})}{\partial \boldsymbol{\theta}}\right)^T\right]$$

となる．ここで $\partial/\partial\boldsymbol{\theta}$，は，勾配（グラディエント：gradient），つまり $(\partial/\partial\theta_1, \partial/\partial\theta_2,...,\partial/\partial\theta_n)$ を表す．本章ではパラメータが 1 次元の場合に議論を限っている．

C. R. Rao の研究に始まり，情報幾何の研究などから，フィッシャー情報量は，パラメトリックな確率分布の空間の計量とみなせることがわかっている．直観的にいえば，パラメータ $\boldsymbol{\theta}$ が，各々の値で，その値から少しずれるときの局所的な確率分布の変化に関する量といえる．データ $D = (x_1, x_2,..., x_n)$ が同一独立分布から与えられているとき，その最尤推定量，

$$\hat{\theta}_{ML} = \arg\max_{\theta} p(D \mid \theta)$$

は，サンプル数 n が大きいとき，その分散が漸近的に上述のクラメル–ラオの下界を満たすことが知られている（漸近有効またはフィッシャー有効であるともいう）．その意味で，最尤推定量は，その正確さについて優れた推定量だといえる．

この議論は，我々の関心のある最尤推定量 $\hat{s}_{ML}$ の分散についても，もちろん成立する．ただし，上の $\hat{\theta}_{ML}$ では，同一の独立な分布からのデータ D に関するものであって，$\hat{s}_{ML}$ の場合には集団活動 r は必ずしも同一独立分布からのサンプルとはいえず，むしろその活動の間には相関があることが多い．したがって，集団活動 r の相関構造を踏まえてそのフィッシャー情報量を評価する必要がある．実際，相関構造によっては漸近有効性を満たさない例が出てくるのは興味深い．

5.2.6 非忠実モデルの最尤推定と一般化フィッシャー情報量

集団活動による復号を考えるときに，その正確さと同時に計算の容易さも重要な点となる．集団ベクトルはまさしく前者を犠牲にしつつ，後者を重視した復号方法といえる．一般の場合について，最尤推定が，フィッシャー情報量を通じて正確さに関して優れた量であることを上で見た．この推定は，実は，

$$\hat{\theta}_{ML} = \arg\max_{\theta} \sum_i \log p(x_i \mid \theta) = \arg\max_{\theta} E_{\tilde{p}}[\log p(x \mid \theta)]$$

と書き直せる．期待値の $\tilde{p}$ はもとの確率分布の経験分布 p を表す．サンプル数が多ければ，$\tilde{p} \cong p$ と考えてよい（以下，混乱しないときには経験分布と区別せずに記述する）．

上の式の最尤推定では，サンプルを取る分布（符号化に使う分布，上の式では $\tilde{p}$）と，復号に使う分布（上の式では，$\log p(x \mid \theta)$ の p に対応）が同一である．さらには復号に利用するわけだから，その分布を（パラメータの値を除いて）既知としている．この復号に用いる分布モデルがサンプルを取る分布と同一である場合，忠実 (faithful) モデルを用いているという．

しかし，実際の問題で，集団符号もその 1 つの例であるが，必ずしも元の分布が既知とは限らない．計算の容易さの観点からも，忠実なモデルを使うのが

必ずしもいつも得策とはいえない．そこで元のモデル p と異なるモデル q（非忠実なモデル，unfaithful model）を復号に使うことが考えられる (Nakahara et al., 2001b; Wu et al., 2001)．そのときの最尤推定量は，

$$\hat{\theta}_{UML} = \arg\max_{\theta} E_{\tilde{p}}[\log q(x \mid \theta)]$$

と表せる．集団符号でも同様に非忠実なモデル q を用いた場合の最尤推定量は，

$$\hat{s}_{UML}(\boldsymbol{r}) = \arg\max_{s} E_p[\log q(\boldsymbol{r} \mid s)]$$

で与えられる．

フィッシャー情報量は，忠実なモデルを前提とするから，非忠実モデルの評価には適していない．しかし，フィッシャー情報量と同様の考え方で，この非忠実なモデルに対応する量を導出できる．細かな計算は省いて紹介しよう．フィッシャー情報量は，

$$Q_F = -E_p\left[\frac{d^2}{ds^2}\log p\right], G_F = E_p\left[\left(\frac{d}{ds}\log p\right)^2\right]$$

とすると，実は $Q_F = G_F$ であり，

$$I_F(s) \equiv Q_F G_F^{-1} Q_F = Q_F^2 G_F^{-1} = G_F$$

という関係が成り立つ．これに対して，

$$Q_U = -E_p\left[\frac{d^2}{ds^2}\log q\right], G_U = E_P\left[\left(\frac{d}{ds}\log q\right)^2\right]$$

を定義すると，

$$I_U(s) \equiv Q_U G_U^{-1} Q_U = Q_U^2 G_U^{-1}$$

と，一般化フィッシャー情報量とも呼ぶべき量が定義できる．

忠実なモデルを用いたときには，$Q_F = G_F$ が成立するが，非忠実なモデルの場合には，一般にこの等式は成立しない．この $I_U(s)$ を用いると，$\hat{s}_{UML}$ について（不偏推定量と仮定して）

$$E[(\hat{s}_{UML} - s)^2] \geq \frac{1}{I_U(s)}$$

が成立する．したがって，この $I_U(s)$ は，非忠実なモデルの正確性およびその最適性の目安として適した量となる．ただし，これらの議論は，上の式で定義した G, Q が，各々発散しない量（つまり収束すること）を前提としている．したがって，本来は，各々の量がそもそも収束するかを確認することが必要である．この問題は忠実モデルと非忠実モデルの両方に存在する．実際，この収束性が，漸近有効性と関わってくる．

5.2.7 相関構造とフィッシャー情報量，そして神経場モデル

集団符号のフィッシャー情報量を考えよう．集団活動 r が正規分布に従うとして，

$$r_i = r_i(s) = f_i(s) + \varepsilon_i$$

と表すと，ε_i が統計的ゆらぎを表す項（ノイズ項）である．集団活動の相関構造を与えるために，

$$\varepsilon_i = \varepsilon_i' + \varepsilon_i''$$

と分解すると便利で，ε_i', ε_i'' はともに平均ゼロの正規分布に従う．ε_i' は各神経細胞での独立な統計的ゆらぎを表現する項で，他のすべての確率変数に対して独立と仮定する．一方，ε_i'' は神経細胞間の相関をもったゆらぎで，共分散を

$$E[\varepsilon_i' \cdot \varepsilon_i''] = \beta e^{-(c_i - c_j)^2 / 2b^2}$$

と仮定する．このとき，集団活動全体の確率分布は，

$$p(\boldsymbol{r} \mid s) = \frac{1}{\sqrt{(2\pi\sigma^2)^N \det(A)}} \exp\left[-\frac{1}{2\sigma^2} \sum_{i,j} A_{ij}^{-1} (r_i - f_i(s))(r_i - f_i(s)) \right]$$

で与えられる．これは，ノイズ ε_i が，上の仮定から，

$$E[\varepsilon_i] = 0, E[\varepsilon_i \varepsilon_j] = A_{ij}$$

の正規分布に従い，この共分散項 A_{ij} は

$$A_{ij} = (1 - \beta)\delta_{ij} + \beta e^{-(c_i - c_j)^2 / 2b^2} \tag{5.3}$$

と与えられるからである．パラメータ b は，相互作用の「幅」を表す．たとえば，$b \to 0$ は，相関がない場合である一方，$b \to \infty$ の場合は一様な相関になる．

チューニングカーブの「幅」a とのパラメータの関係に着目すると $b \geqq \sqrt{2a}$ の場合は，ワイドレンジな相関になる．このように，この共分散の式では，数種のタイプの相関が表現される．したがって，そのフィッシャー情報量を計算することで，異なるタイプの相関の復号の正確さを比較できる．ちなみに発火活動の統計ゆらぎの分散として，しばしばその分散が平均発火頻度に依存することが報告されていて，相乗的ノイズと呼ばれる (Abbott & Dayan, 1999; Wu et al., 2001)．この場合も大変興味深い結果が得られるが，以下は簡単のため式 (5.3) で考えておく．

前項で，非忠実なモデルの復号を述べたが，元の正しい（つまり忠実な）モデル以外のモデルは，すべて非忠実なモデルとなる．しかし，その中でも計算の容易さ，そして神経メカニズムでの実際の計算を考えると，有力な非忠実なモデルは，各神経細胞活動が独立とするモデルである．その場合，共分散の項は，

$$A_{ij} = \delta_{ij} \quad （または A_{ij} = (1-\beta)\delta_{ij} とすることも可能） \quad (5.4)$$

となるので，

$$q(\bm{r} \mid s) = \frac{1}{\sqrt{(2\pi\sigma^2)^N}} \exp\left[-\frac{1}{2\sigma^2} \sum_i (r_i - f_i(s))^2\right]$$

と表せる．この非忠実なモデルの復号の能力も，前項の一般化フィッシャー情報量を利用すれば評価できる．

ここでそれぞれのフィッシャー情報量を計算してもよいのだが，今は先を急ぎ，神経場モデルに進もう (Amari, 1977; Wu et al., 2002)．上述の離散モデルを神経場モデル（この場合は，1 次元の連続場にしたモデルのこと）にすると，フィッシャー情報量の議論がより整理される．場は一様と仮定して，神経細胞活動は，各神経細胞の 1 次元の場の位置を c で表すと，

$$r(c) = f(c-s) + \sigma\varepsilon(c)$$

と表せる．ガウシアン・チューニングカーブを使って，

$$f(z) = \exp\left\{-\frac{1}{2a^2}z^2\right\}$$

と書く．神経細胞の密度を ρ として，ノイズ $\varepsilon(c)$ は，

と表現できる．ここで，$h(c,c')$ が共分散関数に対応し，上の離散モデルの項との対応づけを考えると，

$$h(c,c') = \rho(1-\beta)\delta(c-c') + \rho^2\beta e^{-(c-c')^2/2b^2} \tag{5.5}$$

となる．δ は δ 関数を表す．このモデルでは，神経細胞密度 ρ があることで，相関構造の特徴をより細かく表現できている．たとえば，相関の幅 b が $1/\rho$ の定数倍程度であれば，それは相関が局所的であると考えてよい．一方で $1/\rho \ll b < \sqrt{2a}$, であれば局所的ではない．先ほどのワイドレンジと区別するなら，$1/\rho \ll b < \sqrt{2a}$ の場合はショートレンジの相関があると考えられる．

集団活動の確率分布は，

$$p(\boldsymbol{r} \mid s) = \frac{1}{Z}\exp\left[-\frac{\rho^2}{2\sigma^2}\int_{-\infty}^{\infty}\int_{-\infty}^{\infty}\{r(c)-f(c-s)\}h^{-1}(c,c')\{r(c')-f(c'-s)\}dcdc'\right]$$

となる．ここで，$1/Z$ は正規化定数で，h^{-1} は h の逆関数であり，

$$\int h^{-1}(c,c')h(c',c'')dc' = \delta(c-c'')$$

を満たす．フィッシャー情報量 $I_F(s)$ は，場が一様なことから，s に依存しない量になる．そこで，$g = I_F(s)$ と書いてやると，

$$g = E\left[\left\{\frac{d}{ds}\log p(\boldsymbol{r} \mid s)\right\}^2\right]$$

となる．さらに，場が一様なので，フーリエ変換を用いると見通しがよくなり，計算を実行すると，

$$g = \frac{\rho^2}{2\pi\sigma^2}\int_{-\infty}^{\infty}\frac{\omega^2 \mid F(\omega) \mid^2}{H(\omega)}d\omega$$

である．ここで $F, H,$ は，f, h にフーリエ変換を施した関数である．計算を丁寧に実行してやると，たとえば $H(\omega) = \rho(1-\beta) + \sqrt{2\pi}\rho^2\beta be^{-b^2\omega^2/2}$ となり，全体としては，

$$g = \frac{\rho^2}{2\pi\sigma^2} \int_{-\infty}^{\infty} \frac{\omega^2 e^{-a^2\omega^2}}{\rho(1-\beta) + \sqrt{2\pi}\rho^2\beta b e^{-b^2\omega^2/2}} d\omega.$$

となる．これにより，さまざまな相関構造に応じて復号の最適性がどのように変わるかを評価できる．たとえば，無相関な場合には，$H(\omega) = \rho(1-\beta)$ であり，g は細胞密度に比例して増加することがわかる．一方，ショートレンジな相関の場合では，$H(\omega)$ が ρ^2 のオーダーになり，その結果 g は密度が無限大になったとしても有限の値に留まり，細胞密度を増やしても得られる情報は増加しないことがわかる．非忠実なモデルでも同様の計算ができる．式 (5.4) に対応して，式 (5.5) で右辺第 1 項のみの $h(c,c')$ を使えば我々の非忠実モデル

$$q(\boldsymbol{r} \mid s) = \frac{1}{Z} \exp\left[-\frac{\rho^2}{2\sigma^2} \int_{-\infty}^{\infty} \rho^{-1}(1-\beta)^{-1}\{r(c) - f(c-s)\}^2 dc\right] \quad (5.6)$$

が与えられる．この $q(\boldsymbol{r} \mid s)$ を利用して計算してやればよい．興味深いのは，相関構造によっては忠実モデルと非忠実モデルの正確さに違いがなくなるのである．そのような場合には，非忠実モデルで復号を行うほうが計算の簡便さを考えれば優れているといえるだろう．

5.2.8 集団活動ダイナミクスによる符号化——ラインアトラクター

集団符号の復号を神経回路で実現する 1 つの方法は集団活動のダイナミクスを利用することである．簡単な場合を本項で取り上げておこう (Amari, 1977; Deneve et al., 1999; Wu et al., 2002)．

集団活動ダイナミクスは，神経回路の構造に依存するが，最も基本的な構造の 1 つは，再帰的結合（リカレント結合）に基づくダイナミクスである．この再帰的結合に基づくダイナミクスから，非忠実モデルの最尤推定が実現される例を考える．そのために，一様な神経場における集団ダイナミクスを考える．先ほどと同様に c で神経場での位置を表す．場所 c での神経活動を $y(c)$ としよう．再帰的結合に基づく活動のダイナミクスを表現する方法はいくつもある．ここでは，神経活動の内部状態を $u(c)$ として，その $u(c)$ のダイナミクスを通じて神経場ダイナミクスを表現する方法を採用しよう．内部状態 $u(c)$ について神経場ダイナミクスを

$$\frac{du(c)}{dt} = -u(c) + \int w(c,c')y(c')dc' + I(c) \quad (5.7)$$

と定義する．ここで，$w(c, c')$ は位置 c と位置 c' の再帰的結合の強さを表す．$I(c)$ は，位置 c で与えられている入力を表す．神経活動 $y(c)$ は内部状態 $u(c)$ によって決まることになるが，その関係式を比較的簡単な形式を採用して，

$$y(c) = \frac{u(c)^2}{1 + \mu \int u(c)^2 dc}$$

と表すことにしよう．

再帰的結合の関数 $w(c, c')$ はダイナミクスに大きな影響を与える．やや天下り的になるが，ここでは，

$$w(c, c') = e^{-(c-c')^2/2a^2}$$

と決める．神経場のダイナミクスを理解するために，まずすべての位置で $I(c) = 0$ の場合を考えよう．この場合，神経活動

$$\tilde{y}(c) = A e^{-(c-z)^2/2a^2}$$

とそれに対応する内部状態，

$$\tilde{u}(c) = B e^{-(c-z)^2/4a^2}$$

が1つの平衡状態に対応することは，式 (5.7) をチェックするとすぐにわかる．ここで z は，自由定数であり，この平衡状態における神経場全体の活動 $\tilde{\boldsymbol{y}} = \{\tilde{y}(c)\}$ のピークに対応する．この神経活動と内部状態の式は，z を自由定数とするラインアトラクターを表していて，z について中立安定である．さらに，この平衡状態の式が，前項までフィッシャー情報量などを検証したときに用いられたチューニング・カーブに対応することに注意しよう（そうなるように，$w(c, c')$ を決めておいたのだ）．

次に外部入力がある場合，ここでは，

$$I(c) = \varepsilon r(c)$$

がある時刻からずっと与え続けられる場合を考えよう．ここで ε は外部入力の値が相対的に小さいことを示すために導入してある．神経場がある程度平衡状態に近ければ，先ほどの2つの関係式から，神経活動と内部状態の関係式は，

$$y(c) = Du(c)^2, \quad D = \frac{B^2}{A}$$

と近似できる．この近似式と神経場ダイナミクスの式 (5.7) に対して，リヤプノフ関数を，

$$L = -\frac{1}{2}\int_{-\infty}^{\infty}\int_{-\infty}^{\infty} w(c,c')y(c)y(c')dcdc'$$
$$+ \int_{-\infty}^{\infty}\int_{0}^{u(c)} zg'(z)dzdc - \varepsilon \int_{-\infty}^{\infty} r(c)y(c)dc$$

と与えることができる．ここで $g(z) = Dz^2$ である．このリヤプノフ関数を使うことで安定性の議論を簡明にできる．

このリヤプノフ関数を 2 段階に分けて最小化することを考えると話がわかりやすい．第 1 段階では上の 2 つの式に対する最小化で，これは，平衡状態をラインアトラクターに持ち込むことに対応し，第 2 段階で第 3 項の最小化を考えると，これが神経活動のピークの位置を決めることに対応する．これは，

$$\min_{z} - \int_{-\infty}^{\infty} r(c)y(c)dc \tag{5.8}$$

ただし，$y(c) = Ae^{-(c-z)^2/2a^2}$，に対応している．非忠実モデルの最尤推定は，式 (5.6) の $q(\boldsymbol{r} \mid s)$ を利用して $\hat{s}_{UML} = \arg\max \log q(\boldsymbol{r} \mid s)$ と計算すればよかった．この式と式 (5.8) を見比べれば，上で定義したラインアトラクターが非忠実モデルの最尤推定を実現していることがわかる．

5.2.9 ベイズ推論

本項ではベイズ推論の立場からの集団符号化の研究について簡潔にふれたい．先に紹介した集団ベクトルや最尤推定の復号方法では，復号の対象は外界からの入力刺激そのものであった．しかし，実際の場面では，必ずしも入力刺激が一意に決まらないかも知れないし，あるいは事前情報がある場合にはむしろ入力刺激そのものを推定するよりは，その確率分布 $p(s)$ を推定するほうがよい場合もある．そのような場合ではベイズ推論の復号がより適切となる (Pouget et al., 2002)．

まずは有名なベイズの定理，

$$p(s \mid \boldsymbol{r}) = \frac{p(\boldsymbol{r} \mid s)p(s)}{p(\boldsymbol{r})}$$

の紹介から始めよう．ここで，$p(s \mid \boldsymbol{r})$ は事後分布と呼ばれる．一方で，$p(s)$ は事前分布と呼ばれる．事後分布は，最尤推定で使われる尤度関数 $p(\boldsymbol{r} \mid s)$ と事前分布 $p(s)$ の両方を用いて得られる．

実は一口にベイズ推論といっても，実際には，たとえばベイズ予測分布を求めるなどさまざまな方法がある．ただ，端的には，事後分布 $p(s \mid \boldsymbol{r})$ の確率分布，あるいはそれを利用する分布（例：ベイズ予測分布）を何らかの方法で利用するのが，広い意味でのベイズ推論といえる．

集団符号の研究で議論の中心になるのは，事後分布 $p(s \mid \boldsymbol{r})$ である．ここでは，比較的単純かつ，集団符号でしばしば利用される，

$$\hat{s}_{MAP}(\boldsymbol{r}) = \arg\max_{s} p(s \mid \boldsymbol{r})$$

を考えよう．この推定量は事後分布を最大にする量なので，事後分布最大化推定量 (MAP) と呼ばれる．上の式は，さらに

$$\hat{s}_{MAP}(\boldsymbol{r}) = \arg\max_{s} \log p(s \mid \boldsymbol{r}) = \arg\max_{s} (\log p(\boldsymbol{r} \mid s) + \log p(s))$$

と書き直せる．

上の式を見ると，ベイズ推論のほうがより一般的で，最尤推定は，ベイズ推論の特殊な場合にすぎないと見なすこともできる．復号に利用する確率分布としては，事後分布 $p(s \mid \boldsymbol{r})$ の方が，$p(\boldsymbol{r} \mid s)$ よりも，より多くの情報を持っていると見なせるからである．その一方で，ベイズ推論は，最尤推定にたかだか事前分布の補正を加えたものに過ぎないとも見なせる．たとえば事前分布 $p(s)$ が s から独立であれば，$\hat{s}_{ML}$ と $\hat{s}_{MAP}$ に違いはない．ベイズ推論では，事前分布 $p(s)$ の情報が必要である．この事前確率の情報が有意味な情報であるときには，最尤推定量との違いが出るが，そうでないときには，あまり違いはない．またベイズ推論では，先の集団ベクトルや最尤推定に比べると一般に計算量が多くなることにも気をつけたい．ベイズ推論も使いようなのである．

ベイズ推論で，集団符号の文脈で大切なのは，集団活動は何を表すと考えるかという点がある．最尤推定では，集団活動は $p(\boldsymbol{r} \mid s)$ を表すという考えが基

本である．それに対して，ベイズ推論では最終的には事後分布 $p(s \mid r)$ を利用したい．この観点の違いが，さまざまな新たな研究課題を生んでいる．たとえば，いくつかの神経細胞集団間で活動が伝播される中で，集団活動で $p(s \mid r)$ を表現することが可能だろうか？　あるいは，集団活動が $p(r \mid s)$ のままであったとしても，復号として $p(s \mid r)$ を取り出せるだろうか？　もっと一般に，集団符号で，事後分布最大化推定量だけでなく他のベイズ推論も含めて実現することが可能か？　などなどの課題が生まれてくる．以下に2つほど駆け足でその他の研究課題を見てみよう．

1つ目として，刺激組み合わせ (cue combination) 課題を考えよう (Deneve et al., 2001). 脳情報処理として，同じ入力刺激から生じるさまざまな情報をうまく組み合わせる機能は大切である．たとえば，雷の光と音は，雷についてそれぞれ重なる情報と別々の情報をもっているではないか．このような情報処理は，刺激組み合わせ課題といわれる．ベイズ推論を使う集団符号を考えよう．入力刺激 s から，集団活動 r_1 と r_2 が生じたとしよう．このとき条件付分布の独立，

$$p(r_1, r_2 \mid s) = p(r_1 \mid s) p(r_2 \mid s)$$

を仮定する．この r_1 と r_2 をもとにして，最終的な復号をするための別の集団活動がつくられたとしよう．

さて，刺激 s の事後分布を得るのに，もし r_1 だけ使うと，それから得られる事後分布は，$p(s \mid r_1)$ になる．同様に，r_2 だけ使うなら $p(s \mid r_2)$ となる．しかし，このどちらよりも，両者を組み合わせた事後分布 $p(s \mid r_1, r_2)$ を使うことで正確さが向上すると考えるのは自然である．上の条件付独立の仮定のもとでは，実は，

$$p(s \mid r_1, r_2) \propto p(r_1, r_2 \mid s) \propto p(r_1 \mid s) p(r_2 \mid s) \propto p(s \mid r_1) p(s \mid r_2)$$

が成立する．最右辺より，条件付独立の仮定のもとでは r_1 と r_2 の事後分布を組み合わせて復号を行うのは比較的容易であることがわかる．

集団活動 r_3 を基に復号を行うときには，事後分布 $p(s \mid r_3)$ を利用することになる．それでは，この事後分布 $p(s \mid r_3)$ は，先の組み合わせに基づく事後分布 $p(s \mid r_1, r_2)$ と比べてどれくらい情報が落ちるのだろうか？　理想的には，

$$p(s \mid \boldsymbol{r}_3) = p(s \mid \boldsymbol{r}_1, \boldsymbol{r}_2)$$

であることが望ましい．これを実現できる集団符号は存在するか，存在するには集団符号はどのような確率分布に従う必要があるだろうか？　答えだけをいうと，たとえば集団符号が，指数分布族に属する確率分布で，かつその十分統計量が1次線形量のみで与えられる場合には，上記の条件を満たす符号化が簡便に実現できることが明らかにされている (Beck et al., 2007).

　2つ目として，ベイズ推論における情報損失を考えてみよう (Amari & Nakahara, 2006; Nirenberg & Latham, 2003)．最尤推定を議論した際に，復号のための確率分布をより簡便な分布を利用する非忠実モデルを考えた．ベイズ推論でも同様に非忠実な事後分布を利用することが考えられる．その場合の情報量の損失を考えてみよう．刺激 s により確率分布 $p(\boldsymbol{r} \mid s)$ が与えられたとき，一般にはそれから得られる各神経細胞活動 r_i の確率分布は互いには独立ではない，つまり一般には $p(\boldsymbol{r} \mid s) \neq \prod_i p(r_i \mid s)$ である．しかし，もし各神経細胞の発火確率分布 $p(r_i \mid s)$ をベイズ推論で利用できるならば，この分布は神経細胞ごとの分布であるから，集団符号として後の計算が簡便ですむ．そこで，非忠実なモデルの確率分布を，

$$p(\boldsymbol{r} \mid s) = \prod_i p(r_i \mid s)$$

とし，その事後確率分布は，

$$q(s \mid \boldsymbol{r}) = \frac{q(\boldsymbol{r} \mid s)p(s)}{q(\boldsymbol{r})}$$

で与えられる．この事後確率分布 $q(s \mid \boldsymbol{r})$ と，もともとの事後確率分布 $p(s \mid \boldsymbol{r})$ の違いは，KL ダイバージェンスを利用して

$$\Delta I = E_{p(\boldsymbol{r})}[D[p(s \mid \boldsymbol{r}) : q(s \mid \boldsymbol{r})]]$$

と表すことができる．ここで KL ダイバージェンスは一般に，

$$D[p(z) : q(z)] = \int p(z) \log \frac{p(z)}{q(z)} dz \tag{5.9}$$

と定義される．

式 (5.9) の ΔI は，非忠実モデルの情報量の損失を評価する 1 つの目安になる．同様の考え方から，符号化の分布の違いは，

$$\tilde{\Delta} I = E_{p(\boldsymbol{r})}[D[p(\boldsymbol{r} \mid s) : q(\boldsymbol{r} \mid s)]]$$

によって見てやればよい．この 2 つの量の関係は簡単な計算から，

$$\tilde{\Delta} I = \Delta I + D[p(\boldsymbol{r}) : q(\boldsymbol{r})]$$

となっていることがわかる．左辺がゼロである，$\tilde{\Delta} I = 0$，のときには，符号化の段階で非忠実モデルは忠実モデルと違わないことなり，右辺もゼロになり，$\Delta I = 0$ なので，非忠実モデルの事後分布を使うことの情報損失はない．しかし，左辺がゼロでないときには，右辺の ΔI がゼロとは限らない．ここで，実は，$\Delta I = 0$ となるのは，

$$p(\boldsymbol{r} \mid s) = k(\boldsymbol{r}) \prod_i p(r_i \mid s)$$

と表記できるときに限られることを示すことができる．ここで，$k(\boldsymbol{r})$ はこの項が刺激には依存しない項であることを表す．つまり，集団活動が上のような確率分布で符号化をしているときには，非忠実モデルの事後確率分布 $q(s \mid \boldsymbol{r})$ を使っても情報損失がないといえる．

5.2.10 情報幾何と高次相関

集団符号の情報処理解明の諸課題を整理しつつ，さまざまなアプローチの研究を紹介してきた．これらの研究で情報統計の数理科学の手法が重要な役割を演じている．その数理的理解を深めるのに役立つのが情報幾何である (甘利・長岡, 1993)．情報幾何は甘利俊一により創始され，ほかの研究者ら（たとえば長岡浩司）の協力もあり現在に至るまでその研究を発展させている (Amari & Nagaoka, 2000)．幾何学的観点から，情報統計，あるいは広い意味での情報統計数理科学を理解しようというのが情報幾何の根底である．たとえば先ほどの式 (5.9) の KL ダイバージェンスは「距離」の公理を満たさない擬距離である．しかし，確率分布 $p(x, \boldsymbol{\xi})$（ここで $\boldsymbol{\xi}$ は確率分布を決めるベクトル変数）が与えられ，それから少しずれた確率分布 $p(x, \boldsymbol{\xi} + d\boldsymbol{\xi})$ を考え，その 2 つの分布の KL ダイバージェンスは，

$$\sum_{i,j} I_{ij}(\xi) d\xi_i d\xi_j \qquad (5.10)$$

で近似できることが知られている．フィッシャー情報行列が距離を決める計量行列の役割を果たすことをこの式は示している．フィッシャー情報行列 $I(\xi)$ は各 ξ に依存して決まる．式 (5.10) は，同じ確率分布のずれ $d\xi$ に対して，2つの確率分布 $p(x, \xi)$, $p(x, \xi + d\xi)$ の間の違い（距離）は，フィッシャー情報行列 $I(\xi)$ に依存して決まることを示す．一方で，すでに，フィッシャー情報量は，情報の確からしさに関連した量であることは上述した．式 (5.10) によって，情報統計的な概念である「確からしさ」が，幾何学的概念である「距離」に関係づけられるのである．

情報幾何そのものの紹介はここでは無理なので，ここではその気分を味わうために，時間符号で重要な高次相関の概念を紹介しよう (Amari, 2001; Amari et al., 2003; Nakahara & Amari, 2002; Nakahara et al., 2006)．前項まで発火頻度に情報があるという頻度符号の立場の研究を紹介した．一方，時間符号の立場では，発火頻度よりもスパイク列のもつ情報を重視する．その情報の解明の第一歩として，複数の神経細胞のスパイクの同時発火のもつ情報とその相互作用の解明が重要になる．

この同時発火とその相互作用を調べる際に，実は高次相関（高次相互作用）をきちんと解析すべきこと，その解析を系統的に行えることが情報幾何の研究からわかってきた．読者は，「相関」とか「相互作用」といわれてどのような概念または数式を想い起こすだろうか？　これらの用語は，2体間の相関や相互作用と同一視されることがしばしばある．しかし，実は2体間の相関や相互作用は，2次の相関，2次の相互作用であって，一般には，3次相関（3次相互作用）もあるし，ひいては N 次相関あるいは N 次相互作用も存在する．この高次相互作用を定式化しつつ，その分解について考えたい．

N 個の神経細胞を考え，発火頻度ではなくスパイクのあるなしを考える．各々の神経細胞を $X_i (i = 1, ..., N)$ とし，スパイクがあるときには $X_i = 1$, ないときには，$X_i = 0$ で表す．ある時刻の集団活動は，N 次元の2値確率変数ベクトルで表される．すべての状態は $\{0,1\}^N$ で表され，すべての状態の数は 2^N になる．つまり N 個の神経細胞集団のスパイクパターンを表す確率分布は，2^N 個分のパターンに対する確率として与えられる．確率はすべて足すと 1 になる

という制約から，実際には $2^N - 1$ 個のパターンに対する確率を決めれば一意に決まる．つまりこの確率分布 $\{p(\boldsymbol{x})\}$ 全体は，$2^N - 1$ 次元の多様体 $\boldsymbol{S}_N$ となる．各パターンの確率を，

$$p_{i_1 \cdots i_N} = \mathrm{Prob}\{X_i = i_1, \cdots, X_N = i_N\}$$

と書こう ($i_k \in \{0,1\}$)．この $\{p_{i_1 \cdots i_N}\}$ のうち，$2^N - 1$ 個を決めれば，一意に確率分布が決まる．一方，期待値を

$$\eta_{i_1 i_2 \cdots i_k} = E[x_{i_1} \cdots x_{i_k}], k = 1, ..., N$$

と定義すると，

$$\boldsymbol{\eta} = (\boldsymbol{\eta}_1, \boldsymbol{\eta}_2, \cdots, \boldsymbol{\eta}_N) = ((\eta_i), (\eta_{ij}), \cdots, \eta_{1 \cdots N})$$

が与えられる．これも $2^N - 1$ 存在し，これらが与えられれば一意に確率分布が決まる．この $\boldsymbol{\eta}$ は，$\boldsymbol{S}_N$ の η-座標系と呼ばれる．

さて N 個の神経細胞集団のスパイクパターンのデータがあったとして，まず1次の情報であるスパイク頻度 $\boldsymbol{\eta}_1$ を調べたとする．そのうえで，「相互作用」を知りたいとして，$\boldsymbol{\eta}_2$ を調べたとしよう（あるいは $\boldsymbol{\eta}_2 = (\eta_{ij})$ の代わりに共分散

$$\mathrm{Cov}[X_i X_j] = E[(x_i - \eta_i)(x_j - \eta_j)] = \eta_{ij} - \eta_i \eta_j$$

を神経細胞のすべてのペアに対して調べてもよいが，以下の話は同様にあてはまる）．それでは，$\boldsymbol{\eta}_1$，$\boldsymbol{\eta}_2$ の情報があれば，スパイクパターンとスパイク間の相互作用を知り尽くしたことになるだろうか？ 答えは否である．明らかに，$\boldsymbol{\eta}_k(k=3,4,...,N)$ の情報が欠けている．$\boldsymbol{\eta}_k(k=3,4,...,N)$ が高次相互作用に深く関連する情報を持っている．これら高次の相互作用はどのように機能するのだろうか？ たとえば1次のスパイク頻度の情報 $\boldsymbol{\eta}_1$ とそれ以外の相互作用の情報を切り分けられるだろうか？ あるいは，1次と2次 $\boldsymbol{\eta}_1$，$\boldsymbol{\eta}_2$ の情報と，それ以外に切り分けるにはどうしたらよいか？

天下り的になるが，対数線形モデルの形式を用いて，

$$\log p(\boldsymbol{x}) = \sum \theta_i x_i + \sum_{i<j} \theta_{ij} x_i x_j + \sum_{i<j<k} \theta_{ijk} x_i x_j x_k + \theta_{1 \cdots n} x_1 \cdots x_N - \psi$$

と書く.ここで,θ_{ijk}などは$i<j<k$を満たすとしていて,ψは正規化項である.この

$$\boldsymbol{\theta} = (\boldsymbol{\theta}_1, \boldsymbol{\theta}_2, \cdots, \boldsymbol{\theta}_N) = ((\theta_i), (\theta_j), \cdots, \theta_{12\ldots N})$$

も$2^N - 1$個存在し,別の座標系で,θ-座標系と呼ばれる.

情報幾何の研究から,このη-座標系とθ-座標系は各々特徴的な座標系で,さらに互いに相性のよい座標系であることがわかっている(この2つの座標系は双対平坦の関係にあり,各々m-平坦とe-平坦の座標系である,という(甘利・長岡,1993)).その相性のよさを利用するのが混合座標系で,k-cut の混合座標系は,

$$\boldsymbol{\zeta}_k = (\boldsymbol{\eta}_{k-}; \boldsymbol{\theta}_{k+})$$

となる.ここで,$\boldsymbol{\eta}_{k-} = (\boldsymbol{\eta}_1, \boldsymbol{\eta}_2, \cdots, \boldsymbol{\eta}_k)$であり,$\boldsymbol{\theta}_{k+} = (\boldsymbol{\theta}_{k+1}, \cdots, \boldsymbol{\theta}_N)$である.この混合座標系の著しい特徴として,$\boldsymbol{\eta}_{k-}$と$\boldsymbol{\theta}_{k+}$は互いに独立といえる性質をもつ.局所的には,この$\boldsymbol{\zeta}_k$に対応する確率分布のフィッシャー情報行列では,$\boldsymbol{\eta}_{k-}$と$\boldsymbol{\theta}_{k+}$のお互いの非対角成分はゼロになる.また大域的には,KLダイバージェンス分解定理(ピタゴラス一般化定理)の利用を大変簡便にする.今,何らかの座標系をξとし,2つの確率分布$p(\boldsymbol{x}; \boldsymbol{\xi}^0)$,$q(\boldsymbol{x}; \boldsymbol{\xi})$を考えよう.このとき

$$D[p(\boldsymbol{x}; \boldsymbol{\xi}^0) : q(\boldsymbol{x}; \boldsymbol{\xi})] = D[p(\boldsymbol{x}; \boldsymbol{\zeta}^0) : q(\boldsymbol{x}; \boldsymbol{\zeta}'_k)] + D[p(\boldsymbol{x}; \boldsymbol{\zeta}'_k) : q(\boldsymbol{x}; \boldsymbol{\zeta})]$$

という分解が与えられ,また$\boldsymbol{\zeta}'_k = (\boldsymbol{\eta}^0_{k-}; \boldsymbol{\theta}_{k+})$と陽に与えることができる.この分解定理はさまざまに利用できる.たとえば,1次のスパイク頻度と2次以上の相互作用という分解もできるし,1次と2次の情報に対して,それ以上の高次相互作用という分解もできる.この混合座標のフィッシャー情報行列の性質から統計的検定も容易になる.また,外界からの刺激入力とスパイクパターンのもつ相互情報量を考えたとき,その相互情報量を相互作用の次数に応じた分解をすることも可能である.それらの性質を利用した相互作用のカスケードを調べる研究なども進められている (Nakahara et al., 2003).

5.2.11 将来の展望

集団符号の研究の流れを概観した．集団符号の情報処理とその数理は，脳情報処理の根幹であり，今後もこの研究は発展していくだろう．今回「学習」についてはほとんどふれられなかったが，集団符号の学習理論も同様に大切である．

また，本来，神経回路という物理的な構造が，集団符号の情報処理を支えている．たとえば，神経細胞どうしのお互いの解剖的なつながり，異なる種類の神経細胞のもつ特徴などは，集団活動を形成する重要な要素である．これらの物理的特徴が，情報処理にどのように活かされるのかの解明も重要な課題である．

復号のなかでも最も簡潔な入力刺激の復号という視点から，集団符号の情報処理を論じた．しかし，この入力刺激の復号はあくまでベンチマークと考えるべきで，実際の脳情報処理では，何らかの生体の目的のために入力刺激に情報処理的加工をほどこしてその目的を実現することが多い．また複数の入力に対する復号も論じることができなかった (Amari & Nakahara, 2005; Sahani & Dayan, 2003)．これらのより広義の復号を考えた集団符号の研究も進展するはずだ．

入力刺激の復号を論じる際に，本節で紹介したのは，入力刺激が静的に同一である場合のみである．実際の脳情報処理では，入力刺激が刻一刻と変化している場合に対処しなければいけない場合も多い．工学的にはたとえばカルマン・フィルターなどの実時間推定をする方式があるが，集団符号でもそのような実時間推定の実現の研究が今後発展するだろう (Deneve et al., 2007)．これについては，ベイズ推論との関連の研究が進められるだろう．復号のロバスト性も大切な問いである．また情報統計科学の視点からは，上に紹介した理論的な枠組はいわゆるパラメトリックな推定理論との関連が深い．情報統計科学ではノンパラメトリックな推定理論も大きく発展を遂げており，集団符号の研究でもノンパラメトリックな視点が活躍する場が広がってくることだろう．集団符号化の研究の将来は大きく拓けている．

5.3 価値に基づく意思決定と行動選択——大脳基底核と強化学習

5.3.1 序

本節では,「価値に基づく意思決定と行動選択」の脳機能について,大脳基底核回路を中心に,強化学習の視点から概観する.

一般に意思決定は,「価値に基づく意思決定/行動選択」(value-based decision making) と「知覚に基づく意思決定/行動選択」(perceptual decision making) に大別できる (Montague et al., 2006; Rangel et al., 2008). 前者は,明瞭な知覚入力のもとで選択を行う際の選択結果の評価が困難な状況での意思決定を,後者は,知覚入力から選択を行うこと自体が困難な状況での意思決定を指す.「知覚に基づく意思決定/行動選択」では知覚入力とその認識およびそれに基づく行動選択の脳機能が主要な研究の対象になる.前項の集団符号は,この脳機能と密接な関係にある.

一方で,「価値に基づく意思決定/行動選択」(以下,ときに「価値意思決定」と略記) では,むしろ行動選択によって生じる結果の「評価」と,その評価を反映した (将来に再び同じような場面でより適切な行動をとるための)「学習」が重要な機能となる.このそもそも結果の評価をどのようにするのか,というのも重要な問題であり,これを価値の学習とか価値の評価という.

価値意思決定で重要な役割を果たすのが大脳基底核関連回路である.本節では,この基底核回路を概説する (Hikosaka et al., 2006; Hikosaka et al., 2000; Kandel et al., 1991). その機能理解の基盤となる強化学習の数理も概説する (Sutton & Barto, 1998). 価値意思決定の脳機能を,強化学習という数理的視点から理解を深める研究を紹介する.この紹介の際に,少し工夫をした.理論脳科学の研究では,数理と脳科学の両方の深い理解を必要とする.そこで,数理の素養のある読者には,強化学習の数理的理解だけではなく,実験課題や大脳基底核回路の理解も意識して読めるように,脳科学の素養のある読者は,逆に,実験課題や基底核回路の理解を超えて,強化学習の数理的理解に素直に進めるように,という欲張りな構想で仕上げた.また,'強化学習の視点からまだ理解しきれていない大脳基底核関連回路の特性' にも,そして,'まだ大脳基底核

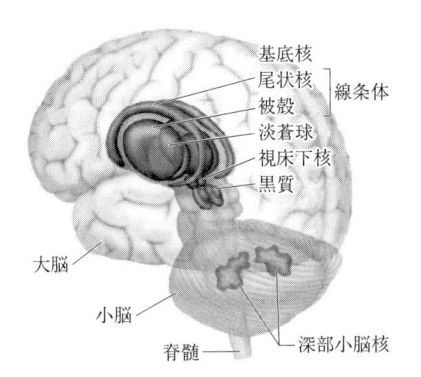

図 5.1 大脳基底核の（人間の）脳における位置 (Gazzaniga et al., 1998 を基に作成)

の機能理解には直接適用されてはいない強化学習の数理'にも意識してふれた．将来の研究の進展はこれらの未開拓な部分から生まれるだろう，そんな想像をしながら読んでほしい．

5.3.2項で，大脳基底核の基本的特性を簡潔にまとめる．そのうえで，とくに重要と考えられているドーパミン神経細胞の活動の特性とそれに関連して近年提唱されている「報酬予測誤差仮説」を述べる（5.3.3項）．この仮説は，強化学習という数理，学習理論に立脚する．その強化学習の数理の基礎を，できるかぎり具体的な実験例と比較させつつ丁寧に概説することを試みる（5.3.4–5.3.6項）．そのうえで，改めて，理論から与えられる示唆を踏まえつつ，基底核回路および関連回路の機能について論じる（5.3.7, 5.3.8項）．展望を最後に述べる（5.3.9項）．

5.3.2 大脳基底核の基本的な特性

大脳基底核 (basal ganglia) は，大脳皮質の奥深くに包み込まれるように存在する（図5.1）．行動選択・運動制御において，大脳皮質下の回路としては，大脳基底核は小脳と並び，2つの重要な回路の1つである．大脳基底核が行動選択や運動制御に関連が深いことは，たとえばパーキンソン病やハンチントン病の疾患の症例からも裏付けられている (Kandel et al., 1991)．

大脳基底核はいくつかの神経核から構成されていて，大脳皮質の広い領野から投射を受ける (Alexander et al., 1986; Kandel et al., 1991; Smith et al., 1998)．その主要な入力経路は，線条体 (striatum) と側坐核 (nucleus accumben) であ

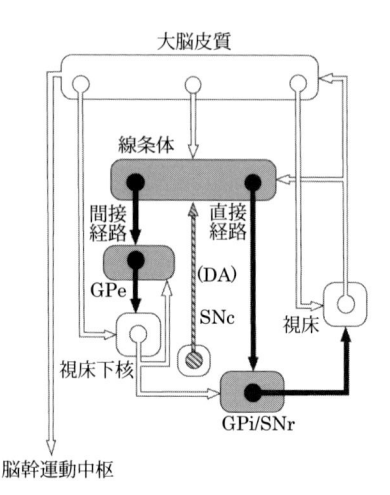

図 5.2 大脳基底核内部回路の基本的構成（Smith et al., 1998 を改変）
GPi:淡蒼球内節部, SNr: 黒質網様部, SNc: 黒質緻密部, GPe: 淡蒼球外節部, DA:ドーパミン神経細胞．この図には記載されていないが，本文中に出てくる側坐核や腹側被蓋野は，この図に示された回路と同様の内部回路をもっている（図5.4参照）．その回路では，たとえば，側坐核と腹側被蓋野はこの図に示された線条体と黒質緻密部に対応し，腹側淡蒼球 (ventral pallidum: VP) が黒質網様部に対応する．

る．これらは，いわば基底核回路の入力核といえる（図5.2）．なお，本項の説明は，あくまで主たる回路特性に絞っている．入力核は，たとえば他にも視床の一部からの直接投射を受ける．また，大脳皮質からは，入力核だけでなく，たとえば視床下核 (subthalamic nucleus) などの大脳基底核のほかの神経核へも投射がある．このように実際はもっと複雑である．今後は，これらの詳細は特に断らないが，あくまで基本的回路特性の概説と理解してもらいたい（彦坂, 2003; 中原, 2005; 中原, 2007）．

線条体は，さらに尾状核 (caudate nucleus) と被殻 (putamen) の2つの神経核に分けられる[1]（図5.2, 図5.4）．投射してくる脳部位やその神経細胞活動の特性から，相対的には，尾状核はより意思決定に，被殻はより運動出力に関連が深く，一方，側坐核は，扁桃体や視床下部との深い関係から，より情動や感情の関わる行動選択に関連が深いと考えられる．

大脳基底核の外部に投射を送る神経核，いわば出力核は，淡蒼球内節部 (globus pallidus internal segments: GPi) と黒質網様部 (substantia nigra pars retic-

---

[1] 線条体が，尾状核，被殻，そして側坐核に分かれるという整理の仕方も実は存在する．

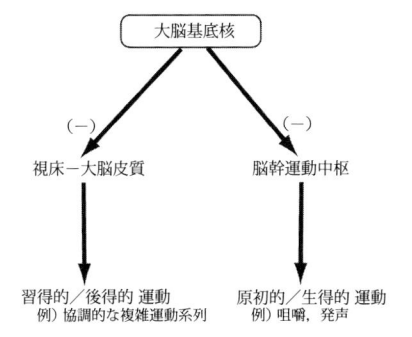

5.3 価値に基づく意思決定と行動選択——大脳基底核と強化学習

図 5.3 大脳基底核からの運動関連の主たる出力経路（Hikosaka et al., 2000 より改変）

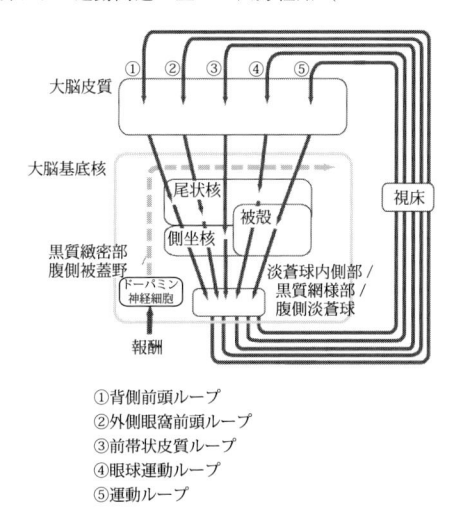

図 5.4 大脳皮質—大脳基底核回路の並列回路を示すダイアグラム

この回路は，皮質—基底核—視床—皮質の順に巡るループ回路が基本的な構成である．このループは，主としてさらにいくつかの並列なループに分けられる．図中の①から⑤は各々並列ループを模式的に示している（Alexander et al., 1986 の情報をもとに作成; Nakahara & Hikosaka in preparation より改変）．

①背側前頭ループ
②外側眼窩前頭ループ
③前帯状皮質ループ
④眼球運動ループ
⑤運動ループ

ulata: SNr) である（図5.2）．大脳基底核からの主要な出力経路は，'下流' の脳幹運動中枢へ向かう経路と，視床を介して大脳皮質に投射を戻す，いわば '上流' に向かう経路，この2つの経路に大別される（図5.3）．この両方向への投射を介して，大脳基底核は，自律的あるいは本能的な行動と，多様な情報処理を行った後で決定できる行動の両者に影響を及ぼすことができる．これは，大脳基底核が，行動選択や運動出力の調整や決定の機能を行うのに適した部位と

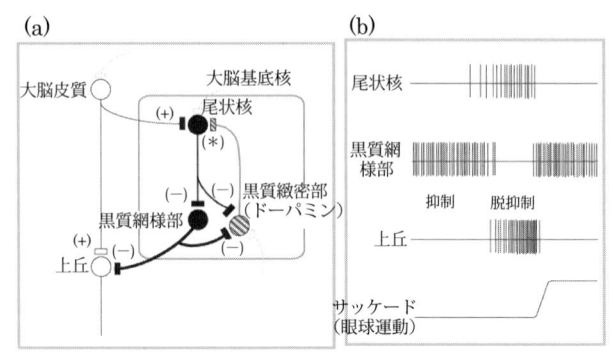

190　第 5 章　意思決定とその学習理論

図 5.5　大脳基底核の基本的な回路構成についての眼球運動系の例
（Hikosaka et al., 2006 より改変）

(a) 各領野から他領野への投射を示すために，主たる投射細胞をマルで示し，その投射先へのシナプス結合を長方形で示している．白丸（○）は興奮性神経細胞，黒丸（●）は抑制性神経細胞を示す．投射末端での＋または−は，各々興奮性と抑制性の結合があることを示す．大脳基底核の入力核である尾状核は，大脳皮質から興奮性の結合を受け，抑制性の投射を出力核である黒質網様部に送る．この出力核は，眼球運動制御で主要な役割を担う上丘に抑制性の投射を送る．黒質緻密部にはドーパミン神経細胞が豊富に存在し，それを斜線のマル（◐）で示している．このドーパミン神経細胞は尾状核の神経細胞に投射している．大脳皮質から大脳基底核への投射のシナプス結合の可塑性を修飾することを＊で示している．このシナプス可塑性の修飾機能が，本文で説明している強化学習を実現すると考えられている．(b) 典型的な神経細胞活動のシークエンスを示す図．二重に存在する抑制性結合の活動をもとにした抑制—脱抑制の連関が，上丘で起きていることを示している．

される 1 つの理由となっている．

　大脳基底核から'上流'に向かう出力経路では，視床を介して，基底核の入力核へ入力を送っていた広い大脳皮質に投射を戻している（図 5.4）．したがって，大脳皮質—大脳基底核—視床—大脳皮質というループ構造をなしている．ここで，特徴的なのは，このループ構造が，いくつかの並列なループに分類できることにある．この回路特性の機能については後に改めて議論する．

　大脳基底核の内部の回路の大きな特徴は，神経核から他の核への投射神経細胞が，主として，抑制性神経細胞で構成されている点にある (Hikosaka et al., 2006)．とくに，上述の入力核と出力核は，その 2 つとも他への投射は，抑制性神経細胞による（図 5.5）．入力核の自発発火活動は低い一方，出力核の神経細胞の自発発火は高いレベルにある．したがって，自発レベルでは，基底核の出力は，投射先の神経細胞活動を抑制するのが主たるはたらきと考えられる．入力核から出力核への経路は，入力核から出力核への直接の投射が存在し，こ

れは直接経路と呼ばれる．この直接経路で考えると，入力核の神経細胞の強い発火活動は，出力核の活動を抑制し，それは出力核の投射先の神経活動を抑制から解き放つ．大脳基底核が抑制—脱抑制の機能を持つといわれる所以である（図 5.5）．この抑制—脱抑制を通じて，大脳基底核回路は，複数ありうる運動や行動のなかから適切なものを選択するのに適した脳回路と考えられる．間接経路と呼ばれる経路も存在し，入力核から淡蒼球外節部 (globus pallidus external segments: GPe) に投射があり，淡蒼球外節部から視床下核，そして視床下核から出力核へと投射する（図 5.2）．この経路では，入力核から出力核にいたるまでに抑制性結合を2回（入力核 → 淡蒼球外節部と淡蒼球外節部 → 視床下核の2つを）経由するので，直接経路に対して拮抗的にはたらくといえる．

大脳基底核の内部回路のもう1つの大きな特徴は，ドーパミン神経細胞（以下，ドーパミン細胞，DA と略記）の投射が豊富に存在することにある．これについては，項を改めよう．

5.3.3 ドーパミン神経細胞と報酬予測誤差仮説

ドーパミン神経細胞は，大脳基底核回路の中で，黒質緻密部 (substantia nigra pars compacta: SNc) と腹側被蓋野 (ventral tegmental area: VTA) に豊富に存在する（図 5.2）．大脳基底核の入力核である線条体と側坐核は，黒質緻密部と腹側被蓋野に投射を送ると同時に，これらの部位のドーパミン神経細胞の投射を豊富に受ける．線条体である尾状核と被殻は主に黒質緻密部からドーパミン細胞の投射を受ける．一方，側坐核，そして側坐核の出力先の腹側淡蒼球は，主に腹側被蓋野からドーパミン細胞の投射を受ける．ドーパミン細胞が強く活動すると，これらの脳部位に一斉にその活動が伝えられる．大脳基底核回路全体にその影響を及ぼすことが可能なドーパミン神経細胞の機能理解は，大脳基底核の機能解明の大切な基礎になる．

ドーパミン神経細胞活動はシナプスの可塑性を修飾する，つまり学習信号としてはたらくと考えられている (Hikosaka et al., 2006; Reynolds & Wickens, 2002)．大脳皮質から線条体へ投射する神経細胞は，線条体にある神経細胞とシナプスを形成するが，そのシナプスのごく近傍にドーパミン神経細胞もシナプスをつくることがしばしばある．そしてドーパミンの濃度やそのシナプスに存在するドーパミン受容体のはたらきの違いによって，皮質とのシナプスの結合

ドーパミン神経細胞 (DA) 活動

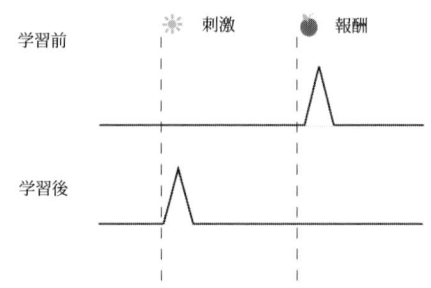

学習前　　　刺激　　報酬

学習後

図 5.6　刺激―報酬課題（古典的条件付け課題）におけるドーパミン神経細胞 (DA) 活動を示すダイアグラム

強度（シナプスの重み）が変化する．

　ドーパミン細胞の発火活動の特性は，端的に述べると，ドーパミン神経細胞が，「快」の刺激あるいは「報酬や報酬刺激」に対して反応することが以前からよく知られていた．たとえば脳内刺激の実験や嗜癖 (addiction) の実験などからこれらの知見が得られていた．

　近年，Schultz らの研究を契機にその神経活動の詳細がわかってくるにつれ，ドーパミン細胞活動は，実は，報酬そのものよりも，むしろ報酬予測の誤差を表すように活動するという知見が積み上げられてきた．学習信号としての特性とあわせ，この報酬予測誤差活動を利用して，大脳基底核が強化学習を行う回路という理解が進みつつある (Houk et al., 1994; Montague et al., 1996; Schultz, 1998; Schultz et al., 1997).

　典型的な実験は古典的条件課題で，たとえば，条件刺激として「光」があって，その一定時間後に報酬が与えられるサルの実験がある（図5.6）．ドーパミン細胞は，最初は（学習前には）報酬そのものに反応する．この光―報酬の試行を繰り返すと，やがて（学習後には）報酬そのものには反応しなくなる一方で，報酬を予期させる条件刺激としての光に反応をするようになる．さらに，この学習後に，報酬を省くとその活動は抑制を示す．このように，ドーパミン神経細胞の活動は，報酬そのものよりも，期待する報酬からのずれを表す．これらの実験的発見の積み重ねに導かれて，ドーパミン細胞活動の「報酬予測誤差仮説」が有力な仮説となっている．

　簡単にいえば，報酬予測誤差とは，

$$[報酬予測誤差] = [実際の報酬] - [期待した報酬] \qquad (5.11)$$

である．

そもそも報酬という用語は，「対価」と「強化因子」という 2 つの意味を持つ．対価はその場で得られるものを，強化因子は後々に同じ場面で同様の行動を引き起こす因子であることを意味する．報酬予測誤差は，強化因子に適している．誤差がゼロならば，予測通りだから強化する必要はない．誤差が正ならば，期待より良かったのだから，その強化は続けられるべきだろうし，負ならば，むしろその選択を弱めたほうがよい．この考え方の素朴な定式化が，すぐ後に紹介するレスコラ–ワグナーの学習則 (Rescorla-Wagner learning rule) で，本質的には上に書いた式 (5.11) に対応する．

しかし，実はこの学習則では，上で述べたドーパミン細胞活動で，学習後にドーパミン細胞活動が条件刺激に反応を移すことを説明できない．それに対して，強化学習という統計的学習理論の研究の 1 分野でもっとも中心的な学習則である，時間差分学習（TD 学習：Temporal difference learning）の報酬予測誤差（TD 誤差と呼ばれる）だと考えると，見事にその誤差とドーパミン細胞活動が対応するのである．この発見が大脳基底核回路の機能理解を大いに促進したのである．では，強化学習とは，TD 学習とは何か，を見ていこう．

5.3.4 報酬予測とその学習

典型的な実験課題である古典的条件付課題を紹介しつつ，報酬予測とその学習を概観する (Balleine & Dickinson, 1998; Dayan & Balleine, 2002)．強化学習の数理，とくに時間差分学習（TD 学習）の数理を脳科学に即して，理解する出発点になる (Sutton & Barto, 1998)．

(a) 古典的条件付課題と報酬予測

まず単純に，何もせずにじっとしていると，報酬がときどき与えられる状況を考えよう．たとえば，サルがモニター画面の前に座っていて真っ黒なモニターを眺めていると，「光刺激」がモニターの真ん中につき，その直後にときどき「報酬」（ジュース）が飲める，そして，これが繰り返される，という場面を考えればよい．光刺激を見たとき，サルはどれくらいの報酬がもらえると予測するのが正しいのかをここで考えたい．ちなみに，これは，古典的条件付課題 (classical

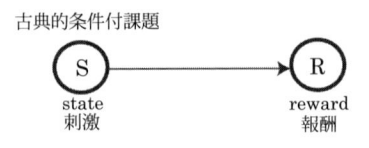

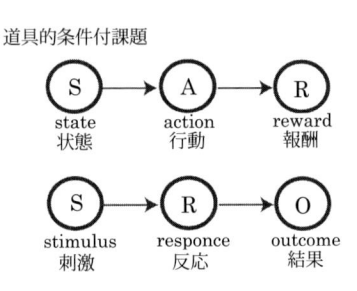

図 5.7 条件付課題の課題構成のスキーマ

（上）古典的条件付け課題：この課題では「状態」(state: S) が提示され，後に「報酬」(reward: R) が与えられる．（下）道具的条件付け課題：この課題では「状態」が提示され，主体（動物）はその刺激に対する「行動」(actio: A) をとる必要があり，その行動が適切ならば，後に「報酬」が与えられる．なおこの S-A-R の系列は，動物心理学では伝統的には「刺激」(stimulus: S)—「反応」(response: R)—「結果」(outcome: O) としばしば表記されてきた．本章では強化学習を数理的基礎として展開されるので，強化学習の用語としてなじみやすい S-A-R を採用して記述することにした．

conditioning task, Pavlovian conditioningtask) としてよく知られた実験課題と同じ形式である（図5.7）ここでは，さらに話を簡単にするために，光刺激とほぼ同時刻に報酬が来ると考えよう．

各時刻を t で表し，その光刺激がくる「状態」(state) を $s(t) = 1$ で表す．報酬 $r(t)$ は，未知の確率分布 T に従って与えられるとする．サルが光刺激を見たときに期待すべき報酬，期待報酬は，

$$\bar{r} = E_p[r \mid s = 1] \cong \lim_{T \to \infty} \frac{1}{T} \sum_{i=1}^{T} r(t)$$

となる．実際には，確率分布 P が未知のため，逐次的に実時間学習（オンライン学習：on-line learning）で期待報酬を学習したい．そのための学習則として実験心理学・神経科学で有名な，レスコラ – ワグナー学習則 (Rescorla-Wagner rule) を紹介しよう．学習する期待報酬を $v(t)$ で表し，ここでは状態が 1 次元なので

$$v(t) = ws(t) = w(t)s(t)$$

と表すことにする．ここで，w は「重み」(weight) と呼ばれる変数で，学習則は，

$$w(t+1) = w(t) + \alpha \delta(t) s(t)$$

となる．α は学習係数 (learning rate) で，値の小さい定数である．このため，学習は徐々に進む．レスコラ–ワグナー則の $\delta(t)$

$$\delta(t) = r(t) - v(t)$$

は，報酬の予測誤差を表す．報酬予測誤差 (reward prediction error) とも呼ばれる．$\delta(t)$ は学習信号の役割を果たしている．

この学習則で学習が終わる（学習が収束する）のは，$\delta(t)$ が期待値としてゼロ，$E[\delta(t)] = 0$ のときで，それは，$E[v] = \bar{r}$ のときである．ただし，これは各時刻で $\delta(t)$ がいつもゼロということではなく，あくまで期待値としてという意味である．

今の例では起こりうる状態は 1 つなので，1 次元の $s(t)$，それに対応する 1 次元の $w(t)$ でことが足りた．しかし，一般には状態は複数あるので，多次元の状態 $\boldsymbol{s}(t)$ を考えるほうが素直である．それに対応して重みも多次元 $\boldsymbol{w}(t)$ となる（もちろん他のパラメータが入っていてもよいがここでは話を簡単にするために線形の場合で，刺激と重みが同次元の場合だけ考える）．この $\boldsymbol{s}(t)$ と，パラメータ $\boldsymbol{w}(t)$ で線形の関数として期待報酬の推定値は，

$$\hat{r}(t) = \boldsymbol{w}(t) \cdot \boldsymbol{s}(t) \tag{5.12}$$

で表され，学習則は，

$$\boldsymbol{w}(t+1) = \boldsymbol{w}(t) + \alpha \delta(t) \boldsymbol{s}(t)$$

となる．

(b) 遅延報酬に対する報酬予測

上の例のように，ある状態（光刺激）ですぐに得られる報酬を即時報酬 (immediate reward) と呼ぶ．実世界では，報酬はすぐに来るとは限らず，遅れてやってくることはしばしばある．先ほどの古典的条件付課題でも，報酬が光刺激より十分遅れてやってくる場合の方が普通である．目の前の即時報酬だけ気

にするのは，いわば刹那的な快楽主義みたいなものである．即時報酬に対して，遅れてやってくる報酬を遅延報酬 (delayed reward) と呼ぶ．遅延報酬を正しく予測・評価することは生物にとって重要な課題である．この一般的に重要な課題のことは，しばしば 'Temporal credit assignment problem' と呼ばれる．

現在の時刻 t の状態の「良さ」つまり「価値」を，即時報酬のみならず遅延報酬を含めて評価することを考えよう．それには，前項の即時報酬 $r(t)$ の予測 $E[r(t) \mid s(t)]$ の代わりに，将来の時刻 T までに起こりうる報酬を含めて，現在の状態で報酬予測をすればよく，たとえば，

$$v(t) = E\left[\sum_{\tau=0}^{T-\tau} r(t+\tau) \mid s(t)\right] \tag{5.13}$$

を考えればよい．

前項同様に 1 次元の例で，

$$v(t) = w(t)s(t)$$

で上の量を推定することを考えよう．一般に，状態の価値を評価する関数は，状態価値関数と呼ばれる．学習則を先ほどと同様に，

$$w(t+1) = w(t) + \alpha \delta(t) s(t)$$

の形式で与えたいが，ここで 1 つ問題がある．前項の $\delta(t)$ をまねて $\delta(t) = r(t) - v(t)$ とすると，ここでの $v(t)$ は，遅延報酬も含めた期待報酬を予測する量だから，$\delta(t)$ は学習信号として不適切である．そこで学習則としては，$\sum_{\tau=0}^{T-\tau} r(t+\tau) - v(t)$ に該当するような学習信号 $\delta(t)$ をつくりたい．いま，

$$\sum_{\tau=0}^{T-\tau} r(t+\tau) = r(t) + \sum_{\tau=0}^{T-\tau-1} r(t+1+\tau)$$

に注意して，近似的に

$$\sum_{\tau=0}^{T-t} r(t+\tau) \approx r(t) + v(t+1)$$

と考えると，学習信号として，

$$\delta(t) = r(t) + v(t+1) - v(t)$$

を使えばよいだろう．この式は，TD 学習の学習信号の原型である．時間差分をとっていることから時間差分（報酬予測）誤差，略して TD 誤差と呼ばれる．

上の例では将来の時刻をいいかげんに決めた．より一般的状況で TD 学習を導出するには，むしろ無限大,

$$E\left[\sum_{\tau=0}^{\infty} r(t+\tau)\right] = \lim_{T=\infty} E\left[\sum_{\tau=0}^{T-t} r(t+\tau)\right]$$

を考えた方がすっきりする．その場合，

$$v(t) = \sum_{\tau=0}^{\infty} r(t+\tau) = r(t) + v(t+1)$$

という関係式が"形式的"（両辺の項が発散しなければ，という意味）に成立する．この場合の等号は，近似としての等号ではない．この場合も学習信号は，$\delta(t) = r(t) + v(t+1) - v(t)$ で与えられる．

次に，考慮しておきたいのは，報酬の評価に対する時間の効果である．式 (5.13) では，ある報酬 r' が，即時報酬として与えられたとしても $(r(t) = r')$，将来の別時刻 $r'(t < t')$ に遅延報酬として与えられたとしても $(r(t') = r')$，状態価値関数に及ぼす影響は同じである．同じ報酬であれば，やはり今現在すぐに手に入る即時報酬の方が，その報酬が得られる時刻まで途中で何が起きるかわからない遅延報酬よりは確実だろう．この考えの根幹には，遠い将来になればなるほど報酬をディスカウント，つまり割り引いて評価したいということがある．どうしたらよいだろうか？　それには，割引率 (discount factor) と呼ばれる定数を導入する（$0 \leqq \gamma \leqq 1$ の条件がついている）．そして，状態価値関数は，

$$V(t) = r(t) + \gamma r(t+1) + \gamma^2 r(t+2) + \gamma^3 r(t+3) + \cdots \tag{5.14}$$

と定義する．$\gamma = 0$ は即時報酬のみ考える場合に相当する．$\gamma = 1$ は，式 (5.13) の場合に該当する．$0 < \gamma < 1$ では，同じ報酬量でも，遠い時点で得られる場合のほうが，価値は小さいと見なされる．これが「割引率」という名前の由来である．γ がゼロに近ければ近いほど，割引きがより強いのは自明である．

式 (5.14) は，もっと正確には，右辺の期待値をきちんと書いた

として与えられる．この式の定義から，

$$V(t) = E\left[\sum_{\tau=0}^{\infty} \gamma^\tau r(t+k)\right] \tag{5.15}$$

$$V(t) = r(t) + \gamma V(t+1)$$

が成立することに着目し，学習信号は，

$$\sigma(t) = r(t) + \gamma V(t+1) - V(t) \tag{5.16}$$

として与えられる．より一般的な定義として，TD 学習では，γ を変数として含んだ式 (5.15) が状態価値関数，式 (5.16) がその TD 誤差と定義される．

なお TD 学習の理論解析の研究の結論の多くは，$\gamma = 1$ と $0 < \gamma < 1$ の両方の場合に適用できることは多い．しかし，$0 < \gamma < 1$ では $\sum \gamma^k r(t+k)$ の無限和が発散しないことを比較的ゆるい条件で保証できるのに対して，$\gamma = 1$ の場合には，別の条件を仮定する必要が出てくる．それが理論解析においてこの 2 つの場合を区別する大きな理由となっている．

5.3.5 行動選択とその学習

この項からは，行動選択 (action selection) を要素に入れる．報酬予測に行動選択が伴ってはじめて獲得報酬の最大化を考えることができる．見通しをよくするために，ここではまず即時報酬の予測を考えよう．

(a) 道具的条件付け課題と状態価値予測と行動選択

前項までの課題では，刺激のあと，生物主体の側は行動をせずとも報酬がもらえる場合の報酬予測について考えた．しかし，報酬予測をするだけでは人間や動物にとっては不十分である．私たちは行動（アクション）を選択することによって環境にはたらきかける．選択された行動により，得られる報酬は変わる．実験としては，刺激のあと，生体が適切なアクションを起こすことで報酬がもらえる．この種の形式の実験課題は，道具的条件付け課題 (Instrumental conditioning) と呼ばれている (Balleine & Dickinson, 1998; 図 5.7)．

スロット課題 (2-arm bandit problem) を例にとろう．行動の選択肢が a_1, a_2 の 2 つあるとする．どちらかの行動を選択しなければならない．選ばれた行

動に応じて，ある報酬がある確率で得られる，つまり行動 $a_i(i=1,2)$ のときに，報酬 r_i が確率 p_i で得られる．それを繰り返す．もしこれら r_i, p_i の値を事前に知っていれば話は簡単だが，この課題ではこれらの値は未知とする．

この課題では状態は1つなので，以下の記述では状態は省く．この課題では，期待すべき報酬は行動選択によって変わる．行動選択を決める規則を，行動則または方策 (policy) と呼び，本章では π と表す．行動 a_1 を選ぶ確率を $p(a_1) = q$ とすると，行動 a_2 の選択確率は $p(a_2) = 1-q$ と決まる．したがって，この課題の行動則 π は，q の値を決めることである．行動則は学習をする主体が積極的に自ら決めることができる要素として，強化学習では，重要な役割を果たす．

もし r_i, p_i の値が既知ならば，q の値を決めたときの期待報酬 $\bar{r}(q)$ は，

$$\bar{r}(q) = qp_1r_1 + (1-q)p_2r_2$$

である．実際には，r_i, p_i の値は未知なので，行動選択を繰り返すなかで，期待報酬 $\bar{r}(q)$ を学習したい．この期待報酬を学習する関数を v^π で表す（右肩の π はある特定の行動則を採用していることを示す）．前項同様，t 試行時の報酬予測誤差，

$$\delta(t) = r(t) - v^\pi(t)$$

として学習則

$$v^\pi(t+1) = v^\pi(t) + \alpha\delta(t)$$

を与えることができる．学習が収束するのは，期待値の意味で，$\delta = 0$, つまり $v^\pi = \bar{r}(q)$ となるときである．

これで報酬予測はできるが，今は行動則 π が固定されている．期待報酬 $\bar{r}(q)$ は q の値によって変化する．私たちの目的は，期待報酬を最大化することで，学習したい q は，

$$q^* = \arg\max_q \bar{r}(q)$$

で表せる．これを試行を繰り返すなかの学習，実時間学習で学習したい．その学習する行動則を b で表す．b は行動 a_1 を選ぶ確率とする．

$$\tilde{b}(t+1) = \tilde{b}(t) + \alpha'\delta(t)$$

と学習させる方法が考えられる．α' は α 同様学習係数である．ここで，$\tilde{b}(t)$ は，t 試行時に実際に行った行動に対応する確率を表す．したがって，行動 a_1 では b，行動 a_2 では $1-b$ に対応する．

この学習則では，ある行動を選択した結果，報酬予測誤差 $\delta(t)$ が正に大きければ大きいほど，その行動をより選択するように学習する（$\delta(t)$ が負であれば，その行動をより選択しないように学習する）．v^π も同時に学習され，v^π 自体は期待値の意味で $\delta(t)$ がゼロになるように学習する．実は，行動則が学習により変化すれば，期待報酬も変化するので，v^π の学習はその影響を受ける．反対に v^π が変化すれば $\delta(t)$ も変化し，行動則の学習もその影響を受ける．それでも報酬予測学習と行動則学習を同時に行えば，学習が早く進むだろうというのがこの方式の精神である（理論解析としては，この同時学習のもとで各々が「正しく」収束することをどのように保証するかという問題があるが，ここでは省く）．

この状態に基づく報酬予測を行動則の学習と同時並行する学習方式を，アクター・クリティック学習 (actor-critic learning) と呼ぶ．クリティックが報酬予測学習，アクターが行動則学習に対応する．

さて実は上の b の学習則は，いささか都合が悪い．b は報酬最大化する確率 $q = P(a_1)$ の学習だから，b 自体，0 から 1 の範囲に収まって欲しいが上の学習則では必ずしもそれが保証されていない．さらにいえば，$\delta(t)$ の値が同じならば，1 回の学習での b の変化は，$\alpha'\delta(t)$ で一定である．しかし，そもそも行動則としては b の値がほぼゼロや 1 に近いときには行動則の変化を遅く，0.5 のあたりでまだ'決めかねている'ときには行動則の変化を早くしてよさそうなものである．このような考慮のもと，b に対応する新たな変数 m をとって，行動則 a_1 を選択する確率を $P(a_1) = P(m)$ として

$$P(a_1) = \frac{1}{1+\exp(-\beta m)}$$

として，m に対して学習を行うほうがスマートである．この右辺の関数の形式はシグモイド関数と呼ばれる．m が大きいほど 1 に近づき，小さくなれば 0 に近づく．m は，$(-\infty, +\infty)$ の範囲を取りえ，$P(a_1)$ は [0,1] の範囲を取る（ついでにいうとシグモイド関数はその微分の計算が楽なのも重宝される理由の 1 つである）．$P(a_1)$ は，0.5 のあたりでは比較的線形に変化するが，両端，0 か 1

のあたりでは，その変化の仕方が遅くなる．β は，この関数の傾き具合を決める変数である．β の値が大きければ傾きが大きく，行動則の変化も大きくなる．つまり，ひとたび m の値がどちらかに傾けば行動選択の確率もどちらかにより強く傾く（熱力学や統計力学でのボルツマン分布とのアナロジーでは，β の逆数が「温度」のパラメータに対応する．そのためしばしば β の逆数をパラメータとして定式化することもあるし，また β 自体を温度定数と呼ぶこともある）．

m の学習則を書き下すことは可能だが，その前に，

$$P(a_2) = 1 - P(a_1) = \frac{\exp(-\beta m)}{1+\exp(-\beta m)}$$

と表されることに注意しよう．$P(a_1)$ と $P(a_2)$ が対称の形をしていないので，学習則を書き下すときに注意が必要になる．そこで，行動則のより簡単な表し方として，

$$P(a_i) = \frac{\exp(\beta m_1)}{\exp(\beta m_1) + \exp(\beta m_2)}$$

と表す方法が通常行われる．このとき，各 m_i が各行動 a_i に対する変数となる．先ほどの形式とは，たとえば，

$$P(a_1) = \frac{1}{1+\exp(\beta(m_2-m_1))} = \frac{1}{1+\exp(-\beta(m_1-m_2))}$$

となり，$m = m_1 - m_2$ と対応づけられる．m（ひいては行動 a_1 を選択する確率）の増加は，$m_1 - m_2$ としては，m_1 の増加あるいは m_2 の減少，あるいはその両方として表現される．

この行動則の表し方は汎用性があり，より一般に k 個の行動選択肢があるときでも，

$$P(a_1) = \frac{\exp(\beta m_i)}{\sum_{i=1}^{k}\exp(\beta m_i)}$$

と表せる．この関数の形式は，ソフトマックス関数と呼ばれる（シグモイド関数はソフトマックス関数の特別な場合である）．

m_i に関する行動則の学習として典型的な2つの方法を述べておこう．t 試行時に選択された行動を $m_i(t)$，選択されなかった行動の選択肢を $m_{-j}(t)(j \neq i)$ と表す．学習則として1つの方法は，選択された行動を強化する学習則として，

$$m_i(t+1) = m_i(t) + \alpha' \delta(t)$$

がある．もう 1 つの方法は，選択された行動を強化しつつ，同時に選択されなかった行動を弱める方法である．

$$m_i(t+1) = m_i(t) + \alpha'\delta(t),$$

$$m_{-j}(t+1) = m_{-j}(t) + \alpha''\delta(t),$$

ここで α'' も学習係数であり，$\alpha' = \alpha''$ とする場合もあるし，各々違う値をとる場合もありうる．この方法は，第 1 の方法に比べると選択された行動の強化による学習がどの変数に反映されるかをより微細にコントロールしていることになる．さらに第 3 の方法として，期待報酬そのものを最大化する方法もあるが，ここでは割愛する．

また，学習の変数 $\boldsymbol{m} = (m_1, m_2, ..., m_i, ..., m_k)$ が与えられたときに，行動則の実装としてソフトマックス以外の方法もある．その典型例として 'ε-greedy' の行動則がある．この ε-greedy 行動則は，もともと獲得報酬の最大化をしたいなら，期待報酬の一番大きい

$$m_{i*} = \max_i(m_1, m_2, ..., m_i, ..., m_k)$$

を選べばよいではないかという視点に立っている．ただいつも m_{i*} だけ選んでいると，まだ試していない行動の善し悪し，または，まだ未踏の状態に大きな報酬がある可能性，などを試すことができないので，$P(a_{i*}) = P(m_{i*}) = 1$ とはせずに，

$$P(a_{i*}) = P(m_{i*}) = 1 - \varepsilon$$

として，他の行動については，

$$P(a_j) = \frac{\varepsilon}{k-1}$$

で選ぶというのが，ε-greedy の行動則である．

一般的に，強化学習には，'exploration-exploitation' という問題がいつも存在する．獲得報酬の最大化のために，今までの学習に基づいて確実に行おうというのが exploitation で，それに対して新たな可能性を試すのが exploration である．この両者をどのバランスで行うかという問題がいつも存在している．

(b) 行動価値による行動選択

ここでは，価値と行動則を両方まとめて行う行動価値関数を，上と同じスロット課題で即時報酬の最大化として定式化しよう．状態価値関数の学習では，価値を状態に対する関数として学習するのに対して，行動価値関数では，価値を状態とそこで取る行動のペアに対する関数として学習する（$Q(s, a_i) = E[r \mid s, a_i]$ と考えればよい）．スロット課題では，行動の選択肢は行動 $a_i (i = 1, 2)$ であり，状態は 1 つしかないのでそれを s として行動価値関数を $Q(s, a_i)$ と書こう．

行動価値関数の学習則は，状態価値関数の学習同様，報酬予測誤差を利用するが，ここでの報酬予測誤差は，行動価値関数に対する誤差，

$$\sigma(t) = r(t) - Q(s(t), a(t))$$

を利用する．この式で $a(t)$ のは時刻 t で実際に選択された a_i に対応する．学習則は，

$$Q(s(t+1), a(t+1)) = Q(s(t), a(t)) + \alpha' \delta(t)$$

と書ける．

実は，スロット課題の場合，状態は 1 つしかない．$Q(s, a)$ を a に関する変数と見なすと，前項の m と同一視できる．実はより一般に，前項の m に対する行動則の学習則のヴァリエーションを行動価値関数 Q の学習則にも転用できる．ただし，この 2 つの学習則では，報酬予測誤差の定義の仕方が違うことに注意しておこう．

5.3.6 強化学習の数理

(a) マルコフ決定過程と強化学習の課題設定

今まで簡潔な実験課題に即して強化学習の基本的考え方を見てきたが，本項で，これらを数理的に整理して強化学習を定式化する．強化学習の課題設定をダイアグラムにすると図 5.8 のようになる．生物やロボットなど学習を行う主体が時刻 t で環境の状態 $s(t)$ を観測する．そして行動（アクション）$a(t)$ を決定，実行する．その結果，次の時刻に状態 $s(t+1)$ に，環境の状態は遷移する．その状態遷移とともに，エージェントは報酬 $r(t)$ を受け取る．このように「状態観測」「行動選択」「状態遷移」「報酬獲得」が，ある時刻 t から次の時刻 $t+1$

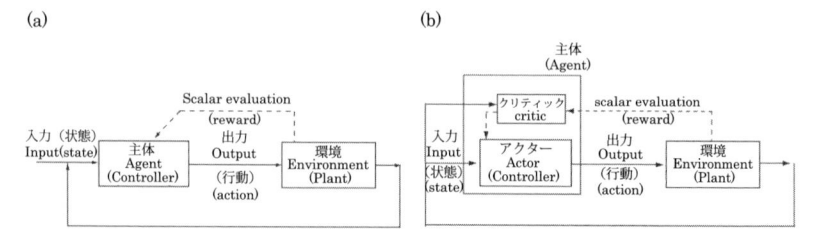

図 5.8　強化学習のダイアグラム

(a) 一般的な強化学習の課題設定のダイアグラム．(b) アクター・クリティック学習方式を採用する際のダイアグラム．

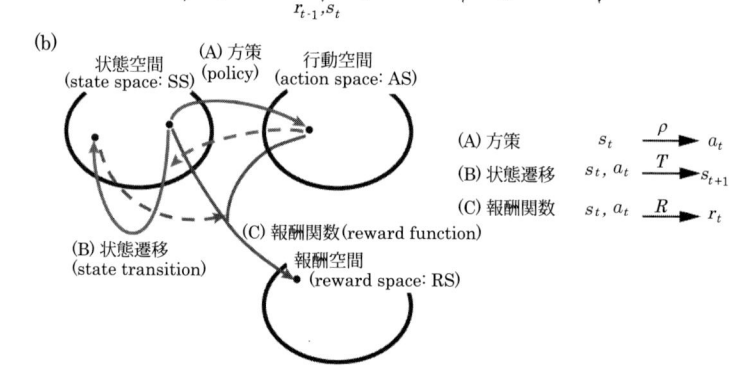

図 5.9　強化学習の課題設定

(a) 強化学習の課題では，各時刻における「状態」「行動」のイベントと，それに伴う「状態遷移」と「報酬」が起きる．時刻間のイベントの系列全体に対する学習として強化学習は定義される．(b) 強化学習の課題設定に必要なマルコフ決定過程における状態空間，行動空間，報酬空間およびその空間内の遷移と関連する用語を示している（Nakahara & Hikosaka in preparation より改変）．

の間に起きる．そして，時刻 $t+1$ で，先ほど同様「状態観測」「行動選択」「状態遷移」「報酬獲得」が発生し，そして時刻 $t+2$ に進む，以下はこの繰り返しとなる（図 5.9(a)）．主体の目標は獲得する報酬の最大化である．

この課題設定は，数理的にはマルコフ決定過程 (Markov Decision Process:

MDP) として整理できる (Sutton & Barto, 1998). MDP は, $M = (S, A, T, \gamma, R)$ で定義される. ここで, S は状態の集合, A は行動の集合を表す. 各時刻 t で, $s = s(t) \in S$ であり, $a = a(t) \in A$ である. なお, 各状態でとりうる行動の集合が異なるときには, $a = a(t) \in A(s(t)) \subseteq A$ と表記するが, 以下は簡単のため $A(s(t)) = A$ とする. T は状態遷移を表し, $T : S \times A \to S$ と定義される. 状態遷移を表す関数は, 遷移が決定的であれば, 2変数を入力とする関数 $f_T(s, a)$ の形式で与えられ, 確率的ならば, 次の状態 $s' = s(t+1)$ に対する遷移確率 P_T として, $P_T(s' \mid s, a) = f_T(s', s, a)$ の形式で与えられる (以下では確率的として説明する). γ は割引率である. R は状態遷移に伴う報酬, $R : S \times A \to \mathbb{R}$ を表し, 報酬関数とよばれる. 報酬関数も, 決定的と確率的の各々の場合がありうるが, 本章では決定的な場合で記述することにして, $R(s, a)$ と表す. なお, R を次の状態 $s' = s(t+1)$ にも依存する, つまり $R : S \times A \times S \to \mathbb{R}$ と考える場合もある.

今 M が与えられたとして, 方策 (policy) または行動則と呼ばれる π は, $\pi : S \to A$ を与える関数として定義される. π も決定的に決める方法と確率的に決める方法がある. 以下では, 確率的な場合として, $\pi(s, a) = P_\pi(a \mid s)$ と表記する. MDP の各空間（状態空間など）の関係をまとめたダイアグラムを図5.9(b) に示した. 状態遷移と報酬の関数は環境によって決められ, 主体が直接制御できない. それに対して, 行動則は主体が制御・学習できる.

行動則 π を決める基準は, 獲得報酬の量になる. この獲得報酬量を何らかの意味で最大化するのが強化学習の学習目的となる. 強化学習は, 統計的学習理論の研究の1分野である. 統計的学習理論自体では, もっと多様な学習課題が扱われ, 学習課題に応じて異なる学習目的が設定され, さまざまな学習則が論じられている. 脳の情報処理研究とたえず交流がある魅力的な研究分野である. さて強化学習に戻ろう. 獲得報酬量最大化の基準の設定はいくつかありえ, それによって学習則は異なる. 本項では強化学習で中心的役割を果たしているTD学習を考える. TD学習では, 遠い将来の報酬ほど割引きつつ, 現在から未来に向けて得られる獲得報酬の全体を評価しよう, というのが, 中心的仮定となる. TD学習では, この意味での獲得報酬すなわち価値獲得の最大化を目指して行動則を学習する.

価値関数の与え方として, 各状態の価値を考える状態価値関数と, 状態と行動

のペアに対する価値を考える行動価値関数がある．状態価値関数は，行動則 π が与えられたとして，時刻 t での状態に条件付けした価値を与える関数として，

$$V^\pi(s(t)) = E\left[\sum_{\tau=0}^\infty \gamma^\tau r(t+\tau) \mid s(t)\right]$$

と定義される．行動価値関数は，状態と行動の両方に条件付けされた関数，

$$Q^\pi(s(t), a(t)) = E\left[\sum_{\tau=0}^\infty \gamma^\tau r(t+\tau) \mid s(t), a(t)\right]$$

として与えられる．

この 2 つの価値関数は，再帰的に書き直せる．状態価値関数では，

$$V^\pi(s(t)) = E\left[r(t) + \gamma \sum_{\tau=0}^\infty \gamma^\tau r(t+1+\tau) \mid s(t)\right]$$
$$= E[r(t) + \gamma V^\pi(s(t+1)) \mid s(t)]$$
$$= \sum_a \pi(s, a) \sum_{s'} P_T(s' \mid s, a)\{R(s, a) + \gamma V^\pi(s')\}$$

となる $(s = s(t), s' = s(t+1)$ である)．この再帰的な表し方は，π のもとでの状態価値関数のベルマン方程式と呼ばれる．行動価値関数は，

$$Q^\pi(s, a) = R(s, a) + \gamma \sum_{s'} V^\pi(s') P_T(s' \mid s, a)$$

と与えられる．

価値関数の値は，選択する行動則によって変わる．2 つの行動則 π, π' を比べて，すべての状態で π のもとでの価値関数の値が大きければ，つまり，

$$V^\pi(s) \geqq V^{\pi'}(s) \quad \text{for} \quad {}^\forall s \in S$$

の場合には，$\pi \geqq \pi'$ と表記する．この場合，π の行動則のほうが「良い」のは自明だろう．実は，同じ意味で，他のあらゆる行動則よりも「良い」行動則が少なくとも 1 つある（複数存在することもある）ことが知られている．その最適行動則を π^* と書くと，

$$\pi^*(s) = \arg\max_\pi V^\pi(s) \quad \text{for} \quad {}^\forall s \in S$$

と表せ，それに対応する最適状態価値関数は，

$$V^{\pi^*}(s) = \max_\pi V^\pi(s) \qquad \text{for} \quad {}^\forall s \in S$$

となる．同様に，最適行動価値関数は，

$$Q^{\pi^*}(s,a) = \max_\pi Q^\pi(s,a) \qquad \text{for} \quad {}^\forall s \in S, {}^\forall a \in A$$

と表せる．

　最適価値関数と最適行動則の存在は，再帰的なベルマン方程式と，密接な関係がある．ベルマン方程式を用いた最適状態価値関数は，

$$V^{\pi^*}(s) = \max_a \left\{ R(s,a) + \gamma \sum_{s'} V^{\pi^*}(s') P_T(s' \mid s,a) \right\}$$

で与えられる．この関係式は，動的計画法の研究の流れを受けて，ベルマンの最適方程式 (Bellman's optimality equation) とかベルマンの最適原理 (Bellman's optimality principle) と呼ばれる．この式は，ある状態の最適価値は，その即時報酬とその次に移る状態での最適価値の和の最大化で得られることを示す．行動選択に上の式を読み換えれば，

$$a^*(s) \arg\max_a \{ R(s,a) + \gamma V^{\pi^*}(s') \}$$

と書ける．

(b)　TD 学習と関連学習

　TD 学習では，価値関数を基準としてその価値の最大化を学習の目的とする．ここでは，TD 学習の実時間学習の方式を中心に概観する．より一般的には，主体にとって何を既知とするか，あるいは実時間学習という制約をどれくらい緩めるかなどで，より広範な学習方式が考えられるが，それらは次項で簡単に述べる．

　価値関数であれ行動則であれ，その関数を F としたとき，各試行ごとに $F \to F + \alpha \Delta F$ と更新，つまり $F(t+1) = F(t) + \alpha \Delta F(t)$ と更新するのが基本的な考え方になる．このとき α は学習係数で，小さい正の値，学習は徐々に行われることになる．F がパラメータ θ（またはベクトルなら $\boldsymbol{\theta}$）を使って表されるときには，$F + \alpha \Delta F$ の更新の代わりに $\theta + \alpha \Delta \theta$（または $\boldsymbol{\theta} + \alpha \Delta \boldsymbol{\theta}$）と更新

される.本項では,簡便に表記するために,ΔF の表記を使う.TD 学習で典型的に用いられているいくつかの学習方式を見ていこう.

状態価値関数の学習則は,ある行動則のもとで状態価値関数が,

$$V^{\pi^*}(s(t)) = E[r(t) + \gamma V^{\pi}(s(t+1)) \mid s(t)]$$

の等式を満たすことを利用する.左辺は,あくまで期待値だが,オンラインの実時間学習では,この左辺を実際の各試行で現れる $r(t) + \gamma V^{\pi}(s(t+1))$ に置き換えて,両辺の差を取る.状態価値関数の TD 誤差,

$$\delta(t) = r(t) + \gamma V^{\pi}(s(t+1)) - V^{\pi}(s(t))$$

である.この TD 誤差を学習信号として利用して,状態価値関数の更新式は,

$$\Delta V(s(t)) = \alpha \delta(t) \tag{5.17}$$

で与えられる.行動価値関数の学習則も同様の考え方から,実際の試行に現れる $r(t)$ と $Q^{\pi}(s(t+1), a(t+1))$ を利用して,

$$\delta(t) = r(t) + \gamma Q^{\pi}(s(t+1), a(t+1)) - Q^{\pi}(s(t), a(t))$$

をその TD 誤差として,

$$\Delta Q(s(t), a(t)) = \alpha \delta(t)$$

と学習できる.この学習則は,実際に起きる「状態」と「行動」の系列を利用するという意味で,SARSA 学習則 (state-action-reward-state-action learning rule) と呼ばれる.

この SARSA 学習則に比べて,最適な行動価値関数 Q^{π^*} により直接的に近づけることを意図した学習則が Q-learning という学習則で,その TD 誤差は,

$$\delta(t) = r(t) + \gamma \max_{a'} Q^{\pi}(s(t+1), a') - Q^{\pi}(s(t), a(t))$$

である.

獲得報酬の最大化を行うために,主体(エージェント)が直接制御できるのは行動則であった.行動価値関数の場合には,その学習の効果は直接行動則に

反映される．一方，状態価値関数の場合には，その学習は行動則の変化には直接的にはつながらない．そのため行動則の学習を別に考える必要がある．それには，アクター・クリティック学習 (Actor-Critic learning) と呼ばれる方法が，最も典型的であり，かつ古典的である．

アクター・クリティック学習で，クリティックは状態価値関数 $V(t) = V(s(t))$ である．したがって，その学習は TD 誤差 $\delta(t) = r(t) + \gamma V^\pi(s(t+1)) - V^\pi(s(t))$ を利用して，$\Delta V(s(t)) = \alpha \delta(t+1)$ と学習を行う．一方，アクターは，得られる報酬すなわち価値関数の価値を最大化するように各状態で行動選択を決める．すなわち最適な方策を学習することにある．学習信号にはクリティックから得られる TD 誤差を利用する．今，各時刻 t で選択された行動を

$$a_i = a(t) = a(s(t))$$

と表すと，その学習則は，$\Delta a_i = \Delta a(t) = \alpha' \delta(t)$ となる．

(c) 強化学習のその他の話題

TD 学習理論の数理的基礎を概観してきたが，ここではその他の関連する話題に簡潔にふれよう．まず忘れてならないのは「履歴」(eligibility trace) の学習での利用である．状態価値関数を例に説明しよう．たとえば，報酬の得られる状態 s^* にいたるまでにいつもある状態 s' を経由するとしよう．このとき，その状態 s' の価値は，状態 s^* で報酬をもらうとともにその評価を上げる方向に学習をしてしまってもよさそうなものである．このような考え方から，各状態 s の時刻 t の履歴を $e_t(s)$ として，

$$e_t(s) = \gamma \lambda e_{t-1}(s) + \delta_{s,t}$$

と定義される．このとき $\delta_{s,t}$ は時刻 t で状態 s ならば 1，それ以外は 0 となる．λ は 0 から 1 の間の定数となる．状態価値関数の場合の更新式は，

$$\Delta V(s(t')) = \alpha \delta(t) e_s(t) \qquad t' = 1, ..., t \qquad (5.18)$$

である．この更新式では，過去のすべての状態 $s(1), s(2), ..., s(t)$ に対する価値関数が履歴情報を利用して同時に更新される．λ は過去の履歴をどれくらい強く反映するかを表して，たとえば，$\lambda = 0$ であれば，式 (5.18) は式 (5.17) に一

致する．このλを利用した学習は TD(λ) 学習と呼ばれる．前項まで紹介した学習は，TD(0) 学習に対応する．この履歴の利用は，価値の学習だけでなく，行動の学習にも利用できる．したがって，TD 学習のより一般的な定式化はこの履歴を含めた TD(λ) 学習と見なされている．

上に紹介した学習では，価値関数にしろ行動選択の関数にしろ，入力が与えられたときにその出力を出す関数（たとえば状態価値関数は，状態を入力とし，出力をその状態の価値とする）である．いわば入力と出力のペアを保存する (cache) 関数である．この方式は，「環境」のもつ状態遷移関数や報酬関数（図 5.9）を直接は学習せずに，価値や行動選択を直接学習する方式である．その意味で，モデルフリー学習 (model-free learning) と呼ばれる．一方で，状態遷移関数や報酬関数を学習してその内部モデルを形成するという方式もありえ，これはモデルベースド学習 (model-based learning) と呼ばれる (Sutton & Barto, 1998).

一般に，モデルフリーそれともモデルベースドがよいかは，課題（環境）による．モデルフリーの長所は，環境があまりにややこしい場合には，その環境の学習に振り回されずに，目的とする獲得報酬の最大化に専念することにある．一方で，環境によっては，モデルフリーの学習ではなかなか最適解が見つけられないときもあり，また一度内部モデルが獲得されれば環境をシミュレートできるので，それらの場合にはモデルベースドのほうが優れている（5.3.8 項）(Daw & Doya, 2006; Daw et al., 2005).

実は，このモデルフリーとモデルベースドの区別は，課題の設定，つまりマルコフ決定過程を定義することで明確化される．たとえば，モデルフリー学習の能力は，与えられた状態空間に依存する．状態空間が異なれば，同じモデルフリー学習でもその学習能力は異なる（5.3.8 項）．また一般的にいって，主体が環境の状態を全観測できない場合もある．そのような場合は部分観測マルコフ決定過程 (Partially-Observable Markov Decision Process: POMDP) として定式化され，その強化学習も研究されている．

学習という視点を広げると，TD 学習は実際の状態や行動そして報酬の系列に基づいた実時間学習であった．しかしその実時間や系列生成の制約を緩めると，もっと広い学習方法が考えられる．実際，そのように TD 学習を数理的に眺めるとモンテカルロシミュレーションあるいは動的計画法との関係が深いことがわかる．また，強化学習がどれくらいうまくいくかは，環境の複雑さや学習則

TD 学習；DA 活動と TD 誤差

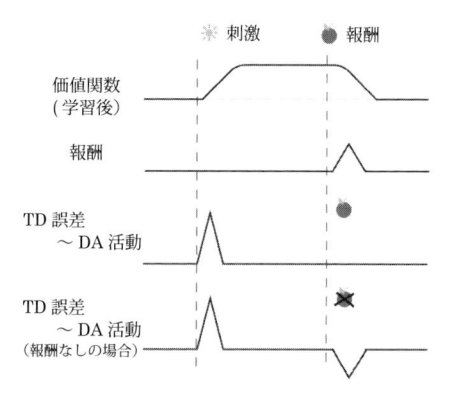

図 5.10 ドーパミン活動と TD 誤差

刺激—報酬課題（古典的条件付課題）におけるドーパミン神経細胞 (DA) 活動に対応する TD 学習における TD 誤差を示すダイアグラム．下の 2 行の図は，ドーパミン神経細胞活動と TD 誤差が一致することを，報酬がもらえる場合ともらえない場合の両方について示している．

に依存するのはもちろんだが，予め学習に使うために用意した関数の形式にも依存する．たとえば，線形の状態価値関数（式 (5.12) 参照）は，非線形を含むような状態価値を完全に学習することは不可能である．つまり一般には，関数近似の問題を避けて通ることはできない．関数近似が避けて通れないなら，たとえば行動選択の関数の関数近似を積極的に考えようというアプローチもある．行動則を表す変数の表す空間への射影とそこでの勾配を直接利用する，方策勾配 (policy gradient) がそれである (Konda & Tsitsiklis, 2003)．面白いのは，その勾配の設定に情報幾何の視点を利用する，自然勾配 (natural gradient) という研究もある (Kakade, 2002)．これらの数理的話題と交錯しながら，価値意思決定の脳研究は進められている．

5.3.7 大脳基底核と強化学習

強化学習の数理を一通り理解したうえで，大脳基底核の価値意思決定の機能を考察しよう．まずは，あらためてドーパミン神経細胞の活動を考える（図 5.10）．古典的条件付け課題で，時刻 t の TD 誤差 $\delta(t)$ は，

$$\delta(t) = r(t) + \gamma V(t+1) - V(t)$$

と表現される．右辺で，$r(t)$ は時刻 t の報酬，$V(t)$ は時刻 t の期待報酬を表していた．γ は割引率である．この $\delta(t)$ を

$$\delta(t) = r(t) - (V(t) - \gamma V(t+1))$$

と書き直してみる．この式は，報酬予測誤差 $\delta(t)$ は，報酬 $r(t)$ と，期待報酬の時間差分 $V(t) - \gamma V(t+1)$ との差をとったものと見なせることを示す．ドーパミン細胞活動は，学習前では報酬が与えられたときに活動し，学習後には，条件刺激にのみ活動した．これは $\delta(t)$ では，学習前は，いつでも $V(t) = V(t+1) = 0$ なので，条件刺激には反応しないし，報酬がきたときには $\delta(t) = r(t)$ という TD 誤差，つまりドーパミン神経細胞の反応が得られることになる（図 5.10）．一方，学習後は，条件刺激がきたときには，$r(t) = 0$ であり，また $V(t) = 0$ である．同時に刺激提示により，はじめて期待報酬がゼロから変化する，つまり $V(t+1) > 0$ となる．その結果，$\delta(t) = \gamma V(t+1)$ という反応が刺激提示により得られることになる（図 5.10）．また，報酬 $r(t)$ がきたときには，期待報酬の 2 つの時刻の差分（時間差分）$(V(t) - \gamma V(t+1))$ が $r(t)$ と釣り合うことで，$\delta(t) = 0$ とドーパミン神経細胞の反応がなくなる（図 5.10）．

このようにレスコラ–ワグナー学習則では説明できないドーパミン神経細胞活動の基本的特性が TD 学習では見事に対応付けられる．それだけではない．たとえば同じ実験課題の学習後の状況で，刺激提示後に時折報酬を与えないでおくと，ドーパミン神経細胞は報酬が本来与えられるべきタイミングでその活動が抑制されることが知られている．この現象も，$\delta(t) = 0 - (V(t) - \gamma V(t+1)) < 0$ という現象として対応づけられる（図 5.10）．また条件付課題の実験でしばしば利用されているブロッキングと呼ばれる実験課題でも動物の行動とドーパミン細胞発火活動そして TD 誤差の対応があり (Waelti et al., 2001)，条件付課題で報酬の確率を変化させたときにもドーパミン細胞活動と TD 誤差にも対応がある (Fiorillo et al., 2003)．このような知見の積み重ねが報酬予測誤差仮説を支持している．

ドーパミン神経細胞が報酬予測誤差を表すには，脳のどこかで報酬予測ひいては価値関数の情報処理が行われる必要がある．現在にいたるまでさまざまな脳部位で報酬関連の活動が調べられた．それによると実に多様な脳部位で報酬関連の活動が見つかっている (Hikosaka et al., 2006)．そのなかでも，ドーパ

ミン神経細胞から十分な投射を受け，かつドーパミン神経細胞のある脳部位への直接投射あるいは間接であれ強い影響を与えうる投射をもつ脳部位が価値関数の情報処理に関わりが深いだろう．その点では，線条体・側坐核，つまり基底核の入力核は，主要な候補となる．実際，たとえば眼球運動を用いた実験で線条体の一部である尾状核の投射細胞は，報酬応答が非常に強く，価値関数に対応づくような活動が見られている (Kawagoe et al., 1998)．線条体腹側部でも同様な報告がなされている (Schultz, 2000)．さらに別の実験では状態価値よりもむしろ行動価値に近いとする結果も得られている (Samejima et al., 2005)．fMRI を用いた人間の実験でも，アクターとクリティックの各々に対応する脳活動が線条体の異なる部位で観測されている (O'Doherty et al., 2004)．

またその TD 学習を利用して行動選択に関わる脳部位が存在するはずである．眼球運動に関連の深い出力核である黒質網様部で，上述の尾状核と同じ実験から報酬応答が強いことが報告されている．この部位は間接的にドーパミン細胞が豊富な黒質緻密部にも影響を与えている（図 5.5）．したがって，行動選択と価値関数の形成の両方に役立つ可能性がある．

5.3.8　大脳基底核関連回路の特性と価値に基づく意思決定

前項に述べた大脳基底核の脳部位の活動特性は，主に眼球運動に関わる部位を中心にしている（図 5.5）．大脳基底核回路自体は，それ以外の機能に関わるより多くの領野を含んでいて並列回路を構成していて（図 5.4），価値意思決定はこれら全体の回路によって形成されていると考えられる．これに関連する要点をいくつかまとめておこう．

基底核の入力核を比較してみると，線条体（尾状核・被殻）に比べ，側坐核には辺縁系などのより情動に関連する投射が多く，運動出力に関わる投射は比較的少ない．その神経活動は報酬までに必要な系列をモニターするような活動を見せる (Shidara et al., 1998)．ここで，5.3.4，5.3.5 項の記述を思い出して欲しいのだが，道具的条件付けの課題では，状態（入力）に対して適切な行動をすることが報酬獲得の前提の一方，古典的条件付けの課題では，行動選択は報酬獲得に必要ない．それゆえ，側坐核は古典的条件付け課題の学習により深く関連する可能性がある (Dayan & Balleine, 2002)．情動により近い側坐核に関連する系と行動選択により近い線条体に関連する系の協働で価値意思決定がど

のように実現されるかは今後進展が期待される研究テーマである．また扁桃体や視床下部との協働も重要なテーマである．

線条体に関連する皮質—基底核並列回路の各ループでも機能分化とループ間の協調と相互作用が考えられる（図5.4）．各ループに属する大脳皮質領野と基底核領野は，各々異なる神経活動の特性を持つ．視覚刺激に反応する領野は比較的同じループに属し，一方で，眼球運動に反応する領野が属するループや，腕の運動出力に反応する領野が属するループも存在する．このように各ループでは各々の情報表現に違いがある一方で，広く投射するドーパミン神経細胞からほぼ同様の学習信号も受ける．この特徴に着目して，皮質—基底核回路の基本的な機能として多重表現仮説が提唱された (Hikosaka et al., 1999; Nakahara et al., 2001a)．その基本骨子は，情報表現の性質を反映して，同じ行動選択の系列を学習しても各ループで獲得される学習形質が異なり，それがループ間の協調に役立つというものである．たとえば，同じ系列でも視覚座標系では学習が速くできる一方，運動座標系では学習が遅くなる．系列を速く学ぶループ（視覚ループ，これは図5.4では背側前頭ループと表記）と遅く学ぶループ（運動ループ）は，ともに強化学習を行う．学習が速い方は，そのときどきで新しい系列を学習し，行動選択に貢献する．一方，遅い方はなかなか貢献できないが，実は，学習が遅いぶん，ゆっくりとではあるが確実に学ぶ．ひとたび十分な学習をするとその記憶はなかなか消えず，またその実行はすばやくできる．このように本当に重要な系列は，ゆっくりとした学習の後では，主として運動ループを介して行動選択が可能になる．愚鈍でもその特性の活かし方はあるのだ．このように各ループは並列して系列学習を進めながらも，学習が進むにつれどのループが行動選択で中心になるかは学習段階で異なる機能分化が発生していると考えられる．

さらにスキルあるいは習慣 (habit) のように，いわば純化した系列では，その行動選択は予測的側面を含む．一方で，条件付けの典型的課題を思い出せばわかるように（図5.7），その行動選択は現在の知覚入力（状態）から決まるのがとりあえずの前提である．この前提では予測的行動選択が入る余地がない．予測的側面を入れるには，この状態の定義を拡張する必要があり，そのためには，現在の知覚入力に加えてコンテキストという入力を考えることが重要になる (Nakahara & Hikosaka in preparation)．多重表現仮説では，このコンテキストを過去の

運動系列から生成することで予測的行動選択を実現している (Hikosaka et al., 1999; Nakahara et al., 2001a). また報酬予測でも，適切なコンテキストを使えればその予測は格段によくなる．たとえば，1週間のうち次の日が日曜である確率は7分の1だが，今日が土曜と知っていれば確率は1になるではないか．実際，ドーパミン神経細胞がそのようなコンテキストを利用した予測誤差を表す活動を示すことも発見された (Nakahara et al., 2004).

大脳皮質と基底核の機能分化を考えよう．1つは，皮質領野と基底核の両方で報酬関連応答はあるが，おおむね基底核のほうが，そこに入力を送る皮質領野よりも，報酬の影響が強い．これは，基底核のほうが相対的にはより多くの報酬関連の情報処理の役割を担うことを示唆する．一方で，大脳皮質のほうが，基底核よりも，より複雑な情報処理に適した解剖的構造を有する．実際，同じ実験課題でも，おおむね皮質の神経細胞活動のほうが多様性に富んでいる．5.3.6項 (c) でモデルベースドとモデルフリーの学習方式の違いを述べたが，大脳基底核では主にモデルフリーの学習方式が考えられる．一方で，皮質はより計算能力の高いモデルベースドの学習を実現している可能性が考えられる (Daw et al., 2005). さらに重要なのは，この2つの学習方式とコンテキストの関係である．2つの学習方式の区別にはもともと状態空間・行動空間などを予め設定する必要がある．そのため現在の知覚入力を状態空間としたときの2つの学習方式の区別は，コンテキストを含めた拡張状態空間のもとでの2つの方式の区別とは一致しない (Nakahara & Hikosaka in preparation). この2つの学習方式とコンテキストの関係の解明は，今後，皮質と基底核の価値意思決定の機能分担の解明に重要な点である．

さらに，すでに状態価値や行動価値が線条体で形成される可能性を指摘したが，その一方で，必ずしも，線条体ですべて形成されるとは限らない．大脳皮質の情報処理の役割の解明も重要である．また大脳皮質下の領野としては，たとえば黒質緻密部などに興奮性の投射を送る脚橋被蓋核などもその形成に貢献しうる．実際，脚橋被蓋核の最近の実験から価値形成に関連する神経活動が発見されている (Kobayashi et al., 2002b).

大脳皮質—基底核並列回路の協働機能にあたって，ドーパミン細胞の活動の影響は重要な役割を果たす．ドーパミン細胞は広く投射をする一方で，その投射の構造を精査すると，詳細は省くが，基底核の入力核のうち，側坐核から尾

状核，そして尾状核から被殻と報酬関連情報を徐々に伝播するのを補助するスパイラル構造とよばれる構造をもつ．この投射の分布が，情動から行動選択さらにはスキルや習慣に基づく選択へという行動様式の違いを促進している可能性がある (Everitt & Robbins, 2005; Haber et al., 2000; Haruno & Kawato, 2006)．多重表現仮説と相補的な関係にあり，将来の発展が興味深い．

5.3.9 将来の展望

価値意思決定のための大脳基底核の脳機能を，とりわけ強化学習の側面から見た．価値意思決定の脳研究は今後も大いに発展するだろう．大脳基底核内部に目を向けると，たとえば直接経路と間接経路の関係，各神経核の機能，多種にわたる異なる神経細胞活動の機能 (Yamada et al., 2004) などまだわかっていないことも多い（図5.2）．これらの個々の機能解明は重要な課題である．今回，大脳皮質の報酬関連活動についてはふれられなかった (Kobayashi et al., 2002a; Watanabe, 1996)．価値意思決定における大脳皮質や他の皮質下回路との機能分担の解明も重要である．

数理的にもいろいろある．強化学習はその簡潔な理論体系に関わらず，広範な価値意思決定の脳機能に適用でき，その魅力は今後も増すだろう．その一方で，たとえば時間表現をどう扱うか，動機・感情・情動がどのように表現されるか，複数の次元の異なる報酬をどう扱うか，不確実性・リスクなどと呼ばれる価値以外の要素を行動選択にどう反映させるか，などの数理的検討が必要な課題はまだまだ多い．「数理」は脳機能の深い理解のための「言語」であり「想像力」である．現在の強化学習の理論体系を越えて，脳の価値意思決定のための新たな数理的体系を構築することも重要である．

強化学習による大脳基底核の理解は，おそらくはまだ第1近似の理解である．本当の深い理解は，この新しい価値意思決定の数理体系と，そして新たな実験とともに今後生まれるのだろう (Hikosaka et al., 2006; Matsumoto & Hikosaka, 2008; Nakahara & Hikosaka in preparation; Doya, 2007)．本章では，生物的知見や実験の詳細に十分にふれることができなかった．実際の脳に学ぶこと，実験の重要性を決して忘れてはいけない．理論脳科学の研究は，脳の数理を発展させながら実験とともに歩んでいる．

今回はふれられなかったが，社会知性としての意思決定も大きな研究テーマ

であり，現在急速な発展を遂げている（中原，2007）．社会知性や愛情も脳の意思決定であり計算である．価値意思決定の研究の発展とともに，理論脳科学がその情報処理をいずれ解明できる日が来るだろう．2 歳にもならないわが子を妻と一緒に眺めながら，そう思う．本章が，読者が理論脳科学の研究を目指す一助になれば幸いである．

参考文献

[1] Abbott LF and Dayan P (1999) The effect of correlated variability on the accuracy of a population code. *Neural Comput* **11**: 91–101.

[2] Alexander GE, DeLong MR and Strick PL (1986) Parallel organization of functionally segregated circuits linking basal ganglia and cortex. *Annu Rev Neurosci* **9**: 357–381.

[3] Amari S (1977) Dynamics of pattern formation in lateral-inhibition type neural fields. *Biol Cybern* **27**: 77–87.

[4] 甘利俊一 (1978)『神経回路網の数理——脳の情報処理様式』(システムサイエンスシリーズ) 産業図書．

[5] Amari S (2001) Information geometry on hierarchical decomposition of stochastic interactions. *IEEE Trans Inf Theory* **47**: 1701–1711.

[6] 甘利俊一・長岡浩司 (1993)『情報幾何の方法』岩波書店．

[7] Amari S and Nagaoka H (2000) *Methods of Information Geometry*. American Mathematical Society.

[8] Amari S and Nakahara H (2005) Difficulty of singularity in population coding. *Neural Comput* **17**: 839–858.

[9] Amari S and Nakahara H (2006) Correlation and independence in the neural code. *Neural Comput* **18**: 1259–1267.

[10] Amari S, Nakahara H, Wu S and Sakai Y (2003) Synchronous firing and higher-order interactions in neuron pool. *Neural Comput* **15**: 127–142.

[11] Balleine BW and Dickinson A (1998) Goal-directed instrumental action: contingency and incentive learning and their cortical substrates. *Neuropharmacology* **37**: 407–419.

[12] Beck J, Ma WJ, Latham PE and Pouget A (2007) Probabilistic population codes and the exponential family of distributions. *Prog Brain Res* **165**: 509–519.

[13] Daw ND and Doya K (2006) The computational neurobiology of learning and reward. *Curr Opin Neurobiol* **16**: 199–204.

[14] Daw ND, Niv Y and Dayan P (2005) Uncertainty-based competition between prefrontal and dorsolateral striatal systems for behavioral control. *Nat Neurosci* **8**: 1704–1711.

[15] Dayan P and Abbott LF (2005) *Theoretical Neuroscience: Computational and Mathematical Modeling of Neural Systems*. Cambridge, MA: The MIT Press.

[16] Dayan P and Balleine BW (2002) Reward, motivation and reinforcement learning. *Neuron* **36**: 285–298.

[17] Deneve S, Duhamel JR and Pouget A (2007) Optimal sensorimotor integration in recurrent cortical networks: a neural implementation of Kalman filters. *J Neurosci* **27**: 5744–5756.

[18] Deneve S, Latham PE and Pouget A (1999) Reading population codes: a neural implementation of ideal observers. *Nat Neurosci* **2**: 740–745.

[19] Deneve S, Latham PE and Pouget A (2001) Efficient computation and cue integration with noisy population codes. *Nat Neurosci* **4**: 826–831.

[20] Doya K (2007) Modulators of decision making. *Nat Neurosci* **11**: 410–416.

[21] Everitt BJ and Robbins TW (2005) Neural systems of reinforcement for drug addiction: from actions to habits to compulsion. *Nat Neurosci* **8**: 1481–1489.

[22] Fiorillo CD, Tobler PN and Schultz W (2003) Discrete coding of reward probability and uncertainty by dopamine neurons. *Science* **299**: 1898–1902.

[23] Gazzaniga MS, Ivry RB and Mangun GR (1998) *Cognitive Neuroscience: The Biology of the Mind*. New York, NY: W. W. Norton & Company.

[24] Haber SN, Fudge JL and McFarland NR (2000) Striatonigrostriatal pathways in primates form an ascending spiral from the shell to the dorsolateral striatum. *J Neurosci* **20**: 2369–2382.

[25] Haruno M and Kawato M (2006) Heterarchical reinforcement-learning model for integration of multiple cortico-striatal loops: fMRI examination in stimulus-action-reward association learning. *Neural Netw* **19**: 1242–1254.

[26] 彦坂興秀・河村　満・山鳥　重 (2003)『眼と精神──彦坂興秀の課外授業』(神経心理学コレクション) 医学書院.

[27] Hikosaka O, Nakamura K and Nakahara H (2006) Basal ganglia orient eyes to reward. *J Neurophysiol* **95**: 567–584.

[28] Hikosaka O, Takikawa Y and Kawagoe R (2000) Role of the basal ganglia in the control of purposive saccadic eye movements. *Physiol Rev* **80**: 953–978.

[29] Hikosaka O, Nakahara H, Rand MK, Sakai K, Lu X, Nakamura K, Miyachi S and Doya K (1999) Parallel neural networks for learning sequential procedures. *Trends Neurosci* **22**: 464–471.

[30] Houk JC, Adams JL and Barto AG (1994) A model of how the basal ganglia generate and use neural signals that predict reinforcement. In: *Models of Information Processing in the Basal Ganglia*, edited by Houk JC, Davis JL and Beiser DG. Cambridge, MA: The MIT Press, 249–270.

[31] Kakade S (2002) A Natural Policy Gradient. *NIPS* **14**: 1531–1538.

[32] Kandel E, Schwartz J and Jessell T (1991) *Principles of Neural Science*. 3rd Ed. Elsevier Publishing .

[33] Kawagoe R, Takikawa Y and Hikosaka O (1998) Expectation of reward modulates cognitive signals in the basal ganglia. *Nat Neurosci* **1**: 411–416.

[34] 川人光男 (1996)『脳の計算理論』産業図書．

[35] Kobayashi S, Lauwereyns J, Koizumi M, Sakagami M and Hikosaka O (2002a) Influence of reward expectation on visuospatial processing in macaque lateral prefrontal cortex. *J Neurophysiol* **87**: 1488–1498.

[36] Kobayashi Y, Inoue Y, Yamamoto M, Isa T and Aizawa H (2002b) Contribution of pedunculopontine tegmental nucleus neurons to performance of visually guided saccade tasks in monkeys. *J Neurophysiol* **88**: 715–731.

[37] Konda V and Tsitsiklis J (2003) Actor critic algorithms. *SIAM J Control Optimization* **42**: 1143–1146.

[38] Marr D (1983) *Vision : A Computational Investigation into the Human Representation and Processing of Visual Information*. W.H.Freeman [乾　敏郎・安藤広志訳 (1987)『ビジョン——視覚の計算理論と脳内表現』産業図書]．

[39] Matsumoto M and Hikosaka O (2008) Negative motivational control of saccadic eye movement by the lateral habenula. *Prog Brain Res* **171**: 399–402.

[40] Montague PR, Dayan P and Sejnowski TJ (1996) A framework for mesencephalic dopamine systems based on predictive Hebbian learning. *J Neurosci* **16**: 1936–1947.

[41] Montague PR, King-Casas B and Cohen JD (2006) Imaging valuation models in human choice. *Annu Rev Neurosci* **29**: 417–448.

[42] 中原裕之 (2005) 大脳基底核の計算モデル．銅谷賢治・五味裕章・阪口豊・川人光男編『脳の計算機構』（第 11 章）朝倉書店．

[43] 中原裕之 (2007) 快楽が脳を創る．理化学研究所脳科学総合研究センター編『脳研究の最前線（下）脳の疾患と数理』（第 11 章）講談社．

[44] 中原裕之 (2008) 大脳基底核; 報酬の予測と獲得のための強化学習（速習，概説）．RIKEN BSIS ITN Tech Report. No.08-01-J.

[45] Nakahara H and Amari S (2002) Information geometric measure for neural spikes. *Neural Comput* **14**: 2269–2316.

[46] Nakahara H and Hikosaka O (in preparation) Value-based decision making of basal ganglia in relation to context.

[47] Nakahara H, Amari S and Richmond BJ (2006) A comparison of descriptive models of a single spike train by information-geometric measure. *Neural Comput* **18**: 545–568.

[48] Nakahara H, Doya K and Hikosaka O (2001a) Parallel cortico-basal ganglia mechanisms for acquisition and execution of visuomotor sequences - a computational approach. *J Cogn Neurosci* **13**: 626–647.

[49] Nakahara H, Wu S and Amari S (2001b) Attention modulation of neural tuning through peak and base rate. *Neural Comput* **13**: 2031–2047.

[50] Nakahara H, Itoh H, Kawagoe R, Takikawa Y and Hikosaka O (2004) Dopamine neurons can represent context-dependent prediction error. *Neuron* **41**: 269–280.

[51] Nakahara H, Nishimura S, Inoue M, Hori G and Amari S (2003) Gene interaction in DNA microarray data is decomposed by information geometric measure. *Bioinformatics* **19**: 1124–1131.

[52] Nirenberg S and Latham PE (2003) Decoding neuronal spike trains: how important are correlations? *Proc Natl Acad Sci USA* **100**: 7348–7353.

[53] O'Doherty J, Dayan P, Schultz J, Deichmann R, Friston K and Dolan RJ (2004) Dissociable roles of ventral and dorsal striatum in instrumental conditioning. *Science* **304**: 452–454.

[54] Pouget A, Deneve S and Duhamel JR (2002) A computational perspective on the neural basis of multisensory spatial representations. *Nat Rev Neurosci* **3**: 741–747.

[55] Rangel A, Camerer C and Montague PR (2008) A framework for studying the neurobiology of value-based decision making. *Nat Rev Neurosci* **9**: 545–556.

[56] Reynolds JN and Wickens JR (2002) Dopamine-dependent plasticity of corticostriatal synapses. *Neural Netw* **15**: 507–521.

[57] Sahani M and Dayan P (2003) Doubly distributional population codes: simultaneous representation of uncertainty and multiplicity. *Neural Comput* **15**: 2255–2279.

[58] Samejima K, Ueda Y, Doya K and Kimura M (2005) Representation of action-specific reward values in the striatum. *Science* **310**: 1337–1340.

[59] Schultz W (1998) Predictive reward signal of dopamine neurons. *J Neurophysiol* **80**: 1–27.

[60] Schultz W (2000) Multiple reward signals in the brain. *Nat Rev Neurosci* **1**: 199–207.

[61] Schultz W, Dayan P and Montague PR (1997) A neural substrate of prediction and reward. *Science* **275**: 1593–1599.

[62] Shidara M, Aigner TG and Richmond BJ (1998) Neuronal signals in the monkey ventral striatum related to progress through a predictable series of trials. *J Neurosci* **18**: 2613–2625.

[63] Smith Y, Bevan MD, Shink E and Bolam JP (1998) Microcircuitry of the direct

and indirect pathways of the basal ganglia. *Neuroscience* **86**: 353–387.

[64] Sutton RS and Barto AG (1998) *Reinforcement Learning: An Introduction*. Cambridge, Massachusetts: A Bradford Book.

[65] Waelti P, Dickinson A and Schultz W (2001) Dopamine responses comply with basic assumptions of formal learning theory. *Nature* **412**: 43–48.

[66] Watanabe M (1996) Reward expectancy in primate prefrontal neurons. *Nature* **382**: 629–632.

[67] Wu S, Amari S and Nakahara H (2002) Population coding and decoding in a neural field: a computational study. *Neural Comput* **14**: 999–1026.

[68] Wu S, Nakahara H and Amari S (2001) Population coding with correlation and an unfaithful model. *Neural Comput* **13**: 775–797.

[69] Yamada H, Matsumoto N and Kimura M (2004) Tonically active neurons in the primate caudate nucleus and putamen differentially encode instructed motivational outcomes of action. *J Neurosci* **24**: 3500–3510.

第6章
スパイクの確率論

脳の中にある多数のニューロンがスパイクで情報交換することで，我々は認識，記憶，思考などの高度な情報処理を行うことができる．これらの情報はスパイクの中に埋め込まれている．スパイクに埋め込まれた情報を読み出すには，スパイクの挙動を数学的に記述する必要がある．脳内でのニューロンの活動はランダムであり，スパイクの挙動の記述には確率的な手法が不可欠である．生理学実験に関する多くの知見から，スパイクが生成される確率である発火率が，外界の情報のキャリアであることがわかっている．本章では，まずスパイクを確率の概念を使ってどのように記述するかを述べ，それを基にスパイクから発火率を推定する手法を紹介する．

6.1 スパイクの確率的記述とその複雑さ

6.1.1 スパイクの同時確率

図6.1(a)は脳内のニューロンの膜電位の挙動の典型例である．膜電位は閾値以下のランダムな挙動と，膜電位が閾値に到達した後の急激な電位上昇の2つの性質で記述できる．これら2つの性質は，ニューロンを2.2節で紹介された積分発火型ニューロンでモデル化することに対応している．膜電位の急激な上昇はスパイクもしくは発火と呼ばれている．

スパイクは軸索を通じて他のニューロンへの入力となる．一方，閾値下の膜電位は他のニューロンに影響を与えない．したがってニューロン間の相互作用を考える場合は図6.1(b)のように，閾値下の膜電位の挙動を無視して，どのタイミングでスパイクが生成されるかだけを記述すればよい．ニューロンには入力にすぐに応答できない約1ミリ秒(ms)の不応期が存在する．したがって不

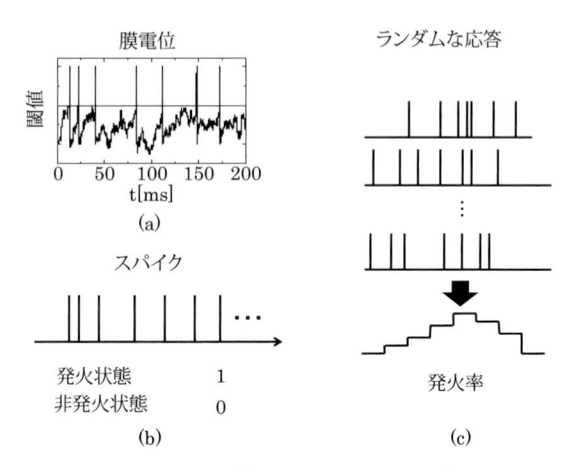

図 6.1 ニューロンの膜電位とスパイクの不規則性および発火率

応期に対応する 1 ms で時間を離散化しビンに区切ると，その時間ビンにはたかだか 1 個のスパイクしか存在しない．時間ビンにスパイクが存在する場合を 1 とし，存在しないときを 0 とする．ここで時間ビンの数を T とすると，1 つのニューロンのスパイクは 0 と 1 が T 個からなる系列に変換される．いま N 個のニューロンのスパイクを観測しているとしよう．ここでは時刻は時間ビンに対応して整数で定義する．i 番目のニューロンの時刻 t でのスパイクの状態を S_i^t とする．ここで i は $1 \leq i \leq N$ を満たす整数であり，t は $1 \leq t \leq T$ を満たす整数である．時刻 t に i 番目のニューロンのスパイクが存在する場合が $S_i^t = 1$ に対応し，スパイクが存在しない場合が $S_i^t = 0$ に対応する．NT 個のすべてのスパイク S_i^t の状態を決めることが N 個のニューロンのスパイクの挙動を決めることに対応する．

脳内のニューロンは一般に確率的な挙動をする．たとえば視覚野のニューロンは同じ視覚入力に対しても図 6.1(c) のように異なった振る舞いをし，同じ入力に対しても実験ごとに異なる 0 と 1 のスパイク系列が観測される．このことから，スパイク S_i^t の状態を数学的に記述するために，確率の概念が必要なことがわかる．i 番目のニューロンの t 番目の時間ビンに関して，10 回の実験のうち 3 回でスパイクが観測されたとする．スパイクが生成する確率は 0.3 と考えることができる．このスパイクが生成される確率を発火率とよぶ．この i 番目のニューロンの時刻 t での発火率を η_i^t とする．図 6.1(c) の下のグラフが，

複数回の実験の発火率を求めた例になっている．NT 個のスパイク S_i^t に対応して，発火率 η_i^t も NT 個存在する．NT 個の発火率 η_i^t を決めれば，スパイクを記述する確率が決まるような気がするが，以下に示すように状況はそれほど単純ではない．

ここからしばらくは 1 つの時間ビンのみを取り扱う．そこでスパイクを表す変数 S_i^t から t の添え字を省略して S_i とする．まず 1 番目のニューロンのスパイク S_1 だけを議論する．発火率 η_1 が与えられたとき，スパイク S_1 に関する確率 $p(S_1)$ は η_1 を用いて，

$$P(1) = 1 - P(0) = \eta_1, \tag{6.1}$$

と書ける．この式を $S = 0$ と $S = 1$ の両方の場合に関して 1 つの式で表すと以下のようになる，

$$P(S_1) = \eta_1^{S_1}(1 - \eta_1)^{(1-S_1)}. \tag{6.2}$$

式 (6.1) の確率 $P(S_1)$ を用いて，S_1 の期待値 $\langle S_1 \rangle$ を求めると，

$$\langle S_1 \rangle \equiv \sum_{S_1 = \pm 1} S_1 P(S_1) = \eta_1, \tag{6.3}$$

となる．

次に 1 番目と 2 番目の 2 個のニューロンのスパイク S_1 と S_2 を考える．ニューロンが 2 個の場合の議論は N 個の場合への洞察を与えるので詳しく説明する．S_1 と S_2 はそれぞれ 0 と 1 の 2 状態をとるので，全体では 2×2 の 4 状態をとる．スパイク S_1, S_2 を記述する確率 $P(S_1, S_2)$ は S_1 と S_2 に関する 2 変数関数となり，$2^2 = 4$ 状態に対応して 4 つの値をとる．さらに $P(S_1, S_2)$ は確率であるので，

$$\sum_{S_1 = \pm 1} \sum_{S_2 = \pm 1} P(S_1, S_2) = P(0,0) + P(0,1) + P(1,0) + P(1,1) = 1 \tag{6.4}$$

となる．4 つの値をとる $P(S_1, S_2)$ は，式 (6.4) の条件より 1 つ自由度が落ちて，$2^2 - 1 = 3$ 自由度を持つ．スパイク S_1, S_2 の期待値である発火率 η_1, η_2 は，

$$\eta_1 \equiv \langle S_1 \rangle = \sum_{S_1=\pm 1} \sum_{S_2=\pm 1} S_1 p(S_1, S_2) = p(1,0) + p(1,1) \quad (6.5)$$

$$\eta_2 \equiv \langle S_2 \rangle = \sum_{S_1=\pm 1} \sum_{S_2=\pm 1} S_2 p(S_1, S_2) = p(0,1) + p(1,1) \quad (6.6)$$

となる.またスパイクの積 $S_1 S_2$ の期待値 η_{12} は,

$$\eta_{12} \equiv \langle S_1 S_2 \rangle = \sum_{S_1=\pm 1} \sum_{S_2=\pm 1} S_1 S_2 P(S_1, S_2) = P(1,1) \quad (6.7)$$

となる.3 自由度を持つ $p(S_1, S_2)$ は式 (6.5)～(6.7) の 3 個の期待値 η_1, η_2, η_{12} を用いて,

$$P(0,0) = 1 - \eta_1 - \eta_2 + \eta_{12}, \quad P(1,1) = \eta_{12},$$
$$P(1,0) = \eta_1 - \eta_{12}, \quad P(0,1) = \eta_2 - \eta_{12}, \quad (6.8)$$

と表現できる.

　後の議論のために,多変数の確率を議論する場合に重要である同時確率,条件付き確率,周辺化および独立性の概念を導入する.$P(S_1, S_2)$ は多変数の確率である.多変数の確率を $p(S_1)$ などの 1 変数の確率と区別したいとき,これを同時確率とよぶ.ここで 2 個のニューロンのなかで 1 番目のニューロンしか観測していない場合を考えよう.$S_1 = 0$ に対して $S_2 = 0, 1$ の 2 通りが存在し,$S_1 = 0$ に対して $S_2 = 0, 1$ の 2 通りが存在する.今は 2 番目のニューロンの挙動に興味がないので,$P(S_1)$ を議論することにしよう.$P(S_1)$ は同時確率 $p(S_1, S_2)$ を S_2 に関して平均することで求めることができる,

$$P(S_1) = P(S_1, 0) + P(S_1, 1) = \sum_{S_2=\pm 1} P(S_1, S_2). \quad (6.9)$$

この操作を周辺化と呼ぶ.一方ここでは 1 番目のニューロンの挙動しか観測していないので,さきほど議論した 1 個のニューロンに関する式 (6.1) はそのまま成立する.実際に式 (6.8) を式 (6.9) に代入すると式 (6.1) が導出される.2 つの確率変数のうち片方の S_1 が観測された場合の S_2 の確率を $P(S_2 | S_1)$ と書き,これを条件付き確率と呼ぶ.同時確率と条件付き確率の関係は以下のベイズの定理で与えられる,

$$P(S_1, S_2) = P(S_1|S_2)P(S_2) = P(S_2|S_1)P(S_1). \tag{6.10}$$

次に独立性を説明する．2つの事象のうちの片方の事象がわかっても，もう片方の事象の起きる確率が変化しないとき，2つの事象は独立であるという．独立であれば式 (6.10) の条件付き確率はそれぞれ

$$P(S_1|S_2) = P(S_1), \quad P(S_2|S_1) = P(S_2) \tag{6.11}$$

と書けるので，同時確率 $P(S_1, S_2)$ が周辺化確率 $P(S_1)$ と $P(S_2)$ の積で記述でき，式 (6.7) の η_{12} が η_1 と η_2 の積で記述できる，

$$P(S_1, S_2) = P(S_1)P(S_2) \Rightarrow \eta_{12} = \eta_1 \eta_2. \tag{6.12}$$

ここまでの議論を N 個ニューロンの場合へ拡張する．S_1 から S_N までの N 個のニューロンのスパイクの集合を $\{S_i\}$ と表す．N 個のスパイクの同時確率 $P(\{S_i\}) \equiv P(S_1, S_2, \cdots, S_N)$ について考えよう．S_1 と S_2 の2個のスパイクの結果の類推より，2状態をとる N 個のスパイクを変数とする同時確率 $p(\{S_i\})$ は 2^N 個の状態をとり，$2^N - 1$ の自由度を持つ．またスパイクに関する期待値は以下のように N 次まで定義できる，

$$\eta_i^{(1)} = \sum_{\{S_i\}} S_i P(\{S_i\}) \tag{6.13}$$

$$\eta_{ij}^{(2)} = \sum_{\{S_i\}} S_i S_j P(\{S_i\}) \tag{6.14}$$

$$\eta_{ijk}^{(3)} = \sum_{\{S_i\}} S_i S_j S_k P(\{S_i\}) \tag{6.15}$$

$$\vdots \tag{6.16}$$

$$\eta_{ij\cdots N}^{(N)} = \sum_{\{S_i\}} S_1 S_2 \cdots S_N P(\{S_i\}). \tag{6.17}$$

ここで η の括弧付きの上の添え字は，期待値をとる際に何回スパイク変数 S_i をかけたかを表す．また上の式の $\sum_{\{S_i\}}$ は $\{S_i\}$ が取り得る 2^N 個のすべての状態に関する和を表す．スパイク変数を k 回かけた場合の k 次の期待値の個数は $_N C_k$ である．これらを1次から N 次まで加えると，

$$\sum_{k=1}^{N} {}_N C_k = 2^N - 1, \tag{6.18}$$

となり，1次から N 次までの期待値の総数は同時確率の自由度 $2^N - 1$ と一致する．これから類推されるように，2個のスパイクの場合と同様に，N 個の場合でも期待値を用いて確率を表現することができる．

ここまでの議論で，N 個のスパイクを確率的に記述することの困難さに気づくだろう．たった1つの 1 ms の時間ビンに関してさえ，ニューロンが10個のときにスパイクを確率的に記述するためには $2^{10} - 1 = 1023$ 個の変数を決定しなければならない．N スパイクの同時確率を決めることは，1次の期待値から N 次の期待値を決めることである．1次の期待値である発火率を決めるだけでも，少なくとも10回程度の実験を行わないといけないことは容易に推測がつくであろう．少なく見積っても 10^3 程度の個数の変数を決めるには，同じ条件での実験が 10^4 回程度必要になる．さらに発火率が全体的に小さい場合は，10個のスパイクすべてが1をとる可能性が著しく小さくなることも予想できる．その場合はより多くの実験回数が必要となる．さらに実際の実験では測定時間は数百 ms 以上である．時間ビンの個数を T とすると，N 個のニューロンのスパイクの挙動を記述する確率の自由度は $2^{TN} - 1$ 個となり，まさに天文学的な数字となり，実験ですべての変数を精度よく決めることは不可能である．

この困難を回避するには，同時確率になんらかの拘束条件を加えて，同時確率を記述するのに必要な自由度を減らすしかない．この拘束条件は数学的考察だけで与えられず，数学的な考察を対象となる神経科学の知見と有機的に組み合わせてはじめて得られる．神経科学のこれまでの知見から，1次の期待値である平均発火率は外界の情報や行動の情報を担っていることがわかっている．そのような立場に立てば，次数の低い変数のみを使って，確率を近似することが考えられる．次項では，関数近似のテーラー展開のように，確率を低次の変数から階層的に表現する枠組みを紹介する (Amari, 2001)．

6.1.2 対数線形モデル

ここでもう一度スパイク2個の場合に戻ろう．2個のスパイクの同時確率 $P(S_1, S_2)$ が，

$$P(S_1, S_2) = \frac{1}{Z}\exp(-E(S_1, S_2)) \tag{6.19}$$

$$E(S_1, S_2) = -\theta_1^{(1)}S_1 - \theta_2^{(1)}S_2 - \theta_{12}^{(2)}S_1 S_2 \tag{6.20}$$

$$Z = \sum_{S_1=\pm 1}\sum_{S_2=\pm 1}\exp\left(-E(S_1, S_2)\right), \tag{6.21}$$

と書けると仮定しよう．確率 $P(S_1, S_2)$ の自由度は3であるので，式 (6.19) の 3 つの変数 $\theta_1^{(1)}, \theta_2^{(1)}, \theta_{12}^{(2)}$ をうまく調整することで $P(S_1, S_2)$ を表現できる可能性がある．ここで θ の括弧付きの上の添え字は，式 (6.20) で θ のあとに何回スパイク変数 S_i をかけるかを表す．

これら 3 つの変数と $P(S_1, S_2)$ の関係は，

$$\theta_1^{(1)} = \log\frac{P(1,0)}{P(0,0)} \tag{6.22}$$

$$\theta_2^{(1)} = \log\frac{P(0,1)}{P(0,0)} \tag{6.23}$$

$$\theta_{12}^{(2)} = \log\frac{P(1,1)P(0,0)}{P(0,1)P(1,0)} \tag{6.24}$$

で与えられる．式 (6.19) は物理学の統計力学で用いられるボルツマン分布に相当する．ボルツマン分布では確率が式 (6.20) のエネルギーに負の係数をつけたものの指数に比例する．式 (6.21) の Z は規格化因子であり，分配関数とよばれる．式 (6.19) から (6.21) を対数線型モデルとよぶ．その理由は確率 $P(S_1, S_2)$ の対数が，

$$\log P(S_1, S_2) = \theta_1^{(1)}S_1 + \theta_2^{(1)}S_2 + \theta_{12}^{(2)}S_1 S_2 - \Psi, \quad \Psi = \log Z, \tag{6.25}$$

のように 3 つの変数 $\theta_1^{(1)}, \theta_2^{(1)}, \theta_{12}^{(2)}$ に関して線形で書けることに由来する．

ここまでの議論から，確率 $P(S_1, S_2)$ には 3 種類の表現の仕方があることがわかる．1 つ目は，式 (6.4) に基づき $P(0,0), P(0,1), P(1,0)$ で表す方法である．2 つ目は式 (6.8) に基づき $\eta_1^{(1)}, \eta_2^{(1)}, \eta_{12}^{(2)}$ で表す方法である．これは η 座標とよばれている．3 つ目は，$\theta_1^{(1)}, \theta_2^{(1)}, \theta_{12}^{(2)}$ で表す方法であり，θ 座標とよばれている．これら 3 つの表現は同時確率の表現の仕方の違いであるが，以下に示すように N 個のスパイクの場合を議論すると，θ 座標がもっとも近似や拘束条件が導入しやすい形をしている．

N 個のスパイク $\{S_i\}$ に対する対数線形モデルは

$$P(\{S_i\}) = \frac{1}{Z} \exp(-E(\{S_i\})) \tag{6.26}$$

$$E(\{S_i\}) = -\sum_{i=1}^{N} \theta_i^{(1)} S_i - \sum_{(i,j)} \theta_{ij}^{(2)} S_i S_j - \sum_{(i,j,k)} \theta_{ijk}^{(3)} S_i S_j S_k$$
$$- \cdots - \theta^{(N)} S_1 S_2 \cdots S_N \tag{6.27}$$

$$Z = \sum_{\{S_i\}} \exp(-E(\{S_i\})), \tag{6.28}$$

となる．η 座標と同様に θ 座標でも自由度の個数は $\sum_{k=1}^{N} {}_N\mathrm{C}_k = 2^N - 1$ となる．式 (6.27) からわかるように対数線形モデルでは，S_i のベキの和で確率が展開されていると解釈することができる．

そこでまず式 (6.27) のスパイク変数の 1 次の項のみを考慮した 1 次のエネルギー関数 $E^{(1)}(\{S_i\})$ と同時確率 $P^{(1)}(\{S_i\})$ を考えてみよう，

$$E^{(1)}(\{S_i\}) = -\sum_{i=1}^{N} \theta_i^{(1)} S_i. \tag{6.29}$$

この式を式 (6.26) と (6.28) に代入すると，

$$P^{(1)}(\{S_i\}) = \prod_{i=1}^{N} p_i(S_i), \quad p_i(S_i) = \frac{(1-S_i) + S_i \exp(-\theta_i^{(1)})}{1 + \exp(-\theta_i^{(1)})}, \tag{6.30}$$

となり，同時確率 $P^{(1)}(\{S_i\})$ は $p_i(S_i)$ の積の形に因数分解されている．式 (6.29) を仮定することは，スパイクがニューロン間で独立に生成されることを意味する．ここで η 座標と θ 座標の関係を求め，$p_i(S_i)$ を η 座標で表すと，

$$\eta_i^{(1)} = \frac{\exp(-\theta_i^{(1)})}{1 + \exp(-\theta_i^{(1)})}, \quad p_i(S_i) = \eta_i^{S_i} (1 - \eta_i)^{(1-S_i)}, \tag{6.31}$$

となり，式 (6.2) に一致する．エネルギー関数をスパイクの 1 次までに制限した場合は，決めるべき変数はスパイク数の N に等しく，サンプル数は N のオーダー用意すればよい．

次に式 (6.27) のスパイク変数の 2 次までの項を考慮した 2 次のエネルギー関数 $E^{(2)}(\{S_i\})$ を考えてみよう，

$$E^{(2)}(\{S_i\}) = -\sum_{i=1}^{N} \theta_i^{(1)} S_i - \sum_{(i,j)} \theta_{ij}^{(2)} S_i S_j. \quad (6.32)$$

2次のエネルギー関数の場合，決めるべき変数は N^2 のオーダーである．2次のエネルギー関数から決まる同時確率 $P^{(2)}(\{S_i\})$ は，1次のエネルギー関数のときのように因数分解された形では書けない．そのため θ 座標から η 座標へ座標変換は以下のように定義通りに計算しなければならない，

$$\eta_i^{(1)} = \frac{\sum_{\{S_i\}} S_i \exp(-E^{(2)}(\{S_i\}))}{\sum_{\{S_i\}} \exp(-E^{(2)}(\{S_i\}))} \quad \eta_{ij}^{(2)} = \frac{\sum_{\{S_i\}} S_i S_j \exp(-E^{(2)}(\{S_i\}))}{\sum_{\{S_i\}} \exp(-E^{(2)}(\{S_i\}))}. \quad (6.33)$$

そのため1次で近似した場合と異なり，これらの η 座標を求める際の計算量は 2^N のままになるので，計算量の観点の利点は少ない．これは観測データから同時確率 $P^{(2)}(\{S_i\})$ を求めるための計算量も 2^N のオーダーとなることを意味する．

6.1.3 確率の近似と神経ダイナミクス

まず数学的な視点から 2^N の困難を解決する近似手法を考えてみよう．代表的な近似は定常性と独立性の導入である．定常状態では，スパイクの発火率 $\eta_i^t = \langle S_i^t \rangle$ は時間に依存しなくなり，$\eta_i^t = \eta_i$ とおける．また時刻 t の i 番目のニューロンのスパイク S_i^t と時刻 t' の j 番目のニューロンのスパイク $S_j^{t'}$ の2次期待値 $\eta_{ij}^{tt'} \equiv \langle S_i^t S_j^{t'} \rangle$ は2つの時刻の差 $t-t'$ にのみ依存する．このような定常性を仮定すると，同時確率を記述するために必要な自由度を大幅に減らすことができる．さらに，たとえば発火率を推定する場合，すべての時間ビンの発火率は同じであるので，それらをすべて使って発火率を推定できる．また同じ理由で，同じ時刻差を持つ時間ビンのペアも同じものとみなせるので，2次の期待値をとる際にもサンプル数を増やすことができる．独立性に関しては，式 (6.29) の1次のエネルギー関数 $E^{(1)}(\{S_i\})$ と式 (6.32) の2次のエネルギー関数 $E^{(2)}(\{S_i\})$ の比較からわかるように，独立性を導入することで計算が著しく簡単になる．

定常性や独立性の導入がどのような状況で適切かを，以下に述べる神経科学で行われる実験の観点から議論する．視覚の実験を例に考えてみよう．視覚の

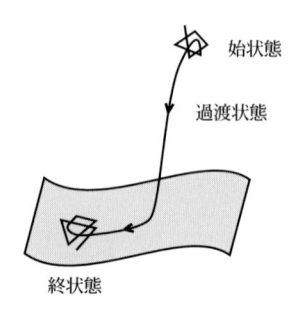

図 **6.2** 神経系の挙動の典型例

実験では実験動物に視覚刺激を提示し，その視覚刺激の情報を処理している脳の領野のニューロンのスパイクを測定する．典型的な視覚実験では，視覚入力提示後は静止画や定常的に動き続ける画像が提示され続ける．実験動物に視覚刺激が提示される前は，脳の状態は始状態にある．神経系は始状態で揺らいでいるであろう．提示される画像は静止画などの定常な画像であるので，画像提示後十分時間が経てば，神経系は時間に依存しない定常的な終状態に達するであろう．神経系はこの始状態から終状態まで過渡的に応答する．このような始状態，過渡状態，終状態の3つの過程を図示したのが図6.2である．視覚入力が定常なので，図6.2の始状態と終状態では，神経系も定常状態にあると仮定できる．定常状態では発火率は一定なので，その発火率のまわりの揺らぎが重要である．そのような観点から，定常性を仮定して2次の統計量 $\eta_{ij}^{tt'} = \langle S_i^t S_j^{t'} \rangle$ やより高次の統計量が議論されている (Nakahara & Amari, 2002; Schneidman et al., 2006; Oizumi et al., 2009)．定常性を仮定した対数線型モデルとその情報幾何的取り扱い，得られた統計パラメータと神経回路モデルの構造との関係は本章ではこれ以上取り扱わない．これらに関しては，本書の5.2.10項，龍野による解説 (龍野, 2003) と Tatsuno& Okada (2004) を参考にしてほしい．

始状態から終状態いたる過渡状態では，その名の通り定常性は成り立たない．神経科学のこれまでの知見から，1次の統計量である発火率は外界の情報や行動の情報を担っていることがわかっている．そこで過渡状態では発火率だけを推定することを考える．先ほども述べたように定常性は期待できないので，独立性を仮定することにする．そのようにして得られた式 (6.29) の1次のエネルギー関数 $E^{(1)}(\{S_i\})$ では，時間ビンごとの発火率の間には何の関係もない．一方，図 6.2 の過渡状態では，神経系状態は滑らかに連続的に変化するはずであ

る．このような連続性の拘束条件を，独立性を仮定した式 (6.29) に導入できれば，図 6.2 のような過渡状態でも発火率を推定できる可能性がある．本章の後半では，過渡状態での発火率を推定する枠組みを議論する．

6.2 時間変化する発火率のベイズ推定

この節では各時間ビンごとに独立にスパイクが生成されると仮定して，時間的に変化する発火率を推定する方法を考えてみよう．

6.2.1 ヒストグラム法を用いた発火率の推定

まず定常性を仮定して，すべての時間ビンが同一の発火率を持つとする．この場合は，すべての時間ビンで生成されたスパイクを数え上げて，時間ビン数 T でわった発火率を求めればよい．発火率が一定の場合は，あえて時間ビンを導入する必要はなく，スパイクを測定しているすべての時間で一定と仮定した発火率を求めるわけである．

この考えを発火率が時間変化する場合に拡張する．これまでは時間ビンにたかだか 1 つのスパイクしか入らないようにするために，時間ビンを 1 ms とした．ここでは図 6.2 の過渡状態のように，発火率は滑らかに連続的に変化すると仮定する．1 ms に対して比較的広めの時間ビン，たとえば数十から 100 ms 程度のビン幅を導入し，その時間ビンでは定常性を仮定し発火率を一定と見なすことにしよう．このようにして求めたビン内の発火率の平均を，そのビンの発火率とするのである．この手法はヒストグラム法とよばれ，実際の電気生理学のスパイクのデータ解析に広く使われている．通常は 1 回の測定ではなく，複数回の測定結果を足し合わせて発火率を推定する．どれぐらいの大きさのビン幅を用いるかに関しては，理論的な考察も行われているが (Shimazaki & Sinomori, 2007)，現状では多くの場合は天下り的に決められている．

この手法はビン内の定常性を仮定しているが，隣り合ったビン間がよく似た発火率を持つなどの条件を考慮していない．ビン内で定常性が仮定できるほど，発火率が連続的に変化しているのであれば，隣り合ったビン間の発火率が似ているという条件を取り入れる方が望ましい．そこで次にベイズ推定に基づき，時間ビン間に滑らかさを導入して時間変動する発火率を推定する手法を考える．

6.2.2　画像修復の正則化理論のヒストグラム法への応用

まず前の 6.2.1 項のヒストグラム法の要領で，与えられた時間幅でビンを区切り，各ビン内での平均発火率 λ_t を計算する．$t = 1, \cdots, T$ を時間ビンを指定する番号とする．ここで T は時間ビン数である．6.1 節ではスパイクが時間ビン 1 つにつき，たかだか 1 個しか存在しないように決めたが，ここでは多くのスパイクが 1 つのビンに存在するように時間幅をさだめる．そのようにして求めた λ_t をそのまま発火率の推定値として用いるのがヒストグラム法であった．ここでは時間ビン t での発火率 η_t を以下の方法で求める．すべての時間ビンでの発火率 $\{\eta_t\}$ のエネルギー関数 $E(\{\eta_t\}; \epsilon)$ を以下のように定義する，

$$E(\{\eta_t\}; \epsilon) = \frac{1}{2} \sum_{t=1}^{T} (\eta_t - \lambda_t)^2 + \frac{\epsilon}{2} \sum_{t=1}^{T-1} (\eta_{t+1} - \eta_t)^2, \quad \epsilon > 0. \quad (6.34)$$

ϵ と $\{\lambda_t\}$ が与えられたときに，$E(\{\eta_t\}; \epsilon)$ を最小にする $\{\eta_t\}$ を発火率の推定値とする方法を考える．エネルギー関数 $E(\{\eta_t\}; \epsilon)$ は $\{\eta_t\}$ の 2 次関数である．式 (6.34) の第 1 項はデータフィット項である．もし $\epsilon = 0$ であれば，$\eta_t = \lambda_t$ がエネルギー関数 $E(\{\eta_t\}; 0)$ の最小値を与える．このとき，$\eta_t = \lambda_t$ が推定値となり，ヒストグラム法と同じ結果になる．第 1 項は推定値 η_t を観測データ λ_t にフィットさせる効果を持つ．第 2 項は滑らかさの拘束条件を表す．隣り合った η_{t+1} と η_t が近い値を持つ方が式 (6.34) の第 2 項は小さくなる．$\epsilon > 0$ の場合，η_t は観測で得られるヒストグラム法の結果である λ_t にほどほどに近く，しかも隣り合ったビンの η_{t+1} と η_{t-1} にほどほどに近い値をとる．これは先ほど述べた，時間ビン間に滑らかさが導入されたことに対応している．このような手法は正則化と呼ばれており，ノイズが存在するデータにある種の拘束条件をかけて，データ修復をする代表的な手法の 1 つである．式 (6.34) の 2 番目の項は，発火率がビン間で滑らかに変化するという拘束条件を表している．実はここで議論している発火率推定はデータ修復の典型例である画像修復 (田中, 2006) の 1 次元版とみなすことができる．発火率推定の時間ビンが画像のピクセルに対応している．通常の画像はピクセルが 2 次元的に並んでいるが，ここでの発火率推定ではピクセルが 1 次元的に並んでいる．λ_k がノイズ下で観測した画素値の観測データに対応している．画像修復においては，式 (6.34) の 2 番目の項

は，隣り合ったピクセルの画素値は近いという拘束条件を表す．

式 (6.34) の $E(\{\eta_t\}; \epsilon)$ を最小化する手法は数多く存在する．1 つの方法は，逆行列を用いる方法である．$E(\{\eta_t\}; \epsilon)$ は 2 次関数なので，1 次微分が 0 になる条件は連立方程式になる．この連立方程式を解くことは，対応する行列の逆行列を求めることに対応し，その計算量は T^2 のオーダーである．後の 6.2.4 項で紹介するように，このエネルギー関数 $E(\{\eta_t\}; \epsilon)$ の時刻に関して周期的境界条件，$\eta_{T+t} = \eta_t$，$\lambda_{T+t} = \lambda_t$ を導入すると，フーリエ変換を用いて行列を対角化でき，高速に最小値を与える $\{\eta_t\}$ を求めることができる．これらはいずれも非局所的な計算である．一方，式 (6.34) の $E(\{\eta_t\}; \epsilon)$ を最小にする $\{\eta_t\}$ を求める代表的な局所的な手法の 1 つは最急降下法である．最急降下法では $E(\{\eta_t\}; \epsilon)$ の η_t に関する偏微分を求め，$E(\{\eta_t\}; \epsilon)$ が小さくなるように η_t を反復的に更新する．ϵ は更新幅を制御するパラメータである．最急降下法では，まず $\{\eta_t\}$ に対する初期値 $\{\eta_t^{(0)}\}$ を適当に決める．次にエネルギーの偏微分を用いて，エネルギーが小さくなるように以下の式を使って $\{\eta_t^{(n)}\}$ の値が収束するまで更新する，

$$\eta_t^{(n+1)} = \eta_t^{(n)} - \kappa \frac{\partial E(\{\eta_t\}; \epsilon)}{\partial \eta_t}\Big|_{\eta_t = \eta_t^{(n)}} \tag{6.35}$$

$$\frac{\partial E(\{\eta_t\}; \epsilon)}{\partial \eta_t}\Big|_{\eta_t = \eta_t^{(n)}} = (\eta_t^{(n)} - \lambda_t) + \epsilon(-\eta_{t+1}^{(n)} + 2\eta_t^{(n)} - \eta_{t-1}^{(n)}). \tag{6.36}$$

ここで κ は十分小さな正の定数である．式 (6.36) の右辺の第 1 項は $\eta_t^{(n)} = \lambda_t$ のときに 0 となり，第 2 項は $\eta_t^{(n)}$ が隣接する $\eta_{t+1}^{(n)}$ と $\eta_{t-1}^{(n)}$ の平均値に等しいときに 0 になる．このように式 (6.35) と (6.36) からも，$E(\{\eta_t\}; \epsilon)$ を最小化することにより，得られる推定値 η_t は観測で得られる λ_t にほどほどに近く，しかも隣り合ったビンの η_{t+1} と η_{t-1} にほどほどに近い値をとることがわかる．最急降下法は η_t の更新の際に両隣の η_{t+1} と η_{t-1} の値しか用いない局所的な計算である．最急降下法では 1 次微分のみを用いるので．計算結果が局所的な極小値に収束する可能性がある．しかし，ここで議論しているエネルギーは $\{\eta_t\}$ の 2 次関数なので，局所的な極小値は存在せず，任意の初期値から計算をしても最小値に収束する．

実は正則化のもっとも大きな問題点は，これら解を求める方法を議論することではなく，ϵ の値をどのように決めるかである．これまでの議論からわかる

ように，どのような推定値が得られるかは ϵ に強く依存する．ϵ はパラメータである推定値の $\{\eta_t\}$ を決めるパラメータなのでハイパーパラメータと呼ばれる．ハイパーパラメータを決める方法の 1 つとして，次にベイズ推定に基づく手法を説明しよう．

6.2.3　ベイズ推定の枠組みの適用

ここでは式 (6.34) のエネルギー関数 $E(\{\eta_t\};\epsilon)$ をベイズ推定の枠組みで導出する．真の発火率 $\{\eta_t\}$ が存在すると考え，以下のような方法で真の発火率 η_t を推定する枠組みがベイズ推定である．以下の式 (6.37) の最初の式に示すように，発火率の観測値 λ_t は真の発火率 η_t に平均 0 分散 γ^2 のガウスノイズ n_t が重畳されて観測されると仮定する．以下の式 (6.37) の 2 番目の式のように，このデータ生成過程は真の値 η_t を条件とする観測値 λ_t の条件付き確率 $P(\lambda_t|\eta_t)$ で書ける，

$$\lambda_t = \eta_t + n_t, \quad P(\lambda_t|\eta_t) = \frac{1}{\sqrt{2\pi\gamma^2}}\exp\left(-\frac{1}{2\gamma^2}(\lambda_t - \eta_t)^2\right). \quad (6.37)$$

ここでノイズ n_t はビンごとに独立であると仮定すると，発火率の観測値全体 $\{\lambda_t\}$ は真の発火率を $\{\eta_t\}$ を条件とした条件付き確率は，式 (6.37) の 2 番目の式を t に関してかけたものになる，

$$P(\{\lambda_t\}|\{\eta_t\}) = \prod_{t=1}^{T} P(\lambda_t|\eta_t) = \frac{1}{(\sqrt{2\pi\gamma^2})^T}\exp\left(-\frac{1}{2\gamma^2}\sum_{t=1}^{T}(\lambda_t - \eta_t)^2\right). \quad (6.38)$$

これを生成モデルと呼ぶことにする．この式が式 (6.34) のエネルギー関数 $E(\{\eta_t\};\epsilon)$ の第 1 項に似ていることに注意しよう．

次に真の発火率 $\{\eta_t\}$ は以下の式 (6.39) のガウス分布に従う確率 $P(\{\eta_t\})$ で生成されるとする，

$$P(\{\eta_t\}) = \frac{1}{Z_0(\beta)}\exp\left(-\beta\sum_{t=1}^{T-1}(\eta_{t+1} - \eta_t)^2\right),$$

$$Z_0(\beta) = \int(\prod_{\tau=1}^{T}d\eta_\tau)\exp\left(-\beta\sum_{t=1}^{T-1}(\eta_{t+1} - \eta_t)^2\right) \quad (6.39)$$

ここで $Z_0(\beta)$ は規格化定数であり，式 (6.21) で導入された分配関数に相当する．この $P(\{\eta_k\})$ を事前確率と呼ぶ．式 (6.39) は，隣り合った真の発火率 $\{\eta_{t+1}\}$ と $\{\eta_t\}$ は同じ値をとる確率が一番大きいことを意味する．この式は，滑らかさを表すエネルギー関数 $E(\{\eta_t\};\epsilon)$ の第 2 項に対応している．

事前確率を導入したことで問題の定式化が，さきほどの正則化とは質的に変化する．6.2.2 項の正則化では真の発火率 $\{\eta_t\}$ は何らかの方法で与えられており，確率的に記述されるのは発火率の観測値 $\{\lambda_t\}$ のみであった．ここでは真の発火率 $\{\eta_t\}$ を事前確率 $P(\{\eta_t\})$ に従う確率変数と考えている．このように考えると真の値と観測値の同時確率 $P(\{\eta_t\}, \{\lambda_t\})$ を考えることができる．この同時確率は式 (6.10) で述べたベイズの定理から，式 (6.38) の生成モデルと式 (6.39) の事前確率の積で表現することができる．一方，形式的に同時確率 $P(\{\eta_t\}, \{\lambda_t\})$ は，観測値の事前確率 $P(\{\lambda_t\})$ と観測値 $\{\lambda_t\}$ を与えたときの真の値の条件付き確率 $P(\{\eta_t\}|\{\lambda_t\})$ の積で表現できる．

$$P(\{\eta_t\}, \{\lambda_t\}) = P(\{\lambda_t\}|\{\eta_t\})P(\{\eta_t\}) \tag{6.40}$$

$$= P(\{\eta_t\}|\{\lambda_t\})P(\{\lambda_t\}). \tag{6.41}$$

式 (6.41) から観測値 $\{\lambda_t\}$ を与えたときの真の値の条件付き確率 $P(\{\eta_t\}|\{\lambda_t\})$ を求めると，

$$P(\{\eta_t\}|\{\lambda_t\}) = \frac{P(\{\lambda_t\}|\{\eta_t\})P(\{\eta_k\})}{P(\{\lambda_t\})}, \tag{6.42}$$

となる．これは数学的には単なる式変形に過ぎないが，因果律の観点では質的な違いを表現する式になっている．式 (6.40) は因果律を表している．まず観測値の $\{\lambda_t\}$ の原因である $\{\eta_t\}$ が事前確率 $P(\{\eta_t\})$ で生成される．その後に我々が実際に $\{\eta_t\}$ を観測しようとするときに，観測過程の不完全さによりノイズが生じて $\{\lambda_t\}$ を観測する．式 (6.40) は実際に物事が起こる順番である因果律をそのまま表している．科学では，我々は観測値から原因を推定する．観測値 $\{\lambda_t\}$ が与えられたときに，因果律をさかのぼり，原因である $\{\eta_t\}$ を推測するわけである．そのような観点で式 (6.42) の条件付き確率 $P(\{\eta_t\}|\{\lambda_t\})$ は，事が起こった後の確率という意味で事後確率 (posterior probability) と呼ばれている．ベイズ推定とは一言でいうと，この事後確率を使って未知の変数を推定する数学的枠組みである．観測データ $\{\lambda_t\}$ の生成過程 $P(\{\lambda_t\}|\{\eta_t\})$ にはノイズが存

在するので，ノイズを取り去るには何らかの別の条件が必要である．その別の条件を表すのが，真の値 $\{\eta_t\}$ の事前確率 $P(\{\eta_t\})$ であり，ここでは具体的に隣り合ったビンの発火率は似通っているという事前知識を表している．

ここでは事後確率を用いた代表的な 2 つの推定法を紹介する．1 つは，最大事後確率 (Maximum a posteriori: MAP) 推定である．MAP 推定では観測値 $\{\lambda_t\}$ が与えられた条件下で，式 (6.42) の事後確率 $P(\{\eta_t\}|\{\lambda_t\})$ を最大にする $\{\eta_k\}$ を推定値とする．もう 1 つは事後確率に関する，真の値 η_t の平均値，

$$\langle \eta_t \rangle \equiv \int (\prod_{\tau=1}^{T} d\eta_\tau) \eta_t P(\{\eta_t\}|\{\lambda_t\}), \tag{6.43}$$

を求め，その平均値 $\langle \eta_t \rangle$ を推定値とする事後平均 (Posterior Mean: PM) 推定である．MAP 推定と PM 推定は一般には異なった結果を与えるが，次の 6.2.4 項で示すように，この節で議論しているようなガウス分布に従うモデルでは同じ結果を与える．

以下に示すように，前の 6.2.2 項で述べた正則化に関する式 (6.34) のエネルギー関数最小化と MAP 推定は等価である．事後確率の対数 $\log P(\{\eta_t\}|\{\lambda_t\})$ は以下のように式 (6.34) のエネルギー関数を用いて書くことができる，

$$\log P(\{\eta_t\}|\{\lambda_t\}) = -E(\{\eta_k\}; \frac{\beta}{\gamma^2}) - \frac{N}{2}\log(2\pi\gamma^2) - \log Z_0(\beta) - \log P(\{\lambda_t\}). \tag{6.44}$$

式 (6.44) の右辺で推定値 $\{\eta_t\}$ に依存するのは，第 1 項の $E(\{\eta_t\};\beta/\gamma^2)$ だけである．対数は単調増加関数なので，事後確率最大化とエネルギー関数の最小化は同じ推定値 $\{\eta_t\}$ を与える．式 (6.34) のエネルギー関数と式 (6.44) を比較すると，

$$\epsilon = \beta\gamma^2, \tag{6.45}$$

の関係があることがわかる．正則化の枠組みで天下り的に与えていた滑らかさの拘束条件の強さを表す ϵ は，ベイズ推定の枠組みでは生成モデルと事前確率の分散の比として解釈できる．式 (6.39) の β が大きいほど，隣り合った 2 つの発火率の差は小さくなる．生成モデルのノイズの分散 γ が大きい場合，ϵ は大きくなり，第 1 項のデータフィット項よりも滑らかさを優先する．これはデータ生成過程のノイズが大きいので，観測値そのものを信用しないことに対応する．

逆に生成過程のノイズが小さいと，γ^2 が小さくなり，ϵ が小さくなるので，観測値を信用するようになる．これら生成過程と事前確率のトレードオフによって，滑らか拘束の ϵ が決まる．天下り的に与えられた ϵ に因果律に基づく根拠が与えられたわけである．

ベイズ推定はさらに，このような解釈レベルでのご利益以上のものをもたらす．観測データだけからハイパーパラメータである β や γ を決定する枠組みが存在するのである．これをハイパーパラメータ推定という．式 (6.42) の右辺の分母の確率 $P(\{\lambda_t\})$ は，式 (6.42) の右辺の分子である尤度 $P(\{\{\lambda_t\}|\{\eta_t\})P(\{\eta_t\})$ を真の値 $\{\eta_t\}$ に関して積分して周辺化したものである，

$$P(\{\lambda_t\}) = \int (\prod_{\tau=1}^{T}) \mathrm{d}\eta_\tau P(\{\lambda_t\}|\{\eta_t\})P(\{\eta_t\}) \tag{6.46}$$

そのため $P(\{\lambda_t\})$ は周辺尤度とよばれる．周辺尤度 $P(\{\lambda_t\})$ はハイパーパラメータである β や γ に依存する．この依存性を陽に表すために，ここでは周辺尤度を $P(\{\lambda_t\}; \beta, \gamma)$ と書こう．

この周辺尤度を用いてハイパーパラメータ β や γ を決定することを考える．いま我々は観測値は知っているので，手元にある $\{\lambda_t\}$ に関して周辺尤度をもっとも大きくする β と γ の値を求めることができる．この方法は周辺尤度最大化とよばれ，観測値を与えた条件で，周辺化尤度を最大化する値をハイパーパラメータの推定値とする方法である．ベイズ推定の枠組みを導入することで，正則化では天下り的に与えられたハイパーパラメータを，観測データから推定する手法を自然に導入できたわけである．

以下に示すような条件下で，周辺尤度最大化で求めたハイパーパラメータの値は正しい値に一致する．周辺尤度を最大化するハイパーパラメータは，対数周辺化尤度を最大化するそれに等しいので，対数周辺尤度を考える．事前確率と生成モデルの真のハイパーパラメータが β_0 と γ_0 であったとしよう．この場合，対数周辺尤度の期待値は

$$\langle \log P(\{\lambda_t\}; \beta, \gamma) \rangle \tag{6.47}$$

$$= \int (\prod_{\tau=1}^{T} \mathrm{d}\lambda_\tau) P(\{\lambda_t\}; \beta_0, \gamma_0) \log P(\{\lambda_t\}; \beta, \gamma) \tag{6.48}$$

$$
\begin{aligned}
&= \langle \log P(\{\lambda_t\}; \beta_0, \gamma_0) \rangle \\
&\quad - \int (\prod_{\tau=1}^{T} \mathrm{d}\lambda_\tau) P(\{\lambda_t\}; \beta_0, \gamma_0) \log\left(\frac{P(\{\lambda_t\}; \beta_0, \gamma_0)}{P(\{\lambda_t\}; \beta, \gamma)}\right) \quad (6.49)
\end{aligned}
$$

となる．ここで式 (6.49) の第 2 項は $P(\{\lambda_t\}; \beta_0, \gamma_0)$ と $P(\{\lambda_t\}; \beta, \gamma)$ の間の Kullback-Leibler(KL) ダイバージェンスとよばれる非負の量である．これら 2 つの確率が等しいときのみ，KL ダイバージェンスは 0 となる．したがって対数周辺化尤度 $\langle \log P(\{\lambda_t\}; \beta, \gamma) \rangle$ は

$$\langle \log P(\{\lambda_t\}; \beta, \gamma) \rangle \leqq \langle \log P(\{\lambda_t\}; \beta_0, \gamma_0), \quad (6.50)$$

のように上限 $\langle \log P(\{\lambda_t\}; \beta_0, \gamma_0) \rangle$ をもち，$\beta_0 = \beta$, $\gamma_0 = \gamma$ のときに等号が成立する．このことから，周辺尤度最大化で求めたハイパーパラメータは，真の値をとることがわかる．さらに次の 6.2.4 項で示すように，周辺尤度最大化により推定されたハイパーパラメータは，平均 2 乗誤差最小の基準を満たす．

6.2.4 離散フーリエ変換を用いた理論解析

この節で議論した確率モデルは並進対称性を持つので，ガウス分布の共分散行列について，離散フーリエ変換で対角化を行うことができる．この結果を用いると，MAP 推定と PM 推定の関係や周辺尤度最大化の推定精度などに関して，より具体的に解析的な議論を行うことができる．

真の発火率 $\{\eta_t\}$ と測定値 $\{\lambda_t\}$ の時刻 t に関して周期的境界条件 $\eta_{T+t} = \eta_t$, $\lambda_{T+t} = \lambda_t$ を仮定し，η_t と λ_t の離散フーリエ変換 $\tilde{\eta}_\omega$ と $\tilde{\lambda}_\omega$ を以下のように定義する，

$$\tilde{\eta}_\omega = \frac{1}{\sqrt{T}} \sum_{t=1}^{T} \eta_t \exp(-2\pi\mathrm{i}\frac{\omega t}{T}), \quad \tilde{\lambda}_\omega = \frac{1}{\sqrt{T}} \sum_{t=1}^{T} \lambda_t \exp(-2\pi\mathrm{i}\frac{\omega t}{T}) \quad (6.51)$$

この場合の逆フーリエ変換は，

$$\eta_t = \frac{1}{\sqrt{T}} \sum_{\omega=1}^{T} \tilde{\eta}_\omega \exp(2\pi\mathrm{i}\frac{\omega t}{T}), \quad \lambda_t = \frac{1}{\sqrt{T}} \sum_{\omega=1}^{T} \tilde{\lambda}_\omega \exp(2\pi\mathrm{i}\frac{\omega t}{T}), \quad (6.52)$$

となる．ここで i は虚数単位である．η_t と λ_t は実数であるので，それらのフーリエ変換には以下のような関係式が成り立つ，

$$\tilde{\eta}_\omega^\dagger = \tilde{\eta}_{-\omega}, \quad \tilde{\lambda}_\omega^\dagger = \tilde{\lambda}_{-\omega}, \tag{6.53}$$

ここで†は複素共役を表す.

これらのフーリエ表示を用いると,式 (6.38) の生成モデルと式 (6.39) の事前確率は,

$$P(\{\tilde{\lambda}_\omega\}|\{\tilde{\eta}_\omega\}) = \prod_{\omega=1}^{T} P(\tilde{\lambda}_\omega|\tilde{\eta}_\omega) = \prod_{\omega=1}^{T} \frac{1}{\sqrt{2\pi\gamma^2}} \exp\left(-\frac{1}{2\gamma^2}|\tilde{\lambda}_\omega - \tilde{\eta}_\omega|^2\right). \tag{6.54}$$

$$P(\{\tilde{\eta}_\omega\}) = \prod_{\omega=1}^{T} \frac{1}{Z_\omega^0(\beta)} \exp\left(-\beta G_\omega |\tilde{\eta}_\omega|^2\right),$$

$$Z_\omega^0(\beta) = \prod_{\omega=1}^{T} \int d\tilde{\eta}_\omega \exp\left(-\beta G_\omega |\tilde{\eta}_\omega|^2\right)$$

$$G_\omega = 2\left(1 - \cos\frac{2\pi\omega}{T}\right) \tag{6.55}$$

と書ける.ここで $|Z|$ は複素数 Z の絶対値を表し,$|Z|^2 = ZZ^\dagger$ で与えられる.フーリエ表示を用いることにより,生成モデルだけでなく事前確率も ω に関して因数分解した形で表現されていることがわかる.これはフーリエ変換で求められた基底ベクトルが,並進対称性を持つ行列の固有ベクトルになることに由来している.

結果的に事後確率も ω に関して因数分解した形で求めることができる,

$$P(\{\tilde{\eta}_\omega\}|\{\tilde{\lambda}_\omega\}) = \prod_{\omega=1}^{T} P(\tilde{\eta}_\omega|\tilde{\lambda}_\omega) \tag{6.56}$$

$$P(\tilde{\eta}_\omega|\tilde{\lambda}_\omega) = \frac{1}{Z_\omega(\beta,\gamma)} \exp\left(-F_\omega \left|\tilde{\eta}_\omega - \frac{1}{2\gamma^2 F_\omega}\tilde{\lambda}_\omega\right|^2\right), \tag{6.57}$$

$$Z_\omega(\beta,\gamma) = \int d\tilde{\eta}_\omega \exp\left(-F_\omega \left|\tilde{\eta}_\omega - \frac{1}{2\gamma^2 F_\omega}\tilde{\lambda}_\omega\right|^2\right), \tag{6.58}$$

$$F_\omega = \beta G_\omega + \frac{1}{2\gamma^2}. \tag{6.59}$$

事後確率 $P(\{\tilde{\eta}_\omega\}|\{\tilde{\lambda}_\omega\})$ に関するこれらの式から,$\tilde{\eta}_\omega$ に関する PM 推定の推定値 $\langle\tilde{\eta}_\omega\rangle$ は,

$$\langle \tilde{\eta}_\omega \rangle = \frac{1}{2\gamma^2 F_\omega} \tilde{\lambda}_\omega, \tag{6.60}$$

となることがわかる．さらにこの PM 推定値は事後確率 $P(\{\tilde{\eta}_\omega\}|\{\tilde{\lambda}_\omega\})$ を最大化する．この例から，確率がガウス分布のような対称性をもたない場合は，MAP 推定と PM 推定の結果が一致しないことがわかる．

このモデルでは 2 つの結果が一致するので，この 6.2.4 項の今後の議論では 2 つの推定結果を区別せずに，単に推定値とよぶことにする．式 (6.52) の逆フーリエ変換を用いると，η_t に関する推定値 $\langle \eta_t \rangle$ を求めることができる，

$$\langle \eta_t \rangle = \frac{1}{\sqrt{T}} \sum_{\omega=1}^{T} \langle \tilde{\eta}_\omega \rangle \exp(2\pi \mathrm{i} \frac{\omega t}{T}) = \frac{1}{T} \sum_{\tau=1}^{T} \sum_{\omega=1}^{T} \frac{\cos(2\pi\omega(t-\tau)/T)}{2\gamma^2 F_\omega} \lambda_\tau. \tag{6.61}$$

この式は画像処理に用いられるウィナーフィルターに対応している (田中, 2006)．このモデルでは PM 推定と MAP 推定の結果は同じである．このモデルでは MAP 推定をするために最急降下法などの繰り返し計算をする必要はなく，式 (6.61) のフィルターで繰り返し計算なしで，言わば一撃計算で結果が求まる．

次に周辺尤度最大化によるハイパーパラメータ推定をフーリエ変換を用いて議論する．発火率生成過程と観測過程の真のハイパーパラメータが β_0 と γ_0 であったとしよう．フーリエ表示された周辺尤度の対数をとり，式 (6.49) と同様に対数周辺尤度の期待値を計算すると，

$$\langle \log P(\{\tilde{\lambda}_\omega\}; \beta, \gamma) \rangle \tag{6.62}$$

$$= \int \big(\prod_{\omega'=1}^{T} \mathrm{d}\lambda_{\omega'} \big) P(\{\tilde{\lambda}_\omega\}; \beta_0, \gamma_0) \log P(\{\tilde{\lambda}_\omega\}; \beta, \gamma) \tag{6.63}$$

$$= \frac{1}{2} \sum_{\omega=1}^{T} \bigg[\log \frac{\beta_0 G_\omega}{2\gamma_0^2 F_\omega^0} - \log \pi - 1 - \bigg\{ \bigg(\frac{\beta}{\gamma^2 F_\omega} \bigg) \bigg(\frac{\beta_0}{\gamma_0^2 F_\omega^0} \bigg)^{-1} - 1$$

$$- \log \bigg(\frac{\beta}{\gamma^2 F_\omega} \bigg) \bigg(\frac{\beta_0}{\gamma_0^2 F_\omega^0} \bigg)^{-1} \bigg\} \bigg] \tag{6.64}$$

$$F_\omega^0 = \beta_0 G_\omega + \frac{1}{2\gamma_0^2}, \quad F_\omega = \beta G_\omega + \frac{1}{2\gamma^2} \tag{6.65}$$

となる．式 (6.49) の結果と同様に，$\beta_0 = \beta$, $\gamma_0 = \gamma$ のときに，対数周辺尤度の期待値は最大になる．

周辺尤度最大化と平均 2 乗誤差 L の関係を述べる．平均 2 乗誤差 L は実表示とフーリエ表示を用いて，

$$L = \frac{1}{T}\sum_{t=1}^{T}(\langle \eta_t \rangle - \eta_t)^2 = \frac{1}{T}\sum_{\omega=1}^{T}(\langle \tilde{\eta}_\omega \rangle - \tilde{\eta}_\omega)^2, \tag{6.66}$$

と書ける．ハイパーパラメータの真の値が β_0, γ_0 である仮定して，平均 2 乗誤差 L の期待値を計算すると，

$$\begin{aligned}\langle L \rangle &= \int (\prod_{\omega'=1}^{T} \mathrm{d}\tilde{\eta}_{\omega'} \mathrm{d}\tilde{\lambda}_{\omega'}) P(\{\tilde{\eta}_\omega\}, \{\tilde{\lambda}_\omega\}; \beta_0, \gamma_0) L \\ &= \sum_{\omega=1}^{T} \frac{1}{2TF_\omega^0}\left\{1 + \frac{\gamma_0^2 (F_\omega^0)^2}{2\beta_0 G_\omega}\left(\frac{1}{\gamma_0^2 F_\omega^0} - \frac{1}{\gamma^2 F_\omega}\right)^2\right\}, \end{aligned}\tag{6.67}$$

となる．したがって平均 2 乗誤差 $\langle L \rangle$ は以下の条件のときに最小化される，

$$\beta\gamma^2 = \beta_0 \gamma_0^2. \tag{6.68}$$

この条件は $\beta_0 = \beta$, $\gamma_0 = \gamma$ を含んでいるので，対数周辺尤度の期待値を最大化するハイパーパラメータは，平均 2 乗誤差最小の基準を満たすことがわかった．このことは，仮定した事前確率と生成モデルの関数型が正しい場合，スパイクの平均発火率の観測データ $\{\lambda_t\}$ だけから，2 乗誤差の観点からもっとも良い推定を行えることを意味する．

6.2.5 変動発火率のワンショット推定

前の 6.2.3 項の議論をもとに，1 個のニューロンの発火率をスパイク列 1 回の測定からワンショットでベイズ推定する枠組みを考えてみよう (Smith & Brown, 2003; Koyama & Shinomoto, 2005)．最初に戻り 6.1 節のように，1 つの時間ビンにたかだかスパイクが 1 個含まれる場合を議論する．ニューロンが 1 個なので，そのニューロンの時刻 t でのスパイクのあるなしを $S_t = 0, 1$ で表す．時刻 t での発火率 η_t が与えられるとき，スパイク S_t は式 (6.1) で生成される．各時間ビンで発火率 η_t が与えられたときに，スパイクは独立に生成されると仮定する．スパイク全体 $\{S_t\}$ は発火率を $\{\eta_t\}$ を条件とした条件付き確率で生成される，

$$P(\{S_t\}|\{\eta_t\}) = \prod_{t=1}^{T} \eta_t^{S_t}(1-\eta_t)^{(1-S_t)}. \tag{6.69}$$

6.2.3 項では複数回の試行で発火率の測定値 $\{\lambda_t\}$ を測定し，それらの測定値はガウス分布に従うと仮定して議論した．式 (6.69) からわかるように，スパイク $\{S_t\}$ はガウス分布に従わないので，6.2.3 項とは異なった取り扱いが必要である．その観点で，本節での議論は生成モデルが非ガウスである場合のベイズ推定の良い例である．

式 (6.69) の生成過程の条件である発火率 $\{\eta_t\}$ の事前確率は 6.2.3 項と同じ

$$P(\{\eta_t\}) = \frac{1}{Z_0(\beta)} \exp\left(-\beta \sum_{t=1}^{T-1}(\eta_{t+1}-\eta_t)^2\right),$$

$$Z_0(\beta) = \int_0^1 (\prod_{\tau=1}^{T} \mathrm{d}\eta_\tau) \exp\left(-\beta \sum_{t=1}^{T-1}(\eta_{t+1}-\eta_t)^2\right), \tag{6.70}$$

を用いる．ここで β は発火率 η_t の滑らかさを表すハイパーパラメータであり，$Z_0(\beta)$ は規格化定数である．式 (6.69) と (6.70) からベイズの定理を用いて発火率の事後確率 $p(\{\eta_t\}|\{S_t\})$ を，

$$P(\{\eta_t\}|\{S_t\}) = \frac{P(\{S_t\}|\{\eta_t\})P(\{\eta_t\})}{\int_0^1 (\prod_\tau d\eta_\tau) P(\{S_t\}|\{\eta_t\})P(\{\eta_t\})}, \tag{6.71}$$

として計算する．前の 6.2.3 項と同様に式 (6.42) を用いて，発火率を最大事後確率推定する．式 (6.71) の分子の対数をとりエネルギーを定義する，

$$E(\{\eta_t\}|\{S_t\}) = -\sum_{t=1}^{T}(S_t \log \eta_t + (1-S_t)\log(1-\eta_t))$$

$$+\beta \sum_{t=1}^{T-1}(\eta_{t+1}-\eta_t)^2. \tag{6.72}$$

式 (6.72) の最小値を求めることが MAP 推定に対応する．$E(\{\eta_t\}|\{S_t\})$ の最小値はどのような η_t によって与えられるか考えてみよう．式 (6.72) の最初の和に関しては，その和を大きくするとエネルギーは小さくなる，これは，0 または 1 の 2 値をとる S_t に対して，それぞれ $\log(1-\eta_t)$ と $\log \eta_t$ を最大にする η_t

を選ぶことに対応する．発火率の範囲が $0 \leq \eta_t \leq 1$ に制限されるので，エネルギーの最初の部分は，$S_t = 1$ に対応する時刻 t にスパイクがある場合は $\eta_t = 1$ と推定し，$S_t = 0$ に対応するスパイクがない場合は $\eta_t = 0$ と推定する寄与を持つ．つまりスパイクのあるなしに対応して，ビンごとに発火率が離散的に 0 または 1 をとってしまう．これは 6.2.2 項の画像修復において，第 1 項のデータフィット項だけは推定値が観測ノイズを含んだ観測値と同じになってしまうことに対応している．

それを避けるのが画像修復における滑らかさの拘束条件に対応する式 (6.72) の 2 つ目の和である．これは，隣り合った時間ビンの発火率の差 $\eta_{t+1} - \eta_t$ が小さいほど小さな値をとる．スパイクのあるなしで発火率を 0 と 1 にする項と時間的に隣り合った発火率を滑らかにしようとする項の競合の結果，観測データであるスパイクのあるなしを考慮に入れた比較的滑らかな発火率 $\{\eta_t\}$ が推定されるようになっている．

式 (6.72) の $E(\{\eta_t\}|\{S_t\})$ を最小にする $\{\eta_t\}$ を 6.2.2 項と同様に最急降下法で求める，

$$\eta_t^{(n+1)} = \eta_t^{(n)} - \kappa \frac{\partial E(\{\eta_t\}|\{S_t\})}{\partial \eta_t}\Big|_{\eta_t = \eta_t^{(n)}} \quad (6.73)$$

$$\frac{\partial E(\{\eta_t\}|\{S_t\})}{\partial \eta_t} = -\frac{S_t}{\eta_t} + \frac{1 - S_t}{1 - \eta_t} + \kappa(-\eta_{t+1} + 2\eta_t - \eta_{t-1}). \quad (6.74)$$

ここで κ は十分小さな正の定数である．式 (6.74) の右辺の第 1 項と第 2 項は式 (6.72) の最初の和に対応する．これら 2 つの項は，ビン内にスパイクがあれば発火率 η_t を増加させ，スパイクがなければ減少させるはたらきを持つ．第 3 項は $\eta_t^{(n)}$ が隣接する $\eta_{t+1}^{(n)}$ と $\eta_{t-1}^{(n)}$ の平均値に等しいときに 0 になる．このように式 (6.73) と (6.74) からも，$E(\{\eta_t\}|\{S_t\})$ を最小化することにより，スパイクのあるなしを考慮に入れた比較的滑らかな発火率 $\{\eta_t\}$ が推定されるようになっている．6.2.2 項と同様に，この最急降下法も η_t の更新の際に両隣の η_{t+1} と η_{t-1} の値しか用いない局所的な計算である．対数の単調増加性から，式 (6.72) の $E(\{\eta_t\}|\{S_t\})$ の 1 つ目の和は凹関数である．6.2.2 項と同様に，2 つ目の和は 2 次関数なので凹関数である．凹関数と凹関数の和は凹関数なので，式 (6.72) の $E(\{\eta_t\}|\{S_t\})$ は凹関数であり，局所的な最小値は存在せず，任意の初期値から計算をしても最小値に収束する．

次に PM 推定を説明する．後に例で示すように，このモデルでは MAP 推定と PM 推定の結果にはずれが生じる．PM 推定では，真の値 η_t の平均値，

$$\langle \eta_t \rangle = \int_0^1 (\prod_{\tau=1}^T d\eta_\tau) \eta_t P(\{\eta_t\}|\{S_t\}) \tag{6.75}$$

$$= \int_0^1 d\eta_t \eta_t P(\eta_t|\{S_t\}) \tag{6.76}$$

$$P(\eta_t|\{S_t\}) \equiv \int_0^1 (\prod_{\tau=1}^{t-1} d\eta_\tau)(\prod_{\tau=t+1}^T d\eta_\tau) P(\{\eta_t\}|\{S_t\}) \tag{6.77}$$

を推定値とする．式 (6.75) からわかるように PM 推定には T 次の積分が必要になる．式 (6.76) の $P(\eta_t|\{S_t\})$ は，事後確率 $P(\{\eta_t\}|\{S_t\})$ を，推定したい η_t 以外の確率変数で周辺化しているので，周辺化事後確率とよばれる．$P(\{\eta_t\}|\{S_t\})$ はガウス分布に従わないので，前項のようなフーリエ変換を用いて対角化を行い計算量を削減することはできない．

一方，ここで議論している系は 1 次元系なので，以下に示すように転送行列法を用いて，T 次の積分を $O(T)$ の計算量で数値的に厳密に計算することが可能である (Watanabe et al., 2009)．式 (6.69)–(6.72) より，式 (6.76) の周辺化事後確率を，

$$P(\eta_t|\{S_t\}) \propto \int_0^1 \prod_{\tau=1}^{t-1} d\eta_\tau W(\eta_{\tau+1}, \eta_\tau) \int_0^1 \prod_{\tau=t+1}^{T-1} d\eta_\tau W(\eta_{\tau+1}, \eta_\tau), \tag{6.78}$$

$$W(\eta_{t+1}, \eta_t) = \exp\left(S_t \log \eta_t + (1 - S_t) \log(1 - \eta_t) - \beta(\eta_{t+1} - \eta_t)^2\right), \tag{6.79}$$

$$W(\eta_{T+1}, \eta_T) = W(\eta_T) = \exp\left(S_T \log \eta_T + (1 - S_T) \log(1 - \eta_T)\right), \tag{6.80}$$

と表すことができる．式 (6.78) の右辺は，$\tau = 1$ から $\tau = t-1$ までの左側の積分と $\tau = t+1$ から $\tau = T-1$ までの右側の積分に分離している．左側の積分は $\tau = 1$ から $t-1$ まで τ が大きくなる方向へ順番に積分していくことができる．同様に右側の積分は $\tau = T$ から $t+1$ へと τ が小さくなる方向へ順番に積分していくことができる．したがって，これら 2 つの積分は以下のような漸化式で計算できる．

$$P(\eta_t|\{S_t\}) \propto L_{t-1}^t(\eta_t)R_{t+1}^t(\eta_t). \tag{6.81}$$

$$\begin{cases} L_{\tau-1}^\tau(\eta_\tau) = \displaystyle\int_0^1 d\eta_{\tau-1} L_{\tau-2}^{\tau-1}(\eta_{\tau-1})W(\eta_\tau, \eta_{\tau-1}) \\ L_0^1(\eta_1) = 1 \end{cases} \tag{6.82}$$

$$\begin{cases} R_{\tau+1}^\tau(\eta_\tau) = \displaystyle\int_0^1 d\eta_{\tau+1} R_{\tau+2}^{\tau+1}(\eta_{\tau+1})W(\eta_{\tau+1}, \eta_\tau) \\ R_{T+1}^T(\eta_T) = W(\eta_T). \end{cases} \tag{6.83}$$

漸化式 (6.82) と (6.83) の 1 つの数値積分の計算量は数値積分の刻みの 2 乗であり，時間ビンの数 T には依存しない．したがって式 (6.81) を求めるための計算量は T に関する 1 次のオーダーである．このようにして数値的に求めた $L_{t-1}^t(\eta_t)$ と $R_{t+1}^t(\eta_t)$ を使って，確率の規格化条件を考慮して周辺事後確率 $P(\eta_t|\{S_t\})$ を求めると，

$$P(\eta_t|\{S_t\}) = \frac{L_{t-1}^t(\eta_t)R_{t+1}^t(\eta_t)}{\displaystyle\int_0^1 d\eta_t L_{t-1}^t(\eta_t)R_{t+1}^t(\eta_t)}, \tag{6.84}$$

となる．この式を式 (6.76) に代入し，数値的に厳密に PM 推定値を求めることができる．転送行列法は確率的推論で用いられている確率伝播法と同じものである．今回のような 1 次元系だけでなく，同時確率が隣接した確率変数の同時確率の積で表されるような場合に適用可能である．さらに，そのような場合以外にも近似的に適用されて成功を収めている．

図 6.3 は MAP 推定と PM 推定の結果である．図の点線は式 (6.70) の発火率の事前確率 $P(\{\eta_t\})$ から生成した発火率の系列 $\{\eta_t\}$ を表す．事前確率のハイパーパラメータは $\beta = 50$ を用い，ビン数は $T = 400$ である．図 6.3 の破線は MAP 推定の結果であり，実線は PM 推定の結果である．図 6.3 から，2 つの結果が少し異なることがわかる．

ハイパーパラメータ推定に必要な，式 (6.71) の分母に対応する周辺尤度 $P(\{S_t\})$,

$$P(\{S_t\}) = \frac{1}{Z_0(\beta)} \int_0^1 \prod_{\tau=1}^T d\eta_\tau W(\eta_{\tau+1}, \eta_\tau) \tag{6.85}$$

$$Z_0(\beta) = \int_0^1 \prod_{\tau=1}^N d\eta_\tau W^0(\eta_{\tau+1}, \eta_\tau) \tag{6.86}$$

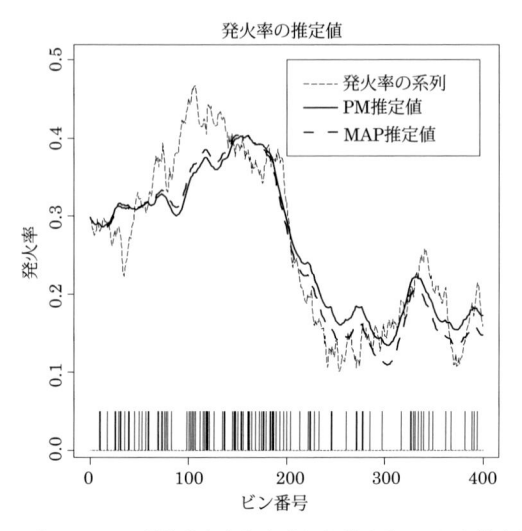

図 **6.3** 式 (6.70) の事前分布から生成した発火率 $\{\eta_t\}$ を推定した例

$$W_0(\eta_{\tau+1}, \eta_\tau) = \exp\left(-\beta(\eta_{\tau+1} - \eta_\tau)^2\right) \tag{6.87}$$

$$W_0(\eta_{T+1}, \eta_T) = 1, \tag{6.88}$$

も以下のように転送行列法で計算することができる，

$$P(\{S_t\}) = \frac{\int_0^1 \mathrm{d}\eta_T L_{T-1}^T(\eta_T) W(\eta_T)}{\int_0^1 \mathrm{d}\eta_T L'^{T}_{T-1}(\eta_T)}, \tag{6.89}$$

$$L'^{\tau}_{\tau-1}(\eta_\tau) = \int_0^1 \mathrm{d}\eta_{\tau-1} L'^{\tau-1}_{\tau-2}(\eta_{\tau-1}) W_0(\eta_\tau, \eta_{\tau-1}). \tag{6.90}$$

このように数値的に求められた周辺尤度を用いて，数値的にハイパーパラメータ β を決めることができる (Watanabe et al., 2009)．

最後にここで紹介した手法の最近の発展を簡単に紹介する．式 (6.70) は隣り合った発火率は似ているという拘束条件を表している．しかしながら，神経科学では突然刺激が切り替わる状況も考えられ，その場合は式 (6.70) の条件は適切でないことが考れる．最近我々は，画像処理のラインプロセスの考え方 (田中，2006) を発火率推定に適用し，このような状況に対処できる手法を提案した (Takiyama et al., 2009).

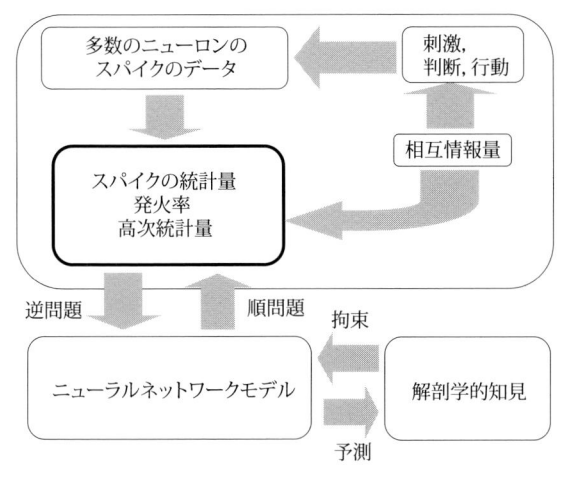

図 **6.4** 脳の計算論のフローチャート

6.3 まとめと関連事項

本章を終わるにあたって，ここで議論されたスパイクの確率的記述が神経科学でどのように位置づけされるかを述べる．

図 6.4 は，脳の理論的アプローチのフローチャートである．ニューロンの応答を測定するときは，動物に画像などの刺激を与えたり，判断や行動を伴うタスクを行わせる．これと同時にニューロンの応答であるスパイクを計測する．そのスパイクデータからスパイクの 1 次統計量である発火率を計算したり，2 次以上の高次統計量を計算する．本章での解説はこの過程に対応し，図 6.4 の太線で囲われた部分に対応する．

次に得られたスパイクの統計量が意味あるものかどうかを吟味する必要がある．たとえば，用意したすべての視覚刺激に対して，ニューロンの応答がまったく同じであれば，そのニューロンの応答をはかっても意味がないことは理解できるであろう．用意した刺激に対して，いろいろな応答が得られれば，その応答からどんな刺激が動物に与えられたかを予測できるようになる．このような予測特性を表す指標の 1 つが相互情報量である．与えられた刺激とスパイクの間の相互情報量を計算して，相互情報量をもつスパイク統計量だけに注目す

る必要がある (Oizumi et al, 2009).

　次に意味のあるスパイク統計量が，どのようなニューラルネットワークから生成されたかを考える．ここで重要な点は，得られる統計量の数はニューラルネットワークの自由度に比べて著しく少ないことである．因果の観点では，ニューラルネットワークを定めると，その結果として統計量が得られる．つまりニューラルネットワークから統計量を求めるのが順問題である．この順問題を解くための基礎理論が，本書で詳細に説明されている非線形動力学や確率過程の理論である．統計量からニューラルネットワークを決めることは逆問題となり，一般的には解けない．そこで順問題を解いておいて，それをもとに逆問題の解を推定する戦略をとる．具体的には，まず解剖学的知見などからニューラルネットワークの構造を予測する．予測したニューラルネットワークから，典型的にどのようなスパイク統計量が出てくるかを，理論もしくは計算機シミュレーションで計算しておく．これが順問題を解くことに相当する．いくつかの典型的なニューラルネットワークに関して同様なことを行い，スパイク統計量のデータベースのようなものをつくっておく．このデータベースと実験から得られたスパイク統計量を比較することで，いま問題にしている領野のニューラルネットワークに関する情報が得られる．さらには，そこから解剖学的な構造を予測することにもつながる．この順問題と逆問題のループを回すことが，スパイクの統計量とニューラルネットワークの構造の関係を解明する鍵になる．

　刺激，判断，行動などとスパイクの統計量の間の関係を明確にすることとと，スパイクの統計量とニューラルネットワークの構造の関係を解明することで，脳で行われる情報処理を深く理解することができる．

謝辞

　本章の執筆にあたっては，東京大学大学院新領域創成科学研究科博士課程飯田宗徳氏，同修士課程瀧山健氏に多大なるご尽力を賜った．また，紹介した研究内容の一部は複数の共同研究者との成果に基づいている．これらの研究は共同研究者の方々のご尽力がなければ完成にはいたらなかった．ここに深く感謝する．

参考文献

[1] Amari S (2001) Information geometry on hierarchical decomposition of stochastic interactions. *IEEE Transaction on Information Theory* **47**: 1701–1711.

[2] Koyama S, Shinomoto S (2005) Empirical Bayes interpretations of random point events. *Journal of Physics A* **38**: L531-L537.

[3] Nakahara H, Amari S (2002) Information geometric measure for neural spikes. *Neural Computation* **14**: 2269–2316.

[4] Oizumi M, Ishii T, Ishibashi K, Hosoya T, Okada M (2009) A general framework for investigating how far the decoding process in the brain can be simplified. *Advances in Neural Information Processing Systems* **21**: 1225–1232.

[5] Schneidman E, Berry MJII, Segev R, Bialek W (2006) Weak pairwise correlations imply strongly correlated network states in a neural population. *Nature* **440**: 1007–1012.

[6] Shimazaki H, Shinomoto S (2007) A method for selecting the bin size of a time histogram. *Neural Computation* **19**: 1503–1527.

[7] Smith A C, Brown E N (2003) Estimating a state-space model from point process observations. *Neural Computation* **15**: 965–991.

[8] Takiyama K, Katahira K, Okada M (2009) Exact inference in discontinuous firing rate estimation using belief propagation. *Journal of the Physical Society of Japan* (in print).

[9] 田中和之 (2006)『確率モデルによる画像処理技術入門』森北出版株式会社.

[10] 龍野正実 (2003) 情報幾何学によるスパイク・データ解析. 日本神経回路学会誌 **10**, 90–98.

[11] Tatsuno M, Okada M (2004) Investigation on possible neural mechanisms underlying information geometric measures. *Neural Computation* **16**: 737–765.

[12] Watanabe K, Tanaka H, Miura K, Okada M (2009) Transfer matrix method for instantaneous spike rate estimation. *IEICE Transactions on Information and systems* (in print).

第7章
スパイクニューロンの回路モデルと認知機能

　ここまで一通り，脳の神経回路モデルを構築する方法とその性質を解析するための理論的方法を学んできた．この最終章では，それらを組み合わせて構築される少し複雑な神経回路モデルについて紹介しながら，最近の神経科学の話題についても議論したい．

7.1　シンファイア・チェインと神経雪崩

　第2章で議論したように，前頭皮質にはワーキングメモリ活動が顕著に見られる．しかし，この領野ではそれ以外にも興味深い神経活動が報告されている．たとえば，Abelesらはサルの前頭葉から多電極を用いた細胞活動記録を行い神経発火の時間的関係を分析し，お互いの発火が100–300 ms以上隔たっているにもかかわらず，試行ごとの時間間隔の誤差が1–2 ms程度であるような神経細胞の3つ組みを多数発見した (Abeles et al., 1993)．さらに，このような精緻な発火タイミングを保持するメカニズムとして，層状に連結された神経回路モデルを伝わる同期したスパイク発火を提案した．これはシンファイア・チェイン仮説と呼ばれるが，シンファイア・チェインの性質については第3章でフォッカー–プランク方程式を導入して詳しく解析した．シンファイア・チェインは，1つのチェインで伝播できる情報が1種類に限られることや，認知機能との関連性がはっきりしないため，脳の情報処理における有効性が疑問視されることが多い．しかし最近，鳥の歌学習の中枢であるHVCと呼ばれる神経核で（霊長類の大脳新皮質の一部に相当すると考えられている），常に歌の特定の箇所で発火するニューロンが多数見つかり，この発火タイミングの正確さを説明するメカニズムとして再びシンファイア・チェインが現実性を帯びてきた．Abeles

らの実験ではシンファイア・チェインと考えられる活動と課題との時間的関係が一定ではなかったが，鳥の歌の場合には歌のペースを決めている時計としての役割がはっきり出ており，もしシンファイア・チェインが関係していたとすると，その認知的機能の理解が一歩進んだことになる．

ここでは，やはりシンファイア・チェインに関係していそうな，最近報告された大脳皮質の自発発火の伝播活動について説明しよう．Beggs と Plenz は数十の電極が2次元的に配列された多電極アレイを用いて，ラットの体性感覚野のスライス標本における自発発火の伝播現象を繰り返し観測した．その結果，スライス標本中を伝播する神経活動の規模 s と持続時間 T が，それぞれ指数 $-3/2$ と -2 のベキ則分布，$p(s) \propto s^{-3/2}$ と $p(T) \propto T^{-2}$，に従うことを発見した (Beggs & Plenz, 2003)．実はまったく同じベキ則分布は，雪山に発生する雪崩の大きさの分布にも見られることが知られており，このことから Beggs と Plenz は上に述べた神経活動の伝播を神経雪崩 (Neuronal avalanches) と名付けた．神経雪崩のメカニズムは大脳皮質の局所神経回路の構造や機能と密接に関係している可能性があるため，その解明に興味がもたれている．現在までに提案されているメカニズムには大別して2つの考え方がある．1つは Beggs と Plenz による提案で，大脳皮質の神経活動のダイナミクスが，何らかの臨界的なプロセスに従っているという考えである．彼らは臨界分岐プロセスとして知られる確率過程が神経雪崩と同じ指数を持つベキ則分布をもつことから，神経活動が大脳皮質の神経回路を伝わる際の伝達確率が，臨界分岐プロセスを実現するように微細に調節されていると考えたのである．

そこでこの臨界分岐プロセスについて簡単な例を使って説明しよう．今，1つの親ノードから2個の子ノードに次々に活性が伝達されるようなカスケード・プロセスを考えよう（図7.1(a)）．ここで活性化した親ノードからそれぞれの子ノードへは，確率 p で独立に活性が伝播されるものとする．逆に言えば確率 $1-p$ で活性は伝播せずに子ノードは不活性になる．今，あるステップ t で $n(t)$ 個の活性化された親ノードが存在していたとすると，次のステップで活性化されるノードの平均個数は $2pn(t)$ である．また分散は $(2^2p^2 + 2p(1-p) - (2p)^2)n(t) = 2p(1-p)n(t)$ と計算される．したがって次のステップで活性化されるノード数は以下の確率方程式で記述されることがわかる．

7.1 シンファイア・チェインと神経雪崩

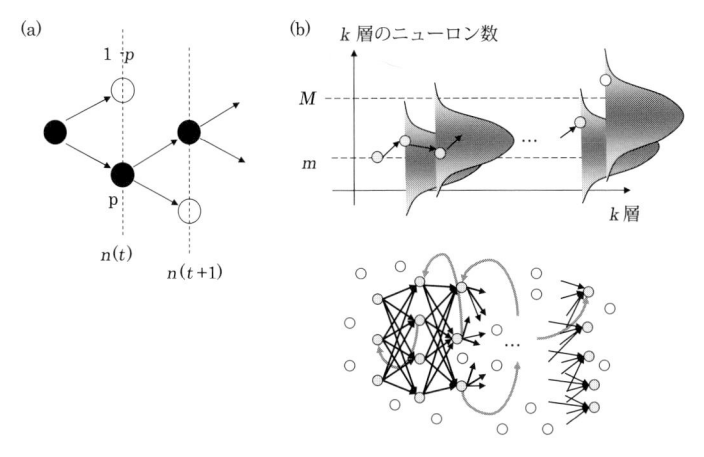

図 7.1 神経雪崩と臨界プロセス
(a) 活動伝播の臨界プロセス．白丸は不活性なノード，黒丸は活性をもつノードを表す．(b) 神経間の配線構造にシンファイア・チェインを埋め込む臨界プロセス

$$n(t+1) = 2pn(t) + \sqrt{2p(1-p)n(t)}\zeta(t) \tag{7.1}$$

ここで $\zeta(t)$ は平均 0，分散 1 の正規ガウス分布に従う確率変数である．

$$\langle \zeta(t) \rangle = 0, \quad \langle \zeta(t)\zeta(t') \rangle = \delta_{tt'} \tag{7.2}$$

上の確率発展方程式で $p = 1/2$ の場合を考えると，各ステップで活性化したノードの数は平均的には増えもしなければ減りもしない．これが臨界的な状況であり，このとき活性の伝播が終了するまでに活性化される全ノードの数は，指数が $-3/2$ のベキ則分布に従うことが知られている．伝達確率が臨界値 $1/2$ より小さい場合には指数関数的に活性化するノード数は減少し，逆に大きい場合には指数関数的に増大することも容易にわかる（ノイズの効果である右辺第2項を無視して考えてみればよい）．

上に述べた臨界分岐プロセスは，情報伝達の最適化という観点から，とても魅力的な仮説である．情報量と伝達確率との関係を理解するには，次のような状況を考えてみるとよい．神経回路中をスパイク発火が伝わる際に，ニューロン間の伝達確率が大きすぎると，どのような初期状態から出発しても，神経活動は最後には神経回路全体に広がってしまう．この場合，最終状態から初期状態の情報を得ることはできない．一方，伝達確率が弱すぎると，どのような初

期状態から出発しても活動の伝播は指数関数的に減衰してしまうため，時間が経つと初期状態の情報はわずかしか残らない．伝達確率が臨界値をとる場合には，神経回路の活動は回路全体に広がることもなければ，すぐに消失してしまうこともなく，初期状態を識別するのに十分な情報を保持することができるのである．しかし臨界分岐プロセスは活動を伝播する各ノードの独立性を前提にしており，発火のために複数のシナプス前細胞からの入力を必要とする神経活動の伝播には，ただちに適用できないという欠点をもつ．実際，シナプス前細胞の集団とシナプス後細胞の集団を，細胞集団の中から独立に選んでしまうと，ベキ則分布に従う発火伝播は実現できないことがわかる．このようなことから，現実的な神経ネットワークモデルを構築して臨界プロセスを実現することは，難しいと言わざるをえない．

そこで臨界分岐プロセスとは別の可能性として，我々は「絡み合ったシンファイア・チェイン」モデルを提案した．つまり同期発火を伝播する層状ネットワークの大集団を考え，それぞれのネットワークの大きさ（含まれる神経細胞数）と長さ（層の数）が，それぞれ指数 $-3/2$ と -2 のベキ則分布に従うと考える．そして各要素ネットワークが同じ確率で活性化されると考えると，発生する同期発火伝播の集合（神経雪崩）も，ネットワーク集団と同じベキ則分布に従うことになる．ここで問題なのは，どうすればそのようなネットワークの集団を自然につくることができるかである．そこで我々は，最初はまったくシナプス結合を持たない興奮性および抑制性の神経細胞の集団内に，そのような統計分布をもつ層状ネットワーク集団を埋め込むための，シナプス結合の数学的生成規則を提案した．つまり神経雪崩は神経活動の伝達ダイナミクスの臨界的性質から現れるのではなく，局所神経回路の発達プロセスが臨界的なために出現すると考えるわけである．

その生成過程を具体的に示すと以下のようになる（図 7.1(b)）．実験で得られたベキ則分布を完全に再現するためには少し工夫が要るが，ここでは要点だけを示す．簡単のため，まったくシナプス結合をもたない，興奮性細胞のみから成る神経集団を考えよう．この集団内に層状神経回路を生成するために，まず第 1 層に属する m 個の細胞を細胞集団全体からランダムに選ぶ．次に平均が m で分散が $\sigma^2 m$ のガウス分布から 1 つ数を引いて，その数の分だけ神経細胞集団全体の中からランダムにニューロンを取り出し，神経回路の第 2 層に配置す

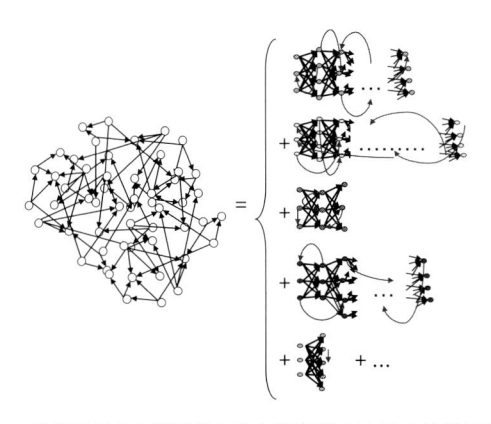

図 7.2 神経雪崩から推測される大脳皮質 2/3 層の神経回路構造

る．そして第 1 層の各ニューロンから第 2 層のすべてのニューロンに結合をつくる．あるいは第 1 層の個々のニューロンは，第 2 層全体ではなく，一定の割合のニューロン集団にのみ投射するとしてもよい．この操作を帰納的に繰り返す．つまり，k 番目の細胞群の細胞数 $n(k)$ を平均値 $n(k-1)$，分散 $\sigma^2 \cdot n(k-1)$ のガウス分布から選び，選ばれた数 $n(k)$ 個の細胞を細胞集団全体からランダムに選んで k 番目の層に配置していく．このとき各層に配置できる細胞数 $n(k)$ には上限 M と下限 m が存在するものとし，$n(k)$ がこの範囲を超えたら，その時点でこの連鎖プロセスを終了させて，1 つの層状神経回路とするのである．このプロセスを確率過程で表すならば，

$$n(t+1) = n(t) + \sqrt{m\sigma^2 n(t)}\zeta(t) \tag{7.3}$$

となり，臨界分岐プロセスの従う発展方程式と本質的に同じものであることがわかる．上で述べた一連のプロセスを，初期の細胞群をランダムに選び直して何度も繰り返すことにより，細胞集団全体に多数の層状神経回路を埋め込むことができる（図 7.2）．

このようにして生成された層状神経回路の 1 つ 1 つが，同期発火を伝播するシンファイア・チェインとして機能するが，$p=1/2$ の場合の式 (7.1) と (7.3) の類似性から，シンファイア・チェインを伝わる同期発火の大きさの分布は臨界分岐プロセスと同じベキ則に従うことが示せる．また単純なシンファイア・チェインとは違い，同一のニューロンが複数の層状神経回路に含まれうること

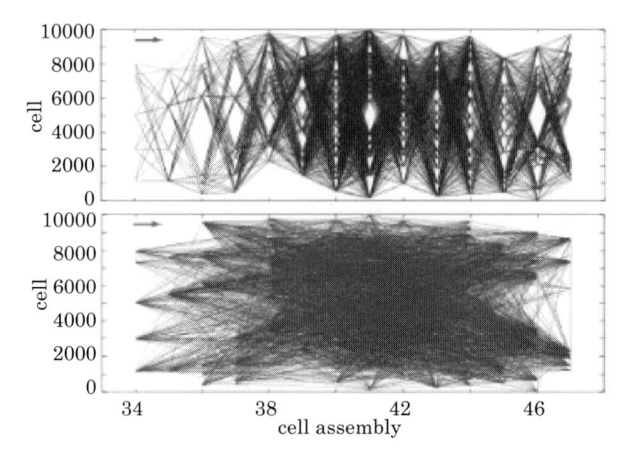

図 7.3 図 7.1(b) の配線規則が生成した近似的層状神経回路の例
生成されたフィードフォワード結合（上）とそれ以外の結合（下）．

から，それぞれのシンファイア・チェインは独立ではなく，互いに絡み合った配線構造を持つことが示せる．このことに関係して，埋め込まれた層状神経回路は連続する層を結ぶフィードフォワードなシナプス結合ばかりでなく，出口側の層から入口側の層へのフィードバック結合と，次層ではなく離れた層へのフィードフォワード結合を持つことが示せる．実際に得られた層状ネットワークの例を図 7.3 に示したが，上図は層から層へ順番に投射していくフィードフォワードなシナプス結合を，下図はそれ以外の結合を表している．

　ラットの体性感覚野では，ラットのヒゲから入力される情報が解析されていることが知られている．自然に起こりうる状況下では，規則的に並んだヒゲは常に隣り合ったものが時系列的に刺激されることになるだろう．そのためヒゲから体性感覚野に入力される刺激は，本質的に時系列構造をもつことが予想される．そのような時系列構造を識別するために，シンファイア・チェイン群が利用されているのかもしれない．大脳皮質の局所神経回路の詳細な構造の決定は始まったばかりであり，今後の研究の成果に期待がもたれる．

7.2　入力の時間積分のための神経回路

ワーキングメモリでは持続発火活動を生成したリカレントネットワークは，

シナプス結合の配線パターンやニューロンの性質を工夫することにより，いろいろな用途に利用することができる．そのなかから，近年，意思決定に関連して盛んに研究されてきた，時間積分の神経回路メカニズムを紹介しよう．ここでいう意思決定とは，複雑な戦略に基づく行動選択ではなく，あいまいな視覚情報などを識別して，その情報に基づいて行動選択するような課題を指している (Gold & Shadlen, 2001)．典型例としては，それぞれがでたらめな方向に動く点の集団の中で少数のものが右か左方向に同調して運動している場合に，その方向を判断させる課題がある．このような判断を下すために脳では次のようなプロセスが行われると考えられている．まず視覚入力は右または左向きの運動を検出するフィルタ回路にかけられ，それぞれのフィルタ回路の出力が時間回路に入力される．この積分回路の役割は，入力を時間積分して担当する運動方向に関する「証拠集め」を行うことである．そしてどちらかの積分回路で証拠がある閾値を超えた時点で，その回路が受け持つ方向に判断が下される．時間積分の別の例としては，入力された眼球運動の角速度情報を時間積分して，眼球の回転角度を算出する回路が知られている．また行動のタイミングを決定する神経メカニズムとして，心理学では行動生成を促す入力を時間積分する，アキュミュレータ・モデルと呼ばれるものが考えられてきた．このモデルでも，積算された情報がある「確からしさ」のレベルを超えたときに，行動が生成されると考える（図 7.4(a)）．

　このように，時間積分はさまざまな高次脳機能に必要な基本的演算であるが，このような演算では，ニューロン活動は時間の進展につれて上昇（正の入力の積分）または下降（負の入力の積分）する傾向を示すはずである．たとえば一定の外部入力 I を受ける場合，積分値 $\int_0^t I dt = I \times t$ に従ってネットワークの平均発火率が直線的に変化するような状況が考えられる．実際，持続的に発火率が上昇あるいは下降する遅延期間活動は，大脳皮質を含むさまざまな脳の領域で見つかっている．時間積分に対しては，単一の神経細胞やリカレントな神経回路に基づいてさまざまなモデルが考案されている．特に神経回路を仮定するメカニズムについては，連続アトラクター状態を用いるものや，NMDA 型の遅いリカレントなシナプス入力を仮定するものなどが提案されているが，以下では筆者らが提案した，ノイズ入力を受けている双安定ニューロンのリカレント神経回路に基づくメカニズムを説明しよう (Sakai et al., 2006)．

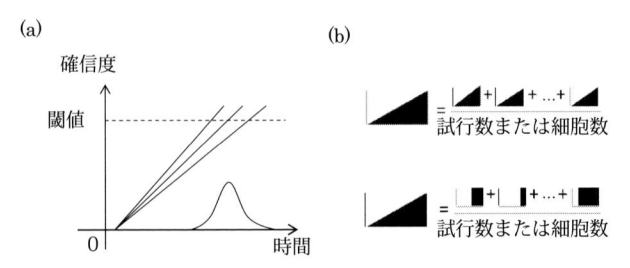

図 7.4 双安定な神経回路モデルによる入力積分
(a) 認知判断における入力情報の積分．(b) 入力積分の神経回路メカニズムに関する 2 つの仮説．

双安定ニューロンの 2 つの安定状態のうち，活動の低い状態をオフ状態（静止状態），一定の発火率で活動している状態をオン状態と呼ぶことにしよう．双安定ニューロンのネットワークが積分回路としてはたらくときには，外部入力の大きさに依存してネットワーク全体の平均発火率が一定の変化率で上昇する．遅いリカレントなシナプス入力を仮定するモデルでは，各ニューロンの発火率が緩やかに上昇することで回路全体の発火率が上昇する（図 7.4(b) 上）．これとは対照的に，ここで示す入力積分のメカニズムでは，集団の活動度の上昇を個々の双安定ニューロンのオフ状態からオン状態への遷移の時系列によって実現する（図 7.4(b) 下）．ここで回路内のニューロンはすべて最初はオフ状態にあるとし，リカレントな興奮性シナプス結合は AMPA 型であるとする．双安定ニューロンには 2.7.2 項に示したようなモデルを用いてもよいが（第 2 章付録 (2)），ここでは簡略化された神経回路モデルを用いて，図 7.3(b) に示した確率的な状態遷移を解析してみよう．つまり各ニューロンはオフ状態にあるときには，以下に示した積分発火型モデルによって表現されるが，閾値に達して発火すると何らかの細胞固有のメカニズムがはたらき，$f_{ON}[Hz]$ で持続的に発火するオン状態が維持されると考える．

$$\frac{C_m dV}{dt} = -g_L(V - V_L) - g_s \sum_{k=1}^{N} c_k s_k(t) V + I + \sigma \zeta(t). \quad (7.4)$$

ここで右辺第 1 項，第 2 項，第 3 項，第 4 項はそれぞれリーク電流，回路内の他の神経細胞からのリカレントなシナプス入力，一定の外部入力，そしてノイズ入力を表している．c_k の値は確率 c で 1 をとり，確率 $1-c$ で 0 をとるものとする．我々の興味は，上記のダイナミクスに従うニューロンが，いつオン状

態に遷移するかを知ることである．ノイズ入力の効果でこの時間は決定論的には決まらないので，平均値を求めることを考えてみよう．

そのために，膜電位に対するフォッカー–プランク方程式を立ててみよう．今，あるシナプスのシナプス前ニューロンがオン状態にある場合，そのゲート変数 $S_k(t)$ の時間的平均値はシナプスの時定数を τ_s とすると，$\bar{s} = \tau_s f_{\text{ON}}(1 - e^{-1/\tau_s f_{\text{ON}}})$ で与えられる．シナプスのゲート変数の時間変化は，シナプス後ニューロンのオフ $\Rightarrow$ オン状態遷移に比べてずっと速いので，ゲート変数は平均値で置き換えてよい．今，回路全体にオン状態にあるニューロンがすでに n 個存在している場合，まだオフ状態にあるニューロンが受けるすべてのシナプス・コンダクタンスの平均値は $g_s c n \bar{s}$ である．オフ状態にある各ニューロンはお互いに独立したユニットとして扱ってよいので，そのようなニューロンの膜電位に対して，次のようなフォッカー–プランク方程式を立てることができる（図 7.5(a)）．

$$\frac{\partial P(V,t)}{\partial t} = -\frac{\partial}{\partial V}\left[-\frac{1}{\tilde{\tau}_m(n)}V + \tilde{I}\right]P + \frac{\tilde{\sigma}^2}{2}\frac{\partial^2 P}{\partial V^2} + J_0\delta(V - V_0) = \frac{\partial J(V,t)}{\partial V},$$

$$J(V,t) = \left(\frac{1}{\tilde{\tau}_m(n)}V - \tilde{I}\right)P + \frac{\tilde{\sigma}^2}{2}\frac{\partial P}{\partial V} + J_0\theta(V - V_0).$$

(7.5)

ここで，$\tilde{\tau}_m(n) = C_m/(g_L + g_{\text{syn}} c n \bar{s})$, $\tilde{\sigma} = \sigma/C_m$, $\tilde{I} = (g_L V_L + I)/C_m$ である．上の式で右辺第 3 項はニューロンが発火すると膜電位が V_0 にリセットされることを表す確率流であり，定数 J_0 は領域 $V \leq V_\theta$ における確率保存から決められる．今，境界条件 $P(V_\theta) = 0$ のもとでのフォッカー–プランク方程式の定常解を確率流 $J(V) = 0$ とおいて，膜電位が V_0 から出発して V_θ に達するまでの経過時間を求めたい．この問題はファーストパッセージタイム (First Passage Time: FPT) 問題と呼ばれ，古くからさまざまな確率過程において研究されて来た．FPT は試行のたびに毎回変化するが，その分布関数を求めることは意外に難しく，積分発火ニューロンのような簡単なモデルについても解析解は知られていない．ただし，そのラプラス変換形は求められている．しかしFPT の平均値は以下のように Ricciardi の公式で表されることが知られている (Ricciardi, 1977)．

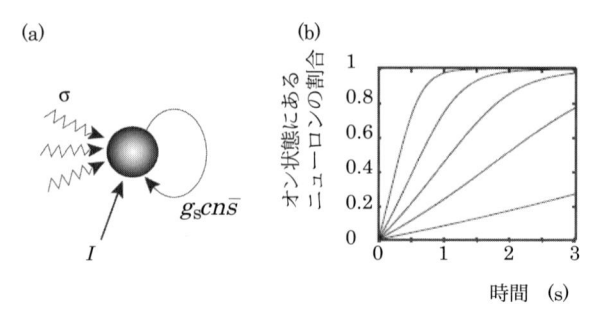

図 7.5 確率過程モデル (a) によって解析した神経回路の状態遷移の様子 (b)

$$\tau_{FPT}(g_{\text{syn}}n, \sigma, I) = \tau_{rf} + J_0^{-1} = \tau_{rf} + \sqrt{\pi}\tilde{\tau}_m \int_{x_0}^{x_U} dx e^{x^2}(1 + \text{erf}(x)). \quad (7.6)$$

ここで τ_{rf} はスパイク生成直後のニューロンが応答できない不応期の長さ ($\sim 2\,\text{ms}$), 誤差関数は $\text{erf}(x) = (2/\sqrt{\pi})\int_0^x dy \exp(-y^2)$ で定義され, 積分の上限と下限は,

$$\begin{aligned}x_0 &= C_m\left(V_0 - \frac{I^+}{g_L^+}\right)/\sqrt{\tilde{\tau}_m\sigma^2},\\ x_U &= C_m\left(V_\theta - \frac{I^+}{g_L^+}\right)/\sqrt{\tilde{\tau}_m\sigma^2},\end{aligned} \quad (7.7)$$

で与えられる. また $g_L^+(n) = g_L + cng_{\text{syn}}\bar{s}$, $I^+ = I + g_L V_L$ とおいた. ここでリカレントなシナプス入力が及ぼす効果は, 膜の時定数を減少させ応答速度を速める効果に押し込められることに注意して欲しい.

Ricciardi の公式の導出を簡単に補足しておこう. 我々が求めたいのは式 (7.5) で与えられるフォッカー–プランク方程式の平衡状態での膜電位分布である. それを求めるために,

$$J_\infty(V) = \left(\frac{1}{\tilde{\tau}_m(n)}V - \tilde{I}\right)P_\infty(V) + \frac{\tilde{\sigma}^2}{2}\frac{\partial P_\infty(V)}{\partial V} + J_0\theta(V - V_0) = 0 \quad (7.8)$$

を解こう. 式 (7.5) から, 確率が保存するためには確率流が一定でなければならないことがわかるが, $V = -\infty$ では確率流は 0 になるはずなので式 (7.8) が成り立つ. 式 (7.8) の解は, $V \geqq V_0$ と $V < V_0$ の 2 つの場合について別々に解いてから, 2 つの解を $V = V_0$ での分布関数の連続性を課して接続することで, 次のように得られる.

$$P_\infty(V) = \frac{2J_0\sqrt{\tilde{\tau}_m}}{\tilde{\sigma}} \left[\theta(V+V_0) \int_{x(V_0)}^{x(V_\theta)} dt \exp(t^2) \cdot \exp\left(-\frac{(V-\tilde{\tau}_m\tilde{I})^2}{\tilde{\tau}_m\tilde{\sigma}^2}\right) \right.$$
$$\left. + \theta(V-V_0) \int_{x(V)}^{x(V_\theta)} dt \exp(t^2) \cdot \exp\left(-\frac{(V-\tilde{\tau}_m\tilde{I})^2}{\tilde{\tau}_m\tilde{\sigma}^2}\right) \right]. \tag{7.9}$$

ここで J_0 が確率分布全体に因子としてかかることに注意して欲しい．そこで確率保存

$$\int_{-\infty}^{V_\theta} dV P_\infty(V) = 1 \tag{7.10}$$

の条件を課せば，J_0（の逆数）が式 (7.6) の右辺第 2 項のように決まるのである．

上で求めた状態遷移確率はリカレントなシナプス入力の強度を通じて，各時刻にネットワーク内に存在しているオン状態のニューロンの数に依存している．この状態遷移確率を利用すれば，双安定ニューロンのネットワーク内での状態遷移のダイナミクスを記述することができる．そのためには，以下のようなオン状態のニューロン数 $n(t)$ の発展方程式を考えればよい．

$$\frac{dn}{dt} = \tau_{FPT}(ng_{\text{syn}}, \sigma, I)^{-1}(N-n) - \beta n \tag{7.11}$$

ここで各ニューロンの状態遷移は確率過程に従うので，原理的にはオン ⇒ オフ状態への遷移も存在する．右辺第 2 項はその効果を表しているが，この下降遷移の遷移確率 β を入力やノイズの強さの関数として求めることはなかなか難しい．しかし実際の神経回路のシミュレーションではこのような下降遷移が起こることは稀であり，β は小さな定数として扱っても現象の本質には無関係である．そこで以下では単に $\beta=0$ とする．図 7.5(b) は初期状態 $n(0)=0$ のもとで状態遷移のマスター方程式 (7.8) を数値的に解いた結果であるが，ほぼ一定の割合で $n(t)$ が増加していることがわかる．そのためには，ノイズの強さと，リカレントシナプスのコンダクタンスが適切に調節されていることが必要であるが，調節の精度はそれほど微細である必要はない．比較のために，式 (2.22) で与えられた双安定ニューロンのリカレントネットワークを実際に数値シミュレーションで解いた結果を図 7.6 に示す．上の図は 1 つのニューロンの活動の試行平均を，下の図は 1 回の試行内でのニューロン集団の活動の平均を表して

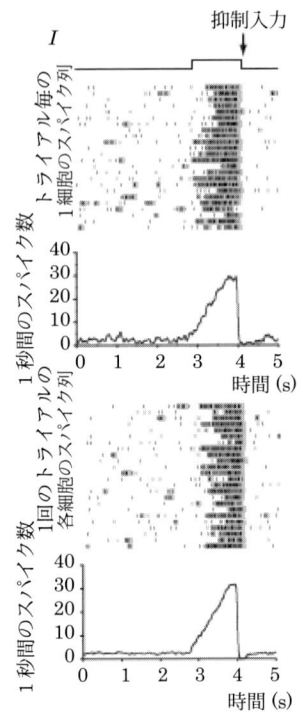

図 7.6 双安定ニューロンの神経回路による一定入力各試行での時間積分．1つの細胞の活動とその試行平均（上），1試行内の神経集団の活動とその平均（下）

いる．どちらの場合もオン状態にある試行あるいはニューロンの数が，ゆっくり増加していくことがわかる．実はこのネットワークには抑制性ニューロンも含まれておりオン状態の増加率に関係するが，入力積分の神経メカニズムの本質には影響しないため，確率過程による解析では抑制性ニューロンの効果は省いた．また上昇活動を終わらせるために，外部入力 I の積分が終わるのと同時に，短時間の抑制性入力を外部から加えている．この抑制性入力を加えない場合には，入力 I が存在しなくなった後も，ネットワークは一定レベルの自発発火状態に留まり続けることになる（ワーキングメモリのモデルを思い出して欲しい．ノイズがない場合には，永遠にその状態に留まる）．これらの結果から，ニューロンモデルを簡略化して導出した確率過程は，より現実的なニューロンの回路で起こる状態遷移時系列の本質をよく表していることがわかる．注意し

て欲しいのは，神経回路のシミュレーション結果は，確率過程に基づく近似理論で示される以上に，現実的な神経ネットワークモデルの入力積分の精度（つまり発火率上昇の直線性）が高いことを示唆していることである．下降型の遅延期間活動は，上述の過程と逆方向に進む確率過程を考えれば，同様の神経回路モデルで再現できる．

遅延課題遂行中のサルの前部帯状皮質において，ここでモデル化した双安定状態間の遷移に基づく上昇型および下降型の遅延活動に極めて類似の神経活動が見いだされた．具体的には帯状皮質の課題関連ニューロンが，遅延期間中のある時点で 10 Hz 程度の周波数を挟んで発火率を不連続的に変化させることがわかったが，これは帯状皮質においてここで提案したような神経メカニズムが実際にはたらいている可能性を示唆している (Okamoto et al., 2007)．しかしそのことをより明確に示すためには，細胞外記録法などによって課題遂行中のサルの帯状皮質から複数のニューロンの活動を同時に記録し，神経集団内の各ニューロンは遅延期間中の異なる時刻で状態遷移を起こし，しかも集団としては一様に活動度を増加させることを示さなければならない．そのような解析は今後の課題である．

7.3 今後の展望

本書では計算論的神経科学の基礎的内容から，この 10 年間ぐらいの間にわかってきた最新の内容まで，一通り目を通してきた．しかし紙数の都合上，触れることのできなかった話題も少なくない．たとえば視覚情報処理や嗅覚情報処理の最近の発展にはほとんど触れることができなかった．匂い情報の記憶や識別では，リカレントな神経回路に刺激依存に誘起される同期発火が重要な役割を果たしていることなどがわかっている．また海馬による場所情報の記憶についても，実験がかなり進み，神経回路モデルや海馬の回路機能についての理論的提案もされているが，それらはまったく取り上げることができなかった．さらに報酬に依存する意思決定のしくみについても，最近，実験と理論が連動した研究が進んでいるが，やはり十分に言及することができなかった．意思決定の研究は今まで合理的行動（たとえば報酬の最大化）の研究に重点が置かれてきたが，今後はリスクの影響や，あるいは情動や社会性などが影響する「非

合理的な意思決定」などの研究に，発展していくものと思われる．そこでは従来の強化学習をも包含する，新しい計算理論を生み出すことが必要になってくるかもしれない．またそのような研究の成果は，人間の経済活動などを脳のレベルで理解することに役立つものと期待されている．またここ数年，マシン学習や情報幾何学などの分野で数理科学的な手法の開発が進み，神経回路の研究や神経活動データの解析などに利用されることが多くなってきた．これらの新しい数学的枠組みは非常にパワフルであり，今後も利用される機会が増大していくに違いないが，やはり本書では詳しく述べることはできなかった．

ミクロスコピックなレベルで脳の神経回路がどのように情報を処理するのかは，実験的にも理論的にも今後の研究に解明を待たねばならない．とくに6層構造をもつ大脳皮質局所回路（いわゆるカラム）は大脳皮質の情報処理の機能ユニットと長く考えられているが，シナプス結合の微細な配線パターンなどが実験的に調べられるようになったのは最近のことである．また大脳基底核神経回路による運動生成や行動学習のメカニズムも，まだ明らかにされていない．また海馬と大脳皮質の相互作用による長期記憶の固定化なども，まだまだ解らないことが多い．そのような複雑な神経回路の機能を調べるためには，遺伝子的手法を駆使した実験とともに，神経回路モデルの大規模シミュレーションによる研究が必要になる．とくに大規模シミュレーションのためのアルゴリズムや計算方法の開発には，近年，国際的にも関心が高まっており，生物学的に詳細な神経回路モデルなどが研究され始めている．しかし数値シミュレーションだけに頼って脳内で起こる複雑な現象を整理し，背景にはたらく計算原理を見いだすことは困難であり，実験的検証に耐えうる理論的仮説の提案がどうしても必要になる．また神経回路に限らず脳の高次機能の実験においても，複雑な知見を整理するために，理論的仮説に裏付けられた実験のデザインが重要になってくるだろう．

謝辞

原稿の執筆にあたり，研究室のメンバーにいろいろ協力していただいた．アシスタントの定保圭子さんには，原稿の電子化作業などで随分助けていただいた．研究員の寺前順之助さんと技術員のHelena Wangさんには，図の作成に必要な数値シミュレーションなどを手伝っていただいた．また東京都神経研の峯悦子さんにはイラストの描

画を手伝っていただいた．この場をかりてこれらの方々にお礼を述べたい．なお，第 2 章と第 7 章で私が執筆した内容は，複数の共同研究者との研究の成果に基づいている．

参考文献

[1] Abeles M, Vaadia E, Bergman H, Prut Y, Haalman I and Slovin H (1993) Dynamics of neuronal interactions in the frontal cortex of behaving monkeys. *Concept Neurosci* **4**: 131–158.

[2] Beggs JM and Plenz D (2003) Neuronal avalanches in neocortical circuits. *J Neurosci* **23**: 11167–11177.

[3] Gold JI and Shadlen MN (2001) Neural computations that underlie decisions about sensory stimuli. *Trends Cogn Sci* **5**: 10–16.

[4] Okamoto H, Isomura Y, Takada M, Fukai T (2007) Temporal integration by stochastic recurrent network dynamics with bimodal neurons. *J Neurophysiol* **97**: 3859–3867.

[5] Ricciardi LM (1977) *Diffusion Processes and Related Topics in Biology*. Berlin: Springer-Verlag.

[6] Sakai Y, Okamoto H and Fukai T (2006) Computational algorithms and neuronal network models underlying decision processes. *Neural Netw* **19**: 1091–1105.

[7] Zapperi S, Baekgaard LK and Stanley HE (1995) Self-organized branching processes: mean-field theory for avalanches. *Phys Rev Lett* **75**: 4071–4074.

索引

[あ行]

アキュミュレータ・モデル 259
アクター 200, 209
アクター・クリティック学習 200, 209
アトラクター 120
甘利俊一 161, 181
アルゴリズム 160
安定点 14
鞍部点（サドル） 12
イオンチャネル 5
閾値 7, 223
　——下 133
　——関数 8
　——線形関数 8
意思決定 259
位相 51, 133
位相応答関数 55
　——の実験による計測 87
位相応答曲線 55, 146
位相記述 53
位相縮約 53
　——法 49
位相同期 153
位相パターンの連想記憶モデル 86
位相反応曲線 55, 146
1次統計量 248
一様ランダム位相状態 83
一般化フィッシャー情報量 171
因果的効果 140
因果的領域 144
因果律 237
ウィナーフィルター 242
ウィンドウ関数 144
エネルギー 229
　——関数 234
凹関数 245

[か行]

解釈的モデル 161
開閉確率 17
解剖学的な構造 250
ガウシアンホワイトノイズ 103
ガウシアンノイズ 102
ガウス分布 164
カオス状態 91
拡散近似 108, 110, 113
拡散方程式 110
確率過程 99, 101
確率的記述 248
確率的な挙動 224
確率伝播法 247
確率の自由度 228
確率変数 226
確率保存 263
確率流 111
画像修復 234
画像処理 248
価値意思決定 186, 213
価値に基づく意思決定 186
活動電位 5, 48
過渡状態 232
過分極性スパイク後電位 19
カラードノイズ 128
絡み合ったシンファイア・チェイン 256
カルシウム依存性カチオン電流 20
カルシウム依存性カリウム電流 20
カルシウム依存性の電流 21
川人光男 162
間接経路 191
ガンマ過程 126
機械的モデル 161
規格化因子 229

記述的モデル　161
期待値　225, 227
脚橋被蓋核　215
逆問題　249
ギャップ結合　76
キュムラント　104
強化因子　193
強化学習　186
競合神経回路　9
巨大 EPSP　136
キルヒホッフの法則　16
偶発的相関　140
クラスター　148
　——状態　83
クラメル–ラオの下界　168
蔵本モデル　86
クリティック　200, 209
計算理論　160
計算論的視点　160
計算論的神経科学　1
ゲート変数　17, 261
減衰シナプス　32
高次相関　106, 182
高次統計量　249
拘束条件　228, 233
行動価値関数　203, 206
行動選択　198, 203
行動則　199
　——学習　200
高度同期発火　136
興奮性シナプス　31
黒質緻密部　191
黒質網様部　188
誤差関数　262
固定点　146
古典的条件付課題　193
コネクショニストモデル　7
混合座標系　184
コンテキスト　214
コントロールパラメータ　68
コンパートメントモデル　19

[さ行]

再帰的結合　175
最急降下法　235, 245
最大事後確率推定　238
最適行動価値関数　207
最適行動則　206
最適状態価値関数　207
細胞は閾値以上の入力を受けている　133
最尤推定　166
作業記憶　38
　——課題　38
サドル・ノード分岐　13, 69
サドルホモクリニック分岐　74
サブクリティカルホップ分岐　73
散逸力学系　48
視覚刺激　232
視覚野　224
時間差分学習　193, 197
時間積分　259
時間符号　182
軸索　5
シグモイド関数　8, 200
刺激組み合わせ　179
嗜癖　192
事後確率　237
自己組織化　146, 153
自己共分散　104
事後分布最大化推定量　178
事後平均推定　238
視床下核　188
始状態　232
事前確率　237
自然勾配　211
3 次相関　182
持続性ナトリウム電流　19
持続発火　23, 38
シナプス後電流　31, 33
シナプス後ニューロン　31
シナプス前ニューロン　31
シナプス遅延時間　153
シナプス伝達　30
シナプス入力　260
社会知性　216
習慣　214
終状態　232
集団符号　162
集団ベクトル　165
周波数同期　153

周辺化　226
　——確率　227
周辺尤度　239, 248
　——最大化　239
縮約理論　49
出力関数　7
順問題　249
条件刺激　212
条件付き確率　226
状態価値関数　196, 197, 205
状態観測　203
状態空間　51
状態遷移　203
　——関数　210
常微分方程式　50
情報幾何　181, 232
情報損失　180
情報のキャリア　223
神経回路の発達プロセス　256
神経回路モデル　232
神経雪崩　254
　——現象　132
神経場モデル　173
振動現象　46
振動子モード　133
シンファイア・チェイン　135, 253
シンファイアモード　132
随伴方程式　57
数理/計算論的神経科学　159
数理的視点　161
スキル　214
スパイク　5, 223
　——時間依存のシナプス可塑性 (STDP)　36, 37
スーパークリティカルホップ分岐　74
正規分布　164
静止膜電位　5, 7
生成モデル　236
正則化　234
積分子モード　133
積分発火型細胞　153
積分発火（型）モデル　6, 260
遷移確率　205
漸近安定　51
線形和　7

線条体　187
双安定ニューロン　23, 24, 259, 263
相関　104
　——関数　140
増強シナプス　34
相互情報量　91, 249
相互相関の手法　136
層状神経回路　257
双対平坦　184
側坐核　187, 191, 213
即時報酬　195
ソフトマックス関数　201

[た行]

対価　193
大規模素ミュレーション　27
帯状皮質　265
対数周辺尤度　239
対数線形モデル　183, 228
大脳基底核　187
タイプ I ニューロン　11, 15, 68
タイプ II ニューロン　14, 68
多重表現仮説　214
たたみこみ　120
脱分極性スパイク後電位　19
単一指数関数型のウィンドウ関数　141
単位 EPSP　153
淡蒼球外接部　191
淡蒼球内節部　188
遅延期間　38, 265
遅延報酬　196
知覚に基づく意思決定　186
忠実モデル　170
中立安定　176
　——点　13
チューニング・カーブ　163
長期増強 (LTP)　36
長期抑制 (LTD)　36
直接経路　191
定常解　112
定常状態　231
定常性　231
データ修復　234
データ生成過程　236
データフィット項　234, 244

テーラー展開 228
電位依存性カルシウム電流 20, 27
電気魚 138
　　——型ウィンドウ関数 145
電気シナプス 76
転送行列法 246, 247
伝達物質の放出確率 33
テンポラルコーディング 150
等位相面 51, 52
同期化 123
同期検出 129
同期性 150
同期発火 257
　　——伝播 146
道具的条件付課題 198
2クラスター状態 84
統計力学 201, 229
同時確率 226, 227, 229, 237
動的計画法 207
特性関数 115
特徴刺激 164
独立性 226, 227, 231
ドーパミン神経細胞 191
トポグラフィック 131

[な行]

滑らかさの拘束条件 234, 245
2次元フォッカー–プランク方程式 129
入力電流に対する周波数特性 67
ニューラルネットワーク 250
脳深部刺激療法 (deep brain stimulation: DBS) 46
脳の計算論的アプローチ 248

[は行]

ハイパーパラメータ 236
　　——推定 239
バースト発火 18, 29, 80
発火タイミング 45
　　——依存可塑性 138
発火頻度符号 163
発火率 223, 224, 248
　　——推定 248
バックグランド入力 119
ハードウェア 160

パルスパケット 118
非因果的領域 145
非ガウス 244
被核 188
引き込み転移 86
尾状核 188
ヒストグラム法 233
非線形力学系 49
ピタゴラスの一般化定理 184
非忠実モデル 170, 171
非不活性化カリウム電流 20
表現 160
標準化されたガウシアンホワイトノイズ 103
ビン 224
ピンポン・メカニズム 19
ファーストパッセージタイム分布 114, 261
フィッシャー情報量 168
フィードバック 258
フィードフォワード 258
　　——・ネットワーク 116, 124, 148
不応期 121, 128, 223
フォッカー–プランク方程式 85, 110, 261
フォールドリミットサイクル分岐 73
複号 165
複素共役 241
腹側淡蒼球 191
腹側被蓋野 191
符号化モデル 165
部分観測マルコフ決定過程 210
不偏 168
フーリエ表示 241
フーリエ変換 235
ブロッキング 212
分岐 68
　　——現象 67
分配関数 229, 237
平均2乗誤差最小 240
平均発火周波数 7
並進対称性 240
ベイズ推定 236
ベイズ推論（ベイズ推定） 177
ベイズの定理 177, 226, 244
並列回路 213
ベキ則分布 254

ヘビサイドの階段関数　107
ベルマンの最適原理　207
ベルマンの最適方程式　207
ベルマン方程式　206
ポアソン過程　104, 118
ポアソン的　124
ポアソン分布　164
方策　199
　——勾配　211
報酬獲得　203
報酬関数　210
報酬予測学習　200
報酬予測誤差　192
ホジキン–ハクスレイ　106
　——(型) モデル　6, 50, 66
ポジティブフィードバック　150
ホップ分岐　14, 71
ボルツマン分布　201, 229
ホワイトノイズ　102
ポワソン (Poisson) 分布　9

[ま行]

膜電位　7, 223
　——分布　262
膜の時定数　7
待ち時間分布　105
マルコフ決定過程　204
ムスカリン作動性のカリウム電流　19
メキシカンハット型　131
モデルフリー　215
　——学習　210
モデルベースト　215
　——学習　210

[や行]

ヤコビアン　151
尤度関数　166
抑制性シナプス　32
抑制性神経細胞　190
抑制—脱抑制　191

[ら行]

ライン・アトラクター　176
ラインプロセス　248
ラプラス変換　115

ランジュバン方程式　106
リカレント結合　175
リカレント神経回路　259
リカレントネットワーク　8, 116, 131, 148
力学系　51
リーク電流　16
離散フーリエ変換　240
リセット電位　112
リバウンド・スパイク　27
リミットサイクル　52
リヤプノフ関数　177
履歴　209
　——現象（ヒステリシス）　73
理論的視点　160
理論脳科学　159, 162
臨界分岐プロセス　254, 255
レスコラ–ワグナー学習則　194, 212
レートモード　132
連想記憶モデル　8, 131
連続性　233
連続の方程式　111

[わ行]

ワイヤレスクラスタリング　148
ワーキングメモリ　38
割引率　197, 205

[欧文]

adjoint 法　57
AHP　19

CA1 型　145
chattering cell　80
coefficient of variation (CV)　10
conductance-based formalism　107
current-based formalism　107
CV 値　142

DAP　19
Marr, D.　160
DOWN 状態　35

e-平坦　184

Fast-rhythmic bursting　18

Fast-spiking (FS) 25
　——ニューロン 76
First Passage Time 114, 261

GABA$_A$ 受容体 32
GABA$_B$ 受容体 32
gap junction 76
Goldman-Hodgkin-Katz 方程式 22

ヘブ (Hebb) 則 37
HH 型モデル 6
HVC 137

integrate-and-fire モデル 6, 58
intrinsically bursting 18
ISI (inter-spike interval) 9
　——分布 114
Izhikevich モデル 28, 147, 151

kinetic model 62
KL ダイバージェンス 181
　——の分解定理 184
Kullback-Leibler (KL) ダイバージェンス 240
KV3 型カリウムチャネル 26
Kv1.3K チャネル 77
Kv3.1/3.2 系列の K チャネル 77

leaky integrate-and-fire モデル 58, 65
LTD 137
LTP 137
LTS (low threshold spiking) ニューロン 27, 76

m-平坦 184
MAP 推定 244, 245, 247
Maximum a posteriori(MAP) 推定 238
Michaellis-Menten 反応 21
Morris-Lecar モデル 11

NEURON シミュレータ 27
Neuronal avalanches 254

nullcline 11, 29
Ornstein-Uhlenbeck (OU) 過程 108

PM 推定 245, 247
Posterior Mean (PM) 推定 238

Q-learning 208

regular spiking (RS) 18
　——ニューロン 75
Riccardi の公式 262

SARSA 学習則 208
spike frequency adaptation 75
STDP (spike-timing dependent plasticity) 89, 146
Stuart-Landau 方程式 52, 73

TD 学習 193
TD 誤差 193, 197
TD (λ) 210
TD (0) 210

UP 状態 35

voltage clamp 18

α 関数 31, 62
α 波 45
β 波 45
ϵ-greedy 行動則 202
η 座標 229
η-座標系 183
γ 周波数帯 80
γ 波 2, 45
γ 分布 10
θ 座標 229
θ-座標系 184
θ ニューロンモデル 69
θ 波 2

監修者略歴
甘利俊一（あまり・しゅんいち）
理化学研究所栄誉研究員，東京大学名誉教授
1936 年　生まれ
1958 年　東京大学工学部卒業
1963 年　九州大学工学部助教授
1967 年　東京大学工学部助教授
1982 年　同教授
2003 年　理化学研究所脳科学総合研究センター長
著書『神経回路網の数理』（産業図書，1978），『情報幾何の方法』（共著，岩波書店，1993）ほか多数

編者略歴
深井朋樹（ふかい・ともき）
沖縄科学技術大学教授
1958 年　生まれ
1980 年　早稲田大学理工学部卒業
1992 年　東海大学工学部助教授
2001 年　玉川大学工学部教授
2005 年　理化学研究所脳科学総合研究センター脳回路機能
　　　　　理論研究チーム・シニアチームリーダー
2019 年より現職
著書『ニューラルシステムにおけるカオス』（共著，東京電機大学出版会，1993）ほか

　　　　脳の計算論　シリーズ脳科学 1
　　　　　　2009 年 6 月 22 日　初　版
　　　　　　2019 年 5 月 15 日　第 3 刷

　　　　　　　　　[検印廃止]

監修者　　甘利俊一
編　者　　深井朋樹
発行所　　一般財団法人　東京大学出版会
　　　　　代 表 者　吉見俊哉
　　　　　〒153-0041 東京都目黒区駒場 4-5-29
　　　　　電話 03-6407-1069　　Fax 03-6407-1991
　　　　　振替 00160-6-59964
印刷所　　三美印刷株式会社
製本所　　牧製本印刷株式会社

ⓒ2009 Tomoki Fukai *et al.*
ISBN978-4-13-064301-6　　Printed in Japan

[JCOPY]〈出版者著作権管理機構　委託出版物〉
本書の無断複写は著作権法上での例外を除き禁じられています．複写される場合は，そのつど事前に，出版者著作権管理機構（電話 03-5244-5088, FAX 03-5244-5089, e-mail: info@jcopy.or.jp）の許諾を得てください．

脳の謎はどこまで解明されたのか
広大な脳科学研究をはじめて体系化！

甘利俊一 監修
シリーズ 脳科学 ［全6巻］
● A5判上製・カバー装／平均 256 頁

①脳の計算論　　　　　　　　　　深井朋樹 編　3600 円

②認識と行動の脳科学　　　　　　田中啓治 編　3200 円

③言語と思考を生む脳　　　　　　入來篤史 編　3200 円

④脳の発生と発達　　　　　　　　岡本　仁 編　3200 円

⑤分子・細胞・シナプスからみる脳　古市貞一 編　3200 円

⑥精神の脳科学　　　　　　　　　加藤忠史 編　3200 円

　　　　　ここに表示された価格は本体価格です．ご購入の
　　　　　際には消費税が加算されますのでご了承ください．